睡眠歯科の羅針盤
28人の専門家による臨床実践

奥野健太郎 編

×歯　　　科	外木守雄	
×開　業　医	片平治人・佐々生康宏	
×自　費　診　療	宮地　舞・葭澤秀一郎	
×病　院　歯　科	田賀　仁・有坂岳大	
×補　　　綴	秀島雅之・石山裕之	
×口　腔　外　科	佐藤貴子・古橋明文	
×小　児　歯　科	岩﨑智憲・清水清恵	
×麻　　　酔	磯野史朗・幸塚裕也	
×ブラキシズム	鈴木善貴・岡田和樹	
×スポーツ歯科	鈴木浩司・藤巻弘太郎	
×嚥　　　下	梅本丈二・山口浩平	
×歯科衛生士	木村聖子・丸山　咲	
×歯科技工士	鴨居浩平	
×臨床検査技師	眞下　緑	
×医科歯科連携	志水秀郎・姫嶋皓大	

医歯薬出版株式会社

This book is originally published in Japanese
under the title of:

SUIMINSHIKA-NO RASHINBAN
Compass of Dental Sleep Medicine

Editor:
OKUNO, Kentaro
Osaka Dental University

© 2025 1st ed.

ISHIYAKU PUBLISHERS, INC.
7-10, Honkomagome 1 chome, Bunkyo-ku,
Tokyo 113-8612, Japan

睡眠歯科の羅針盤
28人の専門家による臨床実践

　良い睡眠とは何か？　連日テレビで特集が組まれ，書店に行くと睡眠関連の書籍が平積みされており，睡眠というキーワードを目にする機会が多くなったと思います．医療においては，睡眠時無呼吸が注目を集めており，あらゆる疾患と関係すると言われ，内科，呼吸器科，耳鼻咽喉科だけではなく，循環器科，内分泌科，膠原病内科，小児科，精神科，脳神経内科まで，あらゆる専門科の医師たちがその治療にあたっています．

　さて，歯科はどうでしょうか？　歯科では，睡眠時無呼吸に対する口腔内装置治療が歯科保険医療として認められており，医科から非常に必要とされています．しかしながら，医科歯科連携の難しさ，眠気や呼吸苦など，これまで歯科にはなかった症状を扱うことなどから，社会的ニーズが高いにもかかわらず，広まっていないのが現状です．この領域は医科だけでは対応できないことも多く，呼吸の入口である口の専門科，われわれ歯科医師の知識と技術が必要とされています．世界のなかでも，日本人は睡眠の質が著しく悪いことが知られています．その質に大きく悪影響を及ぼすのが睡眠時無呼吸です．今こそ，眠っている日本人の目を覚ますために，われわれ歯科医師が立ち上がるときです！

　本書籍は，まだ睡眠歯科を臨床に取り入れていない先生方に，少しでも興味と，明日から睡眠歯科に取り組むキッカケを作りたい！　ということが目的です．

　睡眠歯科を実践している，各領域の専門家の先生方と対談し，実際の睡眠歯科の臨床実践について語っていただきました．補綴科ではどうしているのか？　小児歯科では何ができるのか？　口腔外科医では？　市中病院の病院歯科では？　麻酔医はどう管理している？　また，開業医では具体的にどう取り組んでいるのか？　睡眠時ブラキシズムの専門医はどのような診療をしているのか？　スポーツ歯科と睡眠？　嚥下と睡眠？　また，歯科技工士の方からOAの製作側の話や，歯科衛生士の方から睡眠衛生指導の実践，臨床検査技師の方から睡眠検査やCPAP管理についての内容など，なるべく多くの先生方の睡眠歯科をはじめる一つのきっかけになるような内容を，読みやすい座談会形式で掲載しております．

　本書籍が今後の睡眠歯科の羅針盤になることを願っております．さあ，睡眠歯科をはじめましょう！

大阪歯科大学附属病院 睡眠歯科センター
奥野健太郎

Contents

第1章

睡眠×歯科 | 睡眠歯科の現状と未来

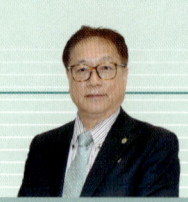

外木 守雄
Morio Tonogi
日本睡眠歯科学会前理事長，睡眠医療歯科専門医
亀田総合病院・顎変形症治療睡眠外科センター睡眠外科
日本大学歯学部，神奈川歯科大学，鶴見大学歯学部

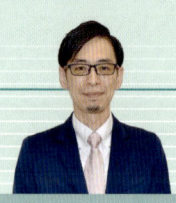

奥野健太郎
Kentaro Okuno
大阪歯科大学附属病院 睡眠歯科センター

睡眠歯科との接点

奥野●本書の最初に，日本の睡眠歯科医療のトップランナーであり，日本睡眠歯科学会（以下，睡眠歯科学会）の前理事長の外木先生にお話をうかがいたいと思います．

外木●私は 2012 年より，睡眠歯科学会の理事長を拝命しました．専門は口腔外科，特に咬合を外科的に治療する顎変形症手術を専門としております．

　今までの顎変形症の治療は，形態を治すことを中心に考えられていました．具体的には，下顎が前に出ているから後ろに下げよう，逆に下顎が小さいから前に出そうといった感じでした．私は，多くの顎変形症の患者を診ているうちに，なぜ，この方の顎は，このように変形したのだろうか？ と疑問を抱くようになりました．そのうちに，形態の変化には生理機能の変化が関わっていることに気づきました．

　たとえば，顎発育期の呼吸生理機能の問題，特にアデノイドによる鼻呼吸障害が，アデノイド顔貌として顎変形に関与していることは知られています．顎変形症は生理機能の不調和によってもたらされるので，形態を直すのではなくて，機能を治療することが重要であると気づきました．これは，その後アメリカのスタンフォード大学にて睡眠外科を学んだ際にも，ネルソン教授や，シェンデル教授，ライリー教授からも同様な教えを受けて，自分の考えに間違いはないことを確信しました．このことが，口腔外科，顎変形症治療の専門家である自分と睡眠との接点でした．

奥野●顎変形症の原因となる，呼吸生理機能の問題，顎変形症の結果として起こる閉塞性睡眠時無呼吸（OSA），顎変形症の入口（原因）と出口（結果）の両方に睡眠が関わるということでしょうか．

外木●まさにその通りです．その原因の予防や，結果としての OSA への治療や対処は，口腔外科だけが関わる領域ではありません．小児期に正しい顎発育を誘導するためには，小児歯科や矯正歯科の先生方の専門性と連携する必要がありますし，一般的な OSA への歯科的治療では，口腔内装置（OA）といった下顎位を前方に誘導する装置には補綴学的な知識が必要です．

　われわれ口腔外科医は，手術で顎骨を動かすという手段で，気道を広げる・確保することができます．また，OSA は特別な病気ではなく，コモンディジーズです．多くの患者さんに対応するには，睡眠歯科医療を専門とする大学病院や総合病院だけでは対応できないため，すべての歯科診療所で対応するべき疾患であると考えます．そのため，今後はすべての歯科医師が睡眠歯科の知識・技術が必要になると考えております．

日本睡眠歯科学会

奥野●先生は，睡眠歯科学会の前理事長でもいらっしゃいます．睡眠歯科学会について教えていただけますか．

外木●睡眠歯科学会は，2003 年に，菊池　哲，池松武直，河野正己，江崎和久，古畑　升，日暮尚樹，宮尾悦子の 7 人の歯科医師が立ち上げました．これ

らの方々を後から私が勝手に「ファースト7」と命名しましたが，これはアメリカで初代の宇宙飛行士がちょうど7人だったことに因んでいます．未知の領域に挑む7人，今ほど無呼吸という病気の存在が社会全体にも歯科業界にも浸透していませんでしたので，ファースト7の先生方は時代を先取る感覚をおもちの先生方だったと思います．

当初は会の活動も手探りの状態だったと思います．2003年研究会から始まり，その後2006年に学会となり，初代理事長の菊池　哲先生から，2012年に理事長職を私が引き継ぎ，2023年まで務めました．

私が理事長になったとき，目標を以下の3つ掲げました．

まず，①日本歯科医学会の分科会への加入です．睡眠歯科学会が社会的にも認められるためにも，日本歯科医学会への加盟は必須であると考えました．時間がかかりましたが，2020年に加入できました．分科会に加入するためには，さまざまな条件があり，これを満たしたことから学会としての質が担保されたと考えています．

次に②会員数1,000人ですが，2022年に目標が達成されました．歯科の専門医の一つとして睡眠歯科が認められるためにも，1,000人以上の構成員は必須です．

最後に③すべての歯科診療分野の参入です．歯科には，口腔外科，補綴科，小児歯科など，さまざまな専門分野があります．睡眠はすべての歯科診療科に関わる分野ですので，学会にもぜひ参加して，発表もしていただきたいです．本書では，さまざまな専門診療科の先生方が対談されています．これをきっかけに睡眠歯科に興味をもっていただければ嬉しいです．

奥野●2022年11月には，外木先生が主管された睡眠歯科学会の第21回学術集会が沖縄で開催されました．

外木●おかげさまで無事に開催することができました．参加登録者は439名，現地参加は310名と，過去最大の参加人数でした．会場は，サミットが行われた万国津梁館でした．沖縄県歯科医師会，（沖縄）北部歯科医師会に後援いただき，沖縄県歯科医師会の先生方にもご参加いただきました．

参加者の方には，沖縄の正装である，学会ロゴの入ったかりゆしウェアを着用していただき，天候も味方につけ，開放的な雰囲気のなか，とても良い学会になりました．

奥野●睡眠歯科学会では，開催地の歯科医師会の参加や，なかには共同発表をするなど，積極的に交流をはかっている印象です．

外木●その通りです．学会の役割としては，研究だけではなく，地域の歯科医療に貢献することも重要だと考えています．さらに第21回からは，市民公開講座も開催しました．地域の歯科医師に加えて，地域住民の方にも社会還元を行います．これも学会の大切な役割です．

睡眠歯科の臨床

奥野●睡眠歯科の臨床について，先生のお考えを聞かせてください．

外木●少し概念的なお話になります．これまでの歯科は，インレー，クラウン，義歯など，物を使って形態を回復させる，唯物的な治療が中心でした．睡眠歯科は，呼吸機能の改善を目的とする歯科医療です．治療方法の一つにOAがありますが，下顎を前に出すという形態に囚われるのではなく，治療目的である気道を確保して呼吸機能を改善することに注力すると，もっといろいろなアプローチが考えられます．

次の世代には，特に，舌に注目していただきたいです．"舌は呼吸器である"とは東京科学大学咬合機能矯正学分野の小野卓史教授の言葉ですが，まさにその通りだと思います．呼吸機能の改善には，舌の位置をコントロールするという概念が必要です．具体的には，たとえば補綴の先生が人工歯を配列する際に，内側に配列すると舌房が狭くなり，必然的に舌が後方に位置することとなり気道を狭小化し，結果，呼吸機能が悪くなる可能性があります．顎発育の最中である小児期では，さらにこの概念が必要

で，口腔悪習癖や鼻閉などにより，将来，呼吸がしにくい顎顔面骨格になるリスクがあり，それを防止しなくてはなりません．最近では，小児歯科や高齢者歯科の領域で，口腔機能発達，口腔機能低下など，機能向上のリハビリが行われています．これを舌の位置に重要な舌骨上筋群に応用するという考えも，睡眠歯科の領域では重要になると考えています．

これまで培われて蓄積されてきた，それぞれの歯科専門科の知識が，睡眠歯科の病態解明や，新たな治療法につながる可能性が広がっています．まさに，すべての診療分野の先生に，睡眠歯科の知識を身につけてほしい理由がここにあります．

睡眠歯科をとりまく現状

奥野●各地の歯科医師会から，睡眠歯科の講演オファーが多くなってきました．また，睡眠関連の医療機器メーカーからコンサルティングオファー，医師向けのセミナー，地域での勉強会など，ローカルでも睡眠歯科が求められていることを感じます．

睡眠歯科学会の前理事長として，また大学の口腔外科講座の教授として，さらには東京の大学病院で診療をされている歯科医師として，外木先生が感じる睡眠歯科の現状についてお聞かせください．

外木●まず，多くの人にとって，"歯科は睡眠医療をやっていない"イメージです．これは，医師，歯科医師，患者さん，すべての人を含みます．まずは，歯科は睡眠医療をやっていますよ！　というメッセージを発信することが大事だと思います．

私は，"ストップ・ザ・イビキ"キャンペーンを展開し，たくさんの講演をしています（**図1**）．"OSAの治療というより，いびきを治す"というわかりやすいメッセージで，世の中に睡眠歯科を普及させることも大切だと考えています．

奥野●なるほど．OSAという患者さんにとって実感しにくい疾患概念ではなく，いびきという患者さんが実感しやすい症状をメッセージにもってくるところがポイントですね．

外木●その通りです．いびきはOSAの症状ですし，

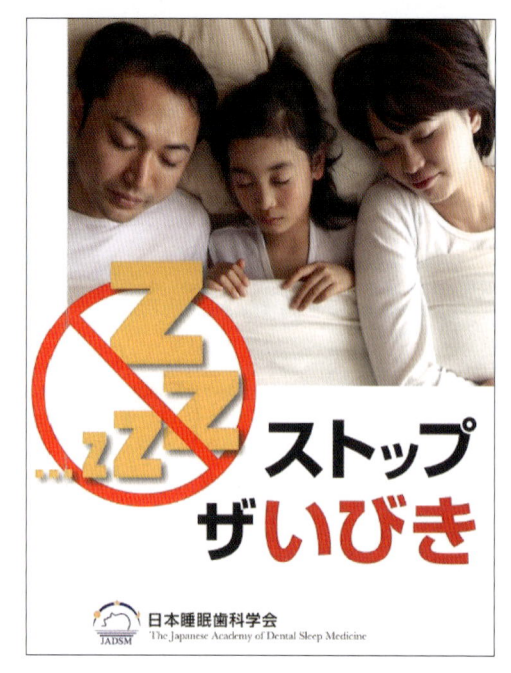

図1　『ストップ・ザ・イビキ』のキャンペーンポスター

まずはわかりやすい，いびきでOSAの病気に気づくことが大切かと思っています．歯科の理想の将来像として，"いびきのことで困ったら，まずは歯科医院に相談を！"の流れができればと考えています．そのためにも，地域の開業歯科の先生方，病院歯科の先生方にも睡眠歯科臨床を身につけていただきたいですね．

奥野●先生は病院歯科でもお仕事をされていると思います．病院歯科における睡眠歯科の現状はいかがでしょうか？

外木●近年，病院のなかで歯科口腔外科に求められる役割は，大きく変わりました．口腔癌などの手術により，歯科単科としての収入を期待する方向ももちろんあるのですが，それに加えて，周術期口腔ケアにて医科診療科での術後合併症を予防する，入院期間を短くする，高齢者の病院では，口腔ケアで肺炎を防止するなど，歯科単科で完結する診療ではなく，病院全体として医療の質が良くなり，その結果として病院収入が増収するような仕事を求められることが多くなってきました．そのような時代の流れがあり，OAでCPAP適応外である患者さんをカ

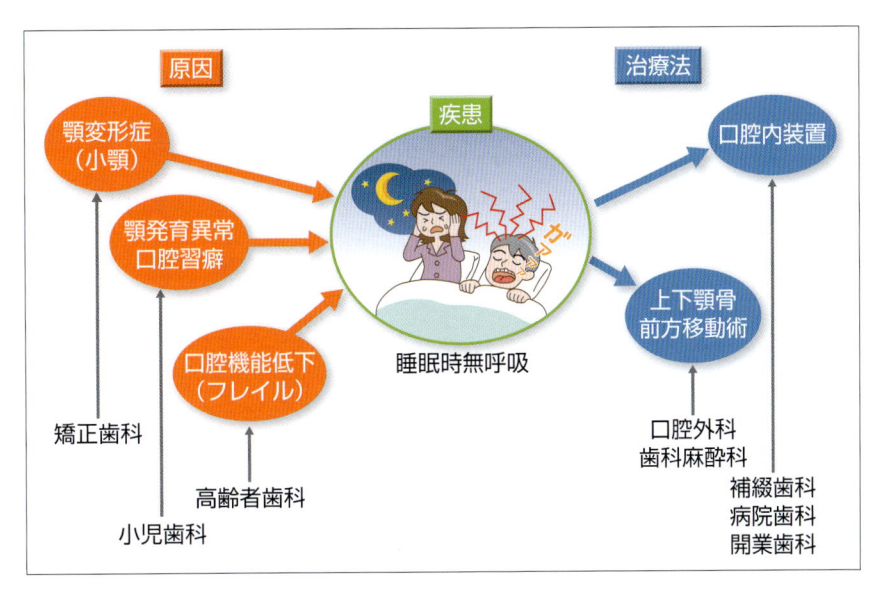

図2 睡眠歯科医療の概念図

バーする呼吸器内科との連携，耳鼻咽喉科での鼻・喉・顎の手術連携など，睡眠がつなぐ院内連携の事例が多くなってきました．睡眠歯科は，病院歯科の新たな武器になると思います．

奥野●口腔外科医として，睡眠歯科との接点はありますか．

外木●おおいにあります．顎変形症の手術で言うと，1980年代は，咬合治療として下顎を後方に下げる手術，いわゆるセットバックが主体でした．気道の観点からいうと，後方移動は気道を狭める方向です．術後，若いときには問題なくても，人間は年をとりますので，何十年の時間経過を経て，OSAで困る方も出てくるのです．そのような患者さんが私のところに紹介されてくるケースが増えており，場合によってはMMAなど上下顎前方移動術の再手術で対応するケースもあります．したがって，口腔外科医，特に顎変形症手術をする先生には，気道を評価する視点をもってほしいですね．

奥野●口腔外科医として，気道をみる観点が必要であるということですね．

外木●さらに術後，周術期の管理についても，実は睡眠の知識が役立ちます．術後には，気道閉塞が起こりやすい筋弛緩が長時間生じる"レムバースト"というレム睡眠が増える時間帯があります．特に上気道に関与する手術後には，厳密な注意が必要です．このように，周術期管理においても，口腔外科医にとって睡眠歯科の知識は必要です．

奥野●小児歯科との関連については，いかがでしょうか．

外木●冒頭でもお話ししましたが，小児の場合には，睡眠中の呼吸機能の異常が，顎顔面の発育に障害となって現れる場合があります．アデノイド顔貌は，皆さんも知るところですが，鼻呼吸障害といった呼吸機能の問題が，開口，小下顎，顔面筋の低緊張など，形態異常に現れます．

　将来的には，成人になってからOSAになりやすい顔貌形態になる恐れがあり，小児歯科医にとって大切なことは，何か通常と違うと気づいたときに，その原因として呼吸機能の問題があるのでは？　と疑意をもってほしいのです．たとえば，3〜5歳時に下顎前突症があれば，口蓋扁桃肥大の存在を疑ってください．また，10歳以上で，アデノイド顔貌があれば，咽頭扁桃肥大（アデノイド）を疑ってください．そして，その治療として耳鼻咽喉科と連携してください（**図2**）．

奥野●地域医療での現状はいかがでしょうか．

外木●睡眠歯科の講演を行った際に，必ず参加した医科の先生から聞かれる質問があります．「OA治療

日本睡眠歯科学会が開催するセミナー

入門 歯科医院のための睡眠歯科医学基礎講座
入門者向け，歯科医師，歯科衛生士，歯科技工士を対象にしたセミナー
睡眠時無呼吸の病態，診断，治療，医療連携について必要な基礎知識を習得できる

実践 睡眠歯科医学エキスパートセミナー
既に実践している先生のアドバンスコースの講座
睡眠医療の各分野の先生（医科の先生含む）が講義を担当

専門 歯科医師のための睡眠学セミナー
学会での専門医を目指す先生に向けたセミナー
PSG検査や無呼吸以外の睡眠関連疾患について
精神科の先生と臨床検査技師の先生が講義を担当

図3 睡眠歯科学びの機会

を依頼したいのですが，どの歯科医院なら対応してくれますか？」

　これは都市部ではなく，地方のほうで多い質問です．医科からは，睡眠歯科が求められています．ニーズはすでに大きく存在します．後は知識と技術を身につけて，連携することに一歩を踏み出すことであり，そのためには学会などで情報を得るのが一番かと思いますので，ぜひ睡眠歯科学会に加入してください．開業の先生方をサポートする研修やセミナーも多く企画していますので，力になれると思います．

奥野●具体的には，どのような企画がありますか．

外木●毎年の学術集会では，入門者が臨床を学べる基礎講座，すでに実践している先生のアドバンスコースであるエキスパートセミナーを開催しており，非常に高い評価を得ております．また，学会の専門医試験の対策講座として，睡眠学セミナーを1年に1回開催しています（**図3**）．2023年は大阪で開催されましたが，奥野先生もお手伝いされていましたね．

奥野●はい．2023年は2月に大阪歯科大学で開催しました．毎年2月や3月に開催されます．なかなか勉強できないPSG検査や睡眠関連疾患の講義があり，ここでしか学べない内容です．

外木●ほかにも，今後は若手睡眠歯科医のためのセミナーも開催する予定です．座学の勉強だけではなく，合宿のような感じで，参加者同士の交流もはかってもらえるような内容を考えています．

奥野●それは楽しそうですね．私も年齢制限にひっかからなければ参加したいです．

睡眠歯科学会としての取り組み

奥野●現状課題に対して，現在，睡眠歯科で行っている取り組みに関して教えてください．

外木●歯科タイトレーションという概念の定着と，治療の評価についてです．歯科タイトレーションとは，OAでいうと下顎を前方に出して気道を確保しますが，どれくらい下顎を出すのか，適切な下顎位置の設定や調整する概念をいいます．今後，新しく生まれる治療方法に関しても，この概念は重要であると考えています．

奥野●歯科タイトレーションという概念では，治療効果を最大限に引き出す設定・調整の工程が重要ということですね．

外木●後はOAの治療評価ですね．現状では，睡眠の検査によって，きちんとOAが機能を発揮しているのか評価をすることが大切です．また，今後の取

り組みとしては，トレーサビリティーという概念が大切であると考えています．

奥野● トレーサビリティーというのは，トレース＝軌跡を追跡しやすいという意味でしょうか．

外木● デバイス治療では，装着できているか，効果を発揮しているか，を記録することが重要です．参考にすべきは，CPAP 治療です．CPAP 装置には，装着時間，頻度，一晩の圧力推移，効果を発揮しているか，などの情報が記録され，経過観察の際に医師側がチェックすることが可能です．CPAP も OA も対症療法で，OSA が根治するわけではないので，きちんとデバイスを装着して効果を発揮しているかモニタリングすることによって，初めて管理できていることになります．

OA では，装着の有無は患者さんの自己申告ですので，これでは厳密な意味では管理しているとはいえませんよね．今，OA に装着記録が残せるチップの開発が完了し，いよいよ社会実装される日が間近になっています．詳細はまだお話しできませんが，OSA のデバイス治療には，トレーサビリティー，管理をすることが重要であることは強調したいです．

奥野● OSA 診療では，OA の治療効果を引き出す歯科タイトレーションだけではなく，装置を渡してからの管理も重要ということですね．その際には，トレーサビリティーという記録を残す概念が必要であるということですね．

外木● その通りです．

奥野● 最後に，睡眠歯科に興味をもたれている先生へのメッセージをいただけますか．

外木● 睡眠歯科は，すべての歯科医師にとって必要な領域であると思います．将来，"いびきの相談は歯科医院で！"の実現に向けて，ぜひとも皆様には睡眠歯科を身につけていただきたい．学びのコンテンツは睡眠歯科学会が提供しておりますので，ぜひとも学会にご参加ください．

奥野● ありがとうございます．学びのコンテンツという意味では，本書では，各診療分野，開業の先生から病院歯科の先生も，睡眠歯科を実践している先生に臨床の実際のところをお話しいただきます．読者の先生方がすでにもっている武器（補綴，口腔外科，小児歯科など）を右手に，そして左手に睡眠歯科という武器をもって，さあ，睡眠歯科をはじめましょう！

第2章 睡眠×開業医

開業歯科クリニックにおける睡眠歯科外来のメリットとその戦略

片平　治人
Haruto Katahira
東京都・
片平歯科クリニック

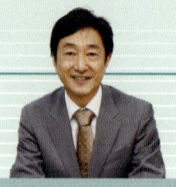

佐々生康宏
Yasuhiro Sasao
山口県・
ささお歯科クリニック

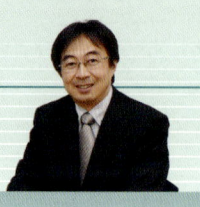

奥野健太郎
Kentaro Okuno
大阪歯科大学附属病院
睡眠歯科センター

睡眠歯科を行っている環境

奥野●睡眠歯科臨床は，大学病院，病院歯科など，いわゆる高次医療機関による専門的な医療であるというイメージが強いと思いますが，開業歯科医院においても十分実践できます．都市部では，患者さんが多いため病院だけでは対応できず開業クリニックでの対応も求められていますし，また地方では，そもそも睡眠歯科を担う病院がほとんどないことから，地域の患者さんから睡眠歯科が求められています．

　今回は，都市部，地方それぞれで睡眠歯科を実践されている開業歯科の先生にお話をうかがいたいと思います．

片平●私は，東京新宿で開業しております．1997年に開院しましたので，すでに27周年を迎えました．新宿南口から徒歩10分のビルの2階にクリニックがあります．クリニックのコンセプトは，睡眠と口腔のウェルネス，睡眠歯科と予防歯科に力を入れています（**図1**）．

奥野●睡眠歯科と予防歯科が口腔のウェルネスにつながるということですね．

片平●その通りです．睡眠歯科に関しては，2001年から日本歯科大学新潟校の睡眠歯科センターの河野正己先生にご指導いただき，専門外来を立ち上げました．今では，さまざまな周辺睡眠医療機関と連携し，閉塞性睡眠時無呼吸（OSA）の患者さんに対する口腔内治療（OA）を行っています．

奥野●まさに東京都心部にて睡眠歯科を実践されて

おられるのですね．続いて，佐々生先生，お願いします．

佐々生●山口県岩国市で開業しておりますので，片平先生とは異なり，田舎町での開業です（笑）．岩国市は人口13万人，米軍基地の方が1万人おられます．

　父が開業して35年が経過し，二代目として継承し，2011年に場所も新たにリニューアルオープンしました．それまでは，大阪大学歯学部の顎口腔機能治療部という，構音障害・嚥下障害・睡眠呼吸障害・ドライマウスなど口腔機能障害を専門に扱う部門にて7年間治療に従事していました．その後，重症心身障害者施設の病院歯科に3年間勤務し，開業に至ります．

奥野●個人的なことですが，私も大阪大学歯学部の顎口腔機能治療部の出身で，佐々生先生の後輩です．先生のキャリアが開業の際には，どのように生かされているか，うかがってもよろしいでしょうか．

佐々生●当クリニックは，基本的には一般歯科です．それに加えて，私が大学や病院で培った口腔機能障害の専門外来（睡眠時無呼吸，嚥下障害，ドライマウス，構音障害，障害者歯科診療）を開設しています（**図2，3**）．

奥野●特殊な外来ですので，通常診療と分けているのでしょうか．

佐々生●はい．専門外来は，木曜日と土曜日午後に設定しております．最初は，どれくらい地域でニーズがあるか不明であったため，まずはもともと休診であった木曜日と土曜日午後の時間帯に，専門外来をスタートしました．ありがたいことに開設当初か

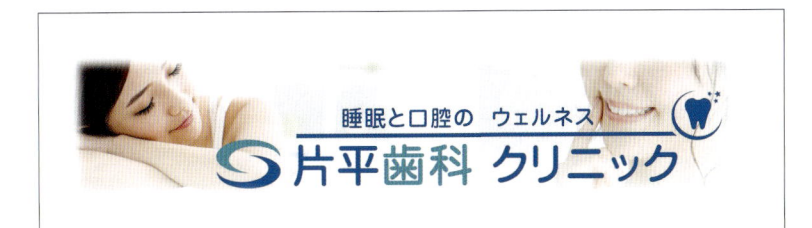

図1 片平歯科クリニック

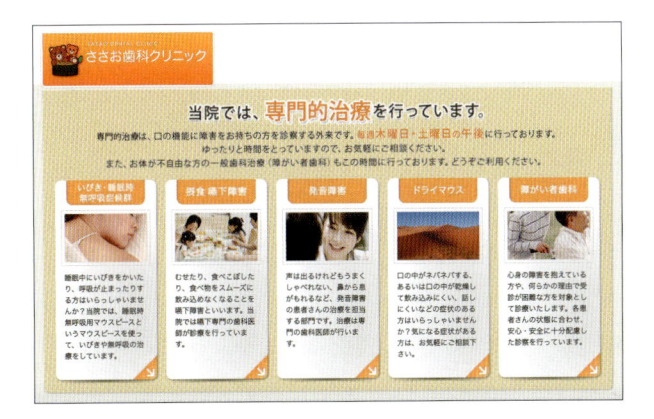

図2 ささお歯科クリニック

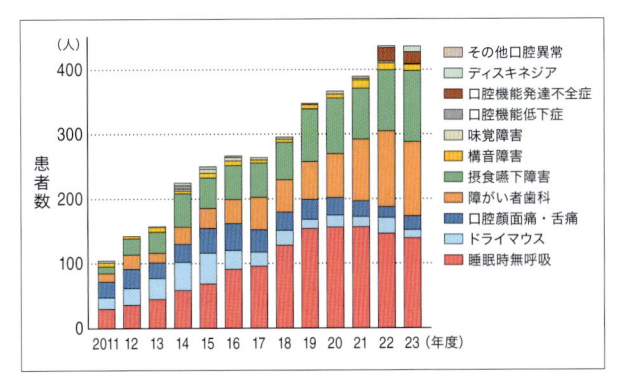

図3 ささお歯科クリニック口腔機能専門外来 年度別患者数と障害の内訳

ら多くの患者さんが受診され，年々増加傾向です．特に，睡眠時無呼吸（OSA）の患者さんは多く，今では通常の診療日にも診ることになりました．

奥野●なるほど．では，佐々生先生の場合には，もともとの医院を継承する際に，睡眠歯科を含む専門外来の特色を打ち出したということですね．

佐々生●その通りです．強調したいことは，あくまで一般歯科ベースで，専門外来は付加価値として休診時間帯からスモールスタートしたという点です．これから始める開業歯科の先生でも始めやすいと思いますので，ぜひ参考にしていただければと思います．

奥野●ありがとうございます．片平先生は2001年から睡眠歯科の専門外来を開設されたというお話でしたが，何かきっかけがあったのでしょうか．

片平●開業当初は，一般歯科のみを行っていました．その後，呼吸管理機器などの医療関係の仕事をしていた父から，「睡眠時無呼吸をマウスピースで治療する歯科の先生がいるらしい」という情報を聞きまして，興味をもって調べたところ，日本歯科大

学新潟病院睡眠歯科センターの河野正己先生にたどり着いたという経緯です．幸いなことに，当院に指導医という形で関わっていただき，睡眠歯科外来を立ち上げることができました．

河野正己先生が研究や学会活動で，すでに構築されていた東京地区での医科との連携が生かされ，開設当初から医科からの紹介患者は多かったです．また設備に関しても，睡眠歯科外来のためにセファロ撮影ができる機器を購入しました．1カ月に1回，第1土曜日を睡眠歯科の専門外来として初診患者を受け入れ，そのときに河野正己先生に基本方針を決定していただき，口腔内装置の実際の治療は私が担当するスタイルで始めました．

奥野●なるほど．片平先生も，一般歯科をメインに据えながら月1回土曜日の専門外来からスモールスタートした点で，佐々生先生と共通していますね．

片平●当初，自分では睡眠歯科のことは全くわからなかったのですが，月に1回の河野正己先生から診察のサポートを受け続けることで，実践的な知識が得られました．最初は専門の先生のアシスタント

だったのが，どんどん睡眠歯科が面白くなり，現在に至ります．自分が睡眠歯科の専門的知識を得てから始めるのではなく，最初は睡眠歯科の専門家に非常勤で来てもらうのも良いかもしれません．

奥野●なるほど．睡眠歯科を始める際，立ち上げ期は専門医にサポートしてもらい，徐々に独り立ちをするという方法も良いということですね．その間に片平先生は，すっかり睡眠歯科の沼にハマったということですね．

片平●そうですね（笑）．特に私の場合には，セファロの解析に魅了されました．われわれの時代には，セファロは矯正治療のための硬組織の評価というイメージがありましたが，そのセファロから気道を評価することができることを知りました．上気道を構成する骨格，軟組織，舌の形態などに，なぜこの患者さんがOSAになるのかということが，セファロに表現されているのです．そのような見方ができるのが新鮮で非常に面白く感じました．

奥野●やはり睡眠歯科の診療を好きになることが大事ですね．

片平●はい．臨床が面白くなってきた頃に，河野先生からデータをまとめて学会発表してはどうか，と提案されました．大学人ではないので，当初は正直言ってあまり興味はなかったのですが，最終的には当院の患者さん340人のセファロ分析の発表を行いました．

奥野●開業されてからの学会発表は大変だったと思います．

片平●大変でしたが，発表することでいろいろな医科の先生方と知り合いになり，また後に医科歯科連携のパートナーになるなど，非常に得るものが大きかったです．河野先生はいつも，睡眠歯科はBtoBのビジネスモデルだとおっしゃっているのですが，まさにその通りで，学会発表をするようになって紹介の患者さんが増えました．

奥野●なるほど．では，睡眠歯科を始めてからは，学会発表は医科に向けた非常によい広告にもなった，ということですね．

片平●はい．睡眠歯科を続けていると，臨床での疑問がたくさん出てきます．最近では低位舌に対して舌圧計を用いて評価したり，MFT（口腔筋機能療法）を取り入れたりなど，今では研究がライフワークになっています．

佐々生●さきほど睡眠歯科導入のきっかけに，片平先生のお父様が関わっていたとうかがいました．父親の影響は大きいと私も感じます．私の父は歯科医師でしたが，片平先生とは真逆でして，睡眠を含めた口腔機能に関しては全く興味がありませんでした．どちらかというとインプラントや矯正，レーザーなど，歯科治療の最先端を突き進んでいくスタイルでした．

医院を継承するときには，その父についていたスタッフの雇用も継承するわけですから，口腔機能に対する理解・知識がゼロの状態から，専門外来を開始することは容易ではありませんよね．しかし，院長ひとりでは何もできません．やはりスタッフ含めた医院の協力体制が必要です．

睡眠歯科の実際の臨床

奥野●次に，先生方のクリニックでの睡眠歯科の実際の臨床について，うかがいたいと思います．まずは，睡眠歯科の患者数など，一般歯科との比率に関して教えていただけますか．

片平●2021年10月から2022年10月の1年間の初診患者を集計してみました．クリニック全体の新患数が347人，うち睡眠歯科の新患数は304人と，87.6%が睡眠歯科の患者さんでした．新宿周辺の医科睡眠クリニック11施設から紹介がありました．

奥野●睡眠歯科が87%とは，驚きの数字ですね．

片平●自分でも驚いています．実際には，紹介理由が睡眠歯科であっても，OAを導入して睡眠が良くなった後，歯科治療や歯周病ケアなどで一般歯科的な口腔管理も担当していくケースも多いので，普段の診療内容としては，一般歯科がメインという感覚です．

奥野●なるほど．入口が睡眠でも一般歯科や予防も担当，出口は睡眠と口腔のウェルネスですね．

片平●それがクリニックのコンセプトです.

奥野●佐々生先生のクリニックはいかがでしょうか.

佐々生●睡眠歯科外来としての，年間の初診患者数は 50〜70 件くらいです．一般歯科との比率に関しては，当院では計算が難しい理由があります．実は一般歯科の患者さんが多すぎて，医院キャパシティーをオーバーしております．現在，一般歯科の患者さんの受け入れは，6 カ月待ちという状況です.

奥野●すごいですね．そうすると，専門外来の患者さんも受け入れが難しいのではないですか？

佐々生●もちろん，医療者として一般歯科の患者さんをないがしろにするわけではないのですが，院長としてクリニック方針について悩みに悩んだ結果，"地元で口腔機能障害の患者さんを診る"という開業理由の初心に立ち返り，OSA を含む口腔機能障害の患者さんを優先し，一般歯科の受け入れをお待ちいただく方針に切り替えました.

奥野●なるほど．苦渋の決断ですね.

佐々生●受診回数でいうと，直近 5 年間の平均が，クリニック全体で約 10,000 回/年，うち無呼吸を含む口腔機能障害に関わる受診が 1,324 回/年，OSA の受診は 422 回/年でした．すなわち診療の 13％が口腔機能障害，4％が OSA です.

片平●一般歯科も無呼吸だけではく，それ以外の専門外来もやられて，本当に幅広い臨床をされていますね.

佐々生●これは，地方の特性かもしれません．開業当初は，矯正や専門性の高い歯科治療などは分業して他院に紹介する方針でしたが，この地域の患者さんたちは，すべての治療が一つのなじみの歯科医院で完結することを望まれます．今では，新たに勉強して，矯正なども含めて，地域住民のニーズに応えられるように頑張っています．おまけに米軍基地の町なので，アメリカ人もよく来られます．本当に，その地域でいろいろなニーズがあるものだとつくづく思います.

　父が生前よく「開業医は，開業医という地域を治す専門医だ」と言っていました．開業する前にはピンときませんでしたが，開業後地域に根づいた診療を行っている今では，非常に実感できます.

奥野●片平先生は，都市部で睡眠歯科の専門性に特化したようなクリニックスタイル，佐々生先生は地方で，幅広い専門性を発揮するなかでの一つとして睡眠歯科を実践されているわけですね．私は最初に都市部と地方で分類してしまいましたが，おそらく地域ごとに求められる歯科クリニック像が違うのだろうと感じました．これから始める開業の先生におかれても，前もって地域でのニーズを探ることが大切なのだと思いますが，同時に開業されてから見えてくるニーズもあるのでは？　とも感じました.

睡眠歯科の診療の流れ

奥野●続いてのテーマは，医科歯科の連携です．睡眠歯科は医科と歯科の連携が必須です．病院では院内連携ということになりますが，開業されている地域で，実際にどのような連携を取られているかうかがいたいと思います.

片平●連携先の医科病院で PSG（終夜睡眠ポリグラフ）検査を実施後，OSA の診断（病態診断）がされ，治療法として OA が良い（適応診断）とされた患者さんが，診療情報提供書と検査データを持参し，当院に紹介受診されます.

　当院では，OA が製作できそうかどうか，口腔内や顎関節の診査を行い，歯科での適応診断を行っています．また，セファログラムにて，上気道や舌の形態を評価し，歯科の観点から病因診断を行っています．たとえ無歯顎で OA が適応できない患者さんであっても，病因診断し説明を行うようにしています（図 4）.

奥野●なるほど．OA の適応診断と，セファロによる病因診断は別ということですね．ときに私たちは，OA の適応かどうかのみ診断して，適応外となれば診察がそこで停止する場合がありますが，そういう方にも病因診断して説明することが重要であるということですね.

片平●その通りだと思います．河野先生からは，紹介されて，そのまま請け負いで OA を作るのではな

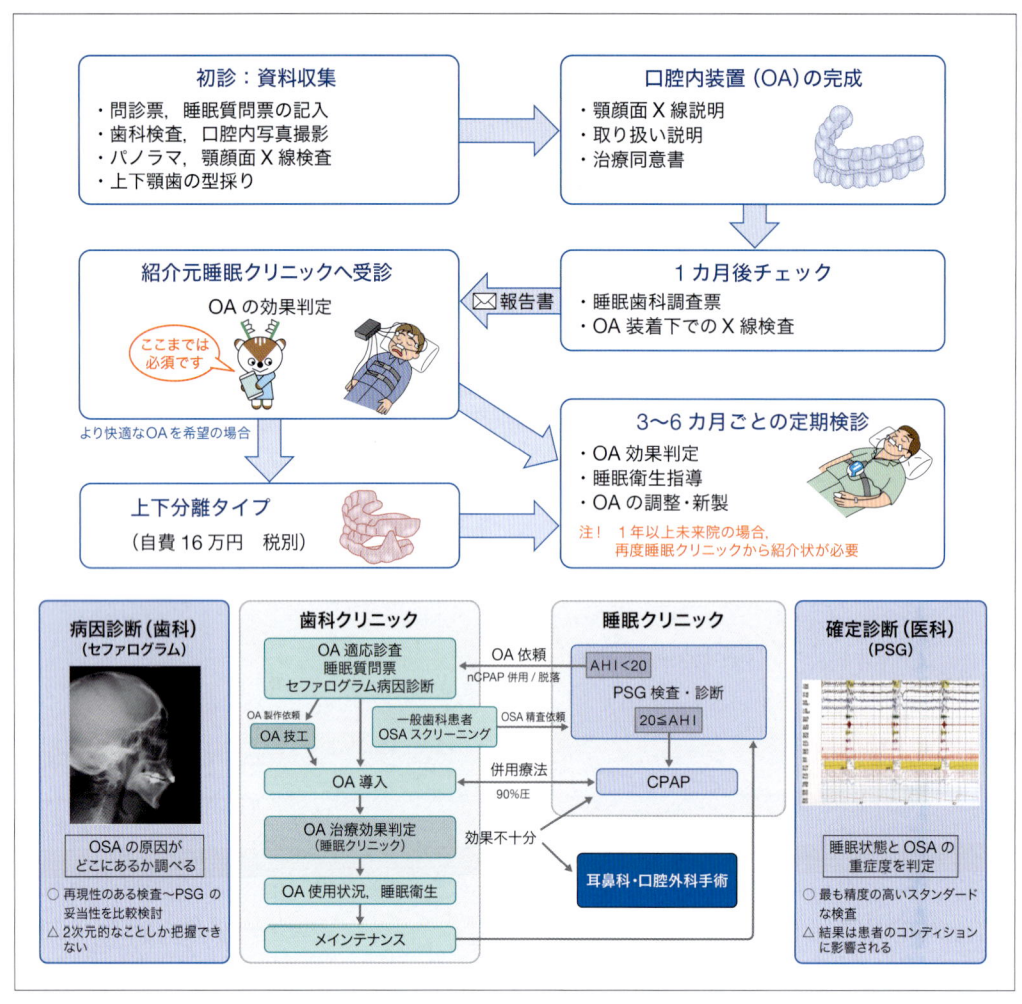

図4 睡眠歯科診療の流れ（片平歯科クリニック）

く，ちゃんと歯科としてセファロ検査などで治療適応の診断，病因の診断をするように，といつも指導を受けていました．

佐々生●歯科は，顎口腔領域のプロフェッショナルですからね．歯科が診なくて誰が診るのだ？　ということですよね．

奥野●これは佐々生先生が常に発信している，"物つくり屋にならない"というメッセージと共通していますね．

片平●その後，OAを導入します．さらに当院では，初診時・再診時にさまざまな問診票や説明ツールを用いています．最近では，セファロで低位舌を認める方には，追加で舌のトレーニングの説明用紙をお渡ししています（**図5**）．

奥野●これほどの内容ですと，初診時にはどれくら

い時間を取られているのでしょうか．

片平●当院では，トレーニングを受けた歯科衛生士も加わり，問診や睡眠衛生指導を含めて，大体1時間です．またOAのセット日にも，装着指導やセファロと睡眠質問票からのOSAの病因診断と眠気や睡眠障害の程度など，現在の状態からその後の治療の流れなどの説明で，同じく1時間とっています．

　OAセット1カ月後に，経過観察の予約を取ります．使用状況や効果，副作用，さらに睡眠の状態を問診し，必要なら装置の下顎の位置の調整（タイトレーション）を行います．問題なければ，再度，紹介元の医科クリニックに再評価の依頼を行います．再評価後の結果を確認し，効果があれば長期経過観察に移行します．睡眠歯科だけの患者さんであっても3〜6カ月ごとの経過観察を行っています．

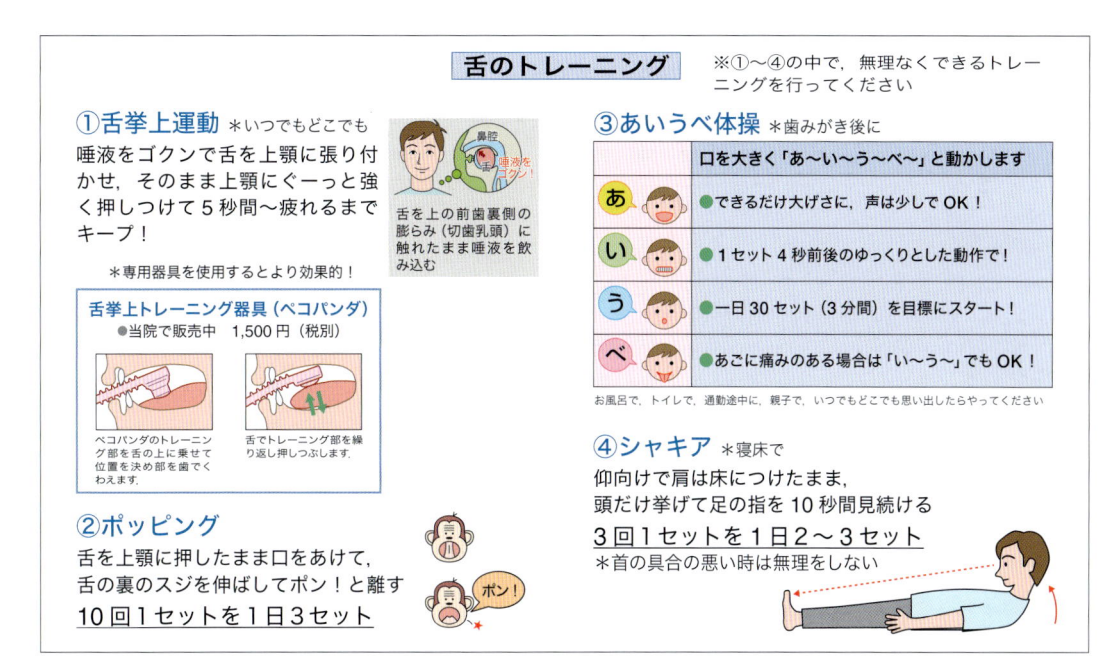

図5 MFT 睡眠歯科臨床の流れ（片平歯科クリニック）

奥野●佐々生先生のクリニックでは，いかがでしょうか．

佐々生●全体の流れは，片平先生のクリニックと同じです．異なる点は，初診時に内視鏡検査にて上気道の評価を行っているところです．うちのクリニックでも，片平先生のクリニックと同様に，試験を受けて「睡眠健康指導士」という資格を取得した歯科衛生士や，研修を受けた歯科助手が睡眠衛生指導にあたっています（**図6**，第12章も参照）．やはり，スタッフ教育が重要と感じています．それ以外にも，院内教育にも力を入れており，毎週ミーティングや月に1回院内研修会を実施し，睡眠歯科を含めたさまざまな教育を提供しています．

奥野●なるほど．スタッフ教育のために，院内だけでなく，外部の教育機会や資格なども積極的に活用されているのですね．

佐々生●そうですね．院長だけが孤軍奮闘しても成り立たないですからね．歯科衛生士から歯科助手，受付にいたるまで，チームとして皆が動くことでスムーズに診療が運びます．スタッフは本当に偉大で，私はいつも助けられています．それからひと工夫ですが，当院ではOA治療の再診時に，問診する

項目をシールにしており，どのスタッフでも聞き漏れがないように工夫しています（**図7**）．

奥野●なるほど．このような教科書には載っていない工夫も，この座談会でうかがいたかったのです．ありがとうございます．

佐々生●それ以外にも，片平先生のクリニックと同様に，初診時問診票や，OAの説明書などもお渡ししています．

医科歯科連携構築における工夫

奥野●現在こそ，医科と歯科の連携が構築されていると思いますが，この連携を構築するまでの苦労や工夫について，これから連携をつくりたいと考えている読者に向かってお話をいただけますか．

片平●私の場合は河野先生とのつながりがあり，最初からある程度連携ができているなかでスタートしました．これから連携を構築する先生には，すでにクリニックに通院されている患者さんにOSAの疑いをもってみるようにし，歯科から医科へ紹介することから始めることを勧めます．

最近開業されているクリニックでは，CTなど気

睡眠障害対処12の指針

❶ 睡眠時間は人それぞれ，日中の眠気で困らなければ十分
・睡眠の長い人，短い人，季節でも変化，8時間にこだわらない
・歳をとると必要な睡眠時間は短くなる
　必要な睡眠時間は人によって大きく違います．同じ人でも，冬は夏に比べて睡眠時間が長くなる傾向があります．また，年齢によっても変化します．「8時間眠るのが理想的な睡眠」というのは根拠のない俗説です．朝に気分よく起きられて，昼間に極端な眠気がなければ，必要な睡眠はとれているのです．

❷ 刺激物を避け，眠る前には自分なりのリラックス法
・就床前4時間のカフェイン摂取，就床前1時間の喫煙は避ける
・軽い読書，音楽，ぬるめの入浴，香り，筋弛緩トレーニング
　カフェインの覚醒作用は摂取後4〜5時間続きます．寝付きの悪い人は夕方以降カフェインを含んだ食品（コーヒー，紅茶，緑茶，ココア，ドリンク剤，チョコレートなど）を摂らないで下さい．また，ニコチンは交感神経を刺激するので，睡眠を妨げることがあります．

❸ 眠たくなってから床に就く，就床時刻にこだわりすぎない
・眠ろうとする意気込みが頭を冴えさせ寝つきを悪くする
　「必ずこの時間に眠らねば」という思いが強いと，眠ることに神経を集中するあまり，かえって目が冴えることになります．無理に決まった時間に寝ようとしすぎないで，眠気がきてから床に就くようにすると入眠しやすくなります．

❹ 同じ時刻に毎日起床
・早寝早起きでなく，早起きが早寝に通じる
・日曜に遅くまで床で過ごすと，月曜の朝がつらくなる
　いきなり普段よりも早い時間に寝ようとしても，なかなか寝付けません．まず早く起きる習慣をつけることで早く寝られるようになるのです．休みの日だからといって遅くまで寝ていると，その晩は寝付きにくくなることがあります．

❺ 光の利用でよい睡眠
・目が覚めたら日光を取り入れ，体内時計をスイッチオン
・夜は明るすぎない照明を
　人間は起床して明るい光を見ることで体内時計がリセットされ，その15〜16時間後に眠くなる仕組みになっています．朝早く日光を取り入れて部屋を明るくすると，その夜に眠りやすくなります．逆に，夜になってから明るすぎる所にいると眠りにくくなります．

❻ 規則正しい3度の食事，規則的な運動習慣
・朝食は心と体の目覚めに重要，夜食はごく軽く
・運動習慣は熟睡を促進
　朝食をしっかり摂ってエネルギーを補給してやれば脳は活発に働きます．日中に心身とも適度に活動させることで，その夜に眠りやすくなります．就眠直前にたくさん食べて胃腸が働いている状態では眠りにくくなります．

❼ 昼寝をするなら，15時前の20〜30分
・長い昼寝はかえってぼんやりのもと
・夕方以降の昼寝は夜の睡眠に悪影響
　一般に昼寝や宵寝をしすぎると生活リズムが崩れ，夜に寝にくくなります．しかし，日中一番眠気が強くなる午後1時〜3時頃に短時間眠ることは，眠気を払ってその後スッキリ活動できるようになるので，良いことです．

❽ 眠りが浅いときは，むしろ積極的に遅寝・早起きに
・寝床で長く過ごしすぎると熟睡感が減る
　長時間横になっていても必ずしもよく眠れるとは限りません．だらだらと浅い眠りを続けるよりも，敢えて就眠時刻を遅く，起床時刻を早くして，集中して眠ることで熟眠感が得られる場合もあります．

❾ 睡眠中の激しいイビキ・呼吸停止や足のぴくつき・むずむず感は要注意
・背景に睡眠の病気，専門治療が必要
　不眠を訴えられる方の中には，「睡眠時無呼吸症候群」や「むずむず脚症候群」，「睡眠時周期性四肢運動障害」など，睡眠時に起こる体の病気の場合があります．上記のような症状があれば，安易に睡眠剤を服用せず，専門医にかかることが必要です．

❿ 十分眠っても日中の眠気が強い時は専門医に
・長時間眠っても日中の眠気で仕事・学業に支障がある場合は専門医に相談
・車の運転に注意
　十分眠っても日中に強い眠気があり，生活や職業上の支障がある場合，病気（ナルコレプシー等の過眠症）の可能性があります．適切に治療すれば良くなる場合が多いので，専門医にかかることが必要です．

⓫ 睡眠薬代わりの寝酒は不眠のもと
・睡眠薬代わりの寝酒は，深い睡眠を減らし，夜中に目覚める原因となる
　アルコールは眠気を催して入眠を助ける作用がありますが，その一方で眠りを浅くしたり目を冴えさせたりもします．睡眠薬代わりに寝酒を続けていると，眠るために必要な量がだんだん増えて，アルコール依存症になるおそれがあります．

⓬ 睡眠薬は医師の指示で正しく使えば安全
・一定時刻に服用し就床
・アルコールとの併用をしない
　「睡眠薬をのんでいるとクセになる」「睡眠薬を連用するとボケる」などの理由で睡眠薬を怖がる人があります．一昔前の睡眠薬ならいざ知らず，現在使用されている睡眠薬は安全な薬で，クセになったりボケる心配はありません．ただし，「服用量・服用時間をきちんと守って服用すること」と，「アルコールと同時に服用しないこと」は絶対必要です．

厚生労働省・精神神経疾患研究委託費，「睡眠障害の診断・治療ガイドライン作成とその実証的研究班」の研究報告書より

図6　睡眠衛生指導に使用する患者説明用資料（ささお歯科クリニック）

いびき　　（なし・あり）	OAを朝まで装着（できている・できていない）	
熟睡感の欠如（なし・あり）	週に何回装着する（7・6・5・4・3・2・1・0）	
日中眠気　（なし・あり）=ESS（　）点	顎の痛み　　　　　（なし・あり）	
中途覚醒　（なし・あり）=（　）回	歯の痛み　　　　　（なし・あり）	
夜間頻尿　（なし・あり）=（　）回	咬み合わせの違和感（なし・あり）	
頭痛　　　（なし・あり）	咬合を戻す運動を（行っている・行っていない）	
起床時高血圧（なし・あり）		
めまい　　（なし・あり）	睡眠障害12の対処（できている・できていない）	
不眠　　　（なし・あり）	その他気になること（　　　　　　　　　）	

図7　問診シール（ささお歯科クリニック）
聞き漏れがないように，再診時に聴取すべき項目をシール化してカルテに貼付している

道を評価するツールが備わっていることも多いと思いますので，自院の患者さんに対し日常臨床に気道を評価する視点を取り入れて，OSA疑いの方を周辺の睡眠クリニックへ紹介する，そのような紹介から，今度は睡眠クリニックから歯科へ紹介されるケースが増えるのではと思います．

奥野●なるほど．医科からの紹介を待つような「受け身の連携」ではなく，歯科から医科へ疑い患者さんを紹介する，つまり連携のきっかけを歯科からつくる「攻めの連携」ということですね．

片平●はい．また，私が睡眠歯科を始めた当初は，「すでに診断がついている成人OSA患者に対して，どのようにOAを適応するか」が睡眠歯科学会などでもテーマでしたが，最近の学会の動向をみると，話題が小児のOSAや顎発育など多様化しています．小児矯正歯科のクリニックでは，将来のOSAを予防するような診療に取り組まれるとよいと思います．私は，すでにOSAになった患者さんにばかりOA治療を行ってきましたが，この方々が無呼吸にならないにはどうしたらよかったのか？　と考えることがあります．これからの歯科医師の仕事は，将来のOSAを生み出さないように，小児の顎発育に

関わることだと，個人的には思います．

奥野●なるほど．他に連携で心かけていることはありますか．

片平●後は管理の重要性ですね．OAを製作する前後は，医科と歯科での連携が頻繁にあり，医科と歯科で患者さんを診ている感覚です．OAの評価後には，われわれ歯科が主に関わることになります．3〜6カ月に1回のリコールと，定期的なセファロ撮影や簡易スクリーニング検査を行い，必要に応じて医科に対診するなど，常に主治医という自覚をもって管理しています．

奥野●管理の重要性ですね．OAを作って渡して「ハイ終わり，何かあったら来てね」ではダメだということですね．

片平●長い経過のなかで，体重増加や加齢変化などでOAの効果が低下する方もおられ，CPAPへの変更の判断に迫られるときもあります．また，高血圧や心不全など合併症の悪化も考慮すべきことですね．見過ごしてはいけない！　という自覚と責任を感じますので，管理は重要だと考えています．

奥野●診療の歴史が長く，患者さんの多い片平先生だからこそ言える，非常に重みのある言葉です．佐々生先生はいかがでしょうか．

佐々生●連携ゼロからのスタートだった私の例をお話ししますと，開業のため大阪から地元岩国に戻ったときに，たまたま地元の同級生に循環器内科の医師がいました．飲みの場の雑談のなかで，クリニックでの睡眠歯科外来を始める話をしたところ，後日，地元の医療センターで友人がその話を広めてくれた結果，OSAの患者さんの紹介を受けました．

奥野●地元での連携における最初の症例ですね．

佐々生●そうです．その1症例目をしっかりとていねいに診察し，診療情報提供書に歯科としての所見を詳細に記載し，手紙を郵送しました．私は，診療情報提供書は連携において一番の鍵になると思っており，いつもラブレターだと言っています．そのラブレターに睡眠歯科医療の熱い思いを載せることができれば，その熱意は相手の医師にも伝わり，その後の連携にもつながると思います．実際に，その後，

同じ医師から次々に患者さんが紹介されてきました．良い噂はすぐに広まるのが田舎の特徴です．徐々に，他の病院からも紹介されるようになりました．千里の道も一歩から，すべては最初の1症例目からのスタートでした．

奥野●なるほど．まずは1症例目を大切に，診療情報提供書はラブレター，愛が伝われば地方はすぐに広まる，ということですね．多くのキーワードをありがとうございます．何か，リーフレットなどを配布して宣伝するなどの広報活動は，されなかったのでしょうか．

佐々生●広報活動はしておりません．リーフレット（図8）はありますが，これは医科の先生から患者さんを紹介する際に，説明用紙がほしいと要望があり，作成したものです．大々的な宣伝や広告などの戦略はとらず，ニーズに対して応じていった結果，現在に至ります．

奥野●ほかに連携に関する工夫などはありますか．

佐々生●飲み会でのコミュニケーションも大切だと思っています．しかし，これも順番が大切です．

　私自身の例をあげると，連携相手の医科の先生と診療情報提供書を交わしていると，だんだんとお互いの医療に対する考え方や，いかに患者さん思いであるかなど，文面からヒシヒシと感じるようになります．これもラブレターと同じですね．そうすると，いよいよ診療情報提供書のやりとりだけではなく，実際に会って話がしたくなるのです．お互いの気持ちが高まってきたタイミングで，飲みにいきましょう！　と実際に会うのです．そうすると，同じ思いで診療をしており，相手のこともある程度わかっているわけですから，医療の話でも非常に盛り上がります．ここまでの期間，1年で会う先生も，3年の先生もおられますが，いずれにしてもその結果，さらなる信頼関係を築くことができます．

奥野●深いお話ですね．飲み会から始まる連携ではなく，連携の先に飲み会，そして信頼関係があるのですね．順番が大切ですね．

佐々生●われわれは医療者ですから，飲み会で楽しいだけの相手では真の連携パートナーにはなれない

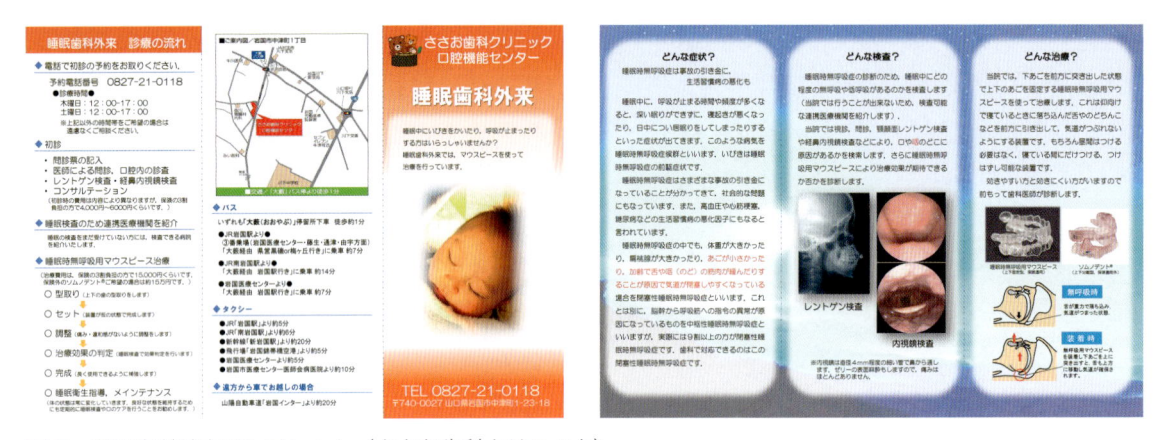

図 8 睡眠歯科外来パンフレット（ささお歯科クリニック）

と思います．やはり患者さんを診る姿勢を通じて，信頼の絆ができてくるのだと思います．

これから睡眠歯科を始める，開業歯科の先生に向けてアドバイス

奥野●最後に，これから睡眠歯科を始める開業歯科の先生に向けてのアドバイスをいただけますか．

片平●これまでの睡眠歯科の診療では中心であった，OSA の患者さんの紹介を受けて OA を作ることに終始しないでいただきたいですね．OSA になってからの OA ではなく，この人を将来 OSA にしないために歯科医師として何ができるのか？　と考えてほしいです．これは，アドバイスというより，期待になってしまいますが．

奥野●歯科医師が，OSA の予防に注力せよということですね．小児歯科や矯正歯科の先生に期待が寄せられます．

佐々生●睡眠歯科の分野に，いろいろな先生に入っていただきたいです．これまで歯科医療は歯・口の病気を治すことに発展してきました．その歯科医療，歯科の技術や知識で，睡眠障害を治せるのです．これは凄いことだと思いませんか！　このような新しい歯科医療分野に興味をもっていただき，面白みを感じていただければと思います．それが，歯科医療全体の幅を広げると思います．

奥野●歯・口のことに限局していた歯科医師の仕事の幅を，睡眠歯科が新たに広げる可能性があり，そこに各地域のニーズがあり応えることで，歯科医療の存在意義・社会的意義が高まるのではないかと思いました．

佐々生●ぜひ学会に参加していただきたいです．同じ思いで診療している睡眠歯科の仲間を増やしましょう．会いたくなる，飲みたくなる仲間を増やしましょう！　ぜひ一緒に飲みに行きましょう！

奥野●ありがとうございます．今回の対談をみて，睡眠歯科の第一歩を踏み出していただければうれしいです．そして，睡眠歯科の仲間となって，学会で一緒に飲みに行ければ最高です．片平先生，佐々生先生，ありがとうございました．開業歯科医院の先生方，さあ睡眠歯科をはじめましょう！　そして飲みましょう！

第3章

睡眠×自費診療

睡眠歯科での自費口腔内装置の適応と実際

宮地　舞
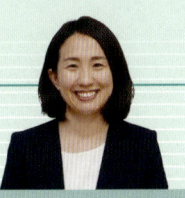
Mai Miyachi
東京都・DENTISTRY TOKYO
SINCE 1925 MIYACHI SHIKA

葭澤秀一郎
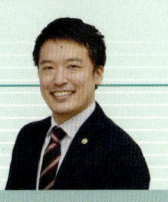
Shuichiro Yoshizawa
東京都・睡眠歯科
リサーチセンター東京

奥野健太郎
Kentaro Okuno
大阪歯科大学附属病院
睡眠歯科センター

睡眠歯科との出会いと現在の診療

奥野●睡眠歯科臨床の実際の治療としては，口腔内装置（OA）による治療が多くを占めます．保険診療として認められており，保険点数が定められています．一方で，OAはデバイス治療という特性から，義歯治療と同様に，良い機能を付与するには技工代金が高くなり，保険診療の範囲では難しく，自費診療として医療を提供するといった側面もあります．

　今回は，多くの自費OAの経験をもつ，2人の先生にお越しいただき，自費診療の実際のところをうかがいたいと思います．まずは先生方の診療環境について，お教えください．

宮地●私は現在，東京都渋谷区のDENTISTRY TOKYO SINCE 1925 MIYACHI SHIKA（以下，DENTISTRY TOKYO）と東京都板橋区の歯科成増デンタルクリニックの2拠点で診療しております．また，IDSM（Institute for Dental Sleep Medicine）の代表を務めています．

　今回は自費診療がテーマですので，自費診療をメインで行っているDENTISTRY TOKYOの紹介をさせていただきます．私たちのクリニックのコンセプトは "Rethink Well Being, Be Happier and healthier" です．このコンセプトの意味は，患者さんその人にとって，最適な健康と美しさとは何か，を一緒に再考してみようという思いで治療を組み立てていくということです．さらに，24時間美しく，健康な口元を実現するために，昼間は審美歯科，夜間は睡眠歯科からのアプローチで，良い状態を整えていく

ことを目標にしています（**図1**）．

奥野●なるほど，私も最近よく講演で，『昼間の食事，夜間の睡眠，24時間あなたのQOLを支えます歯科医療！』というスローガンを言うのですが同じですね．

　続いて葭澤先生，ご紹介お願いします．

葭澤●私は2019年に睡眠歯科リサーチセンター東京を起業し，現在は多くの歯科医院さんと契約を結び，院内での睡眠歯科医療のスタートアップ，診療のお手伝いをさせていただいています（**図2**）．

　大学院時代は睡眠時ブラキシズムについて，PSG（終夜睡眠ポリグラフ検査）を用いて研究を行っていました．このPSGとは睡眠中の脳波を含む生体信号を記録するもので，睡眠時無呼吸の検査にも用いられます．のべ100件以上の測定をチームで行い，そのときから睡眠の重要性について考えるようになりました．その後，留学先の南カリフォルニア大学で睡眠時無呼吸について，さらに深く学ぶ機会を得ました．

　しかし，日本に帰国して，睡眠歯科という自身の専門性を生かす場所がありませんでした．実家が歯科医院ではなかったので，自ら開業しクリニックが軌道にのってから睡眠歯科を始めるか？　それでは患者さんを救うまでに時間がかかりすぎる．それならすでに開業されているクリニックを通して睡眠外来を行わせていただき，患者さんを救えないか，この考えに共感いただいた先生方との連携が，今日の働き方になりました．

奥野●既存のクリニックで，先生が睡眠歯科専門外来を担当するようなイメージでしょうか．

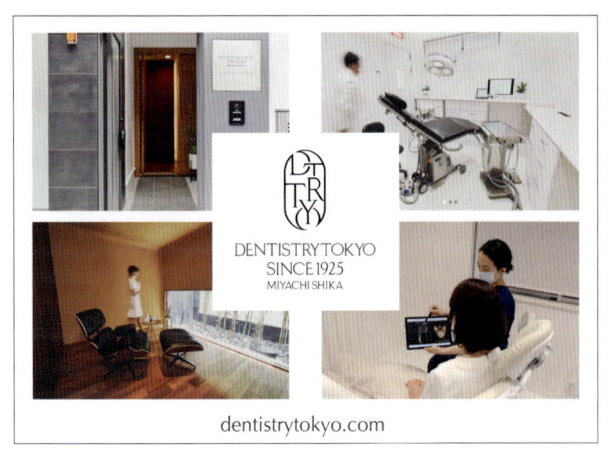

dentistrytokyo.com

図1 DENTISTRY TOKYO SINCE 1925 MIYACHI SHIKA

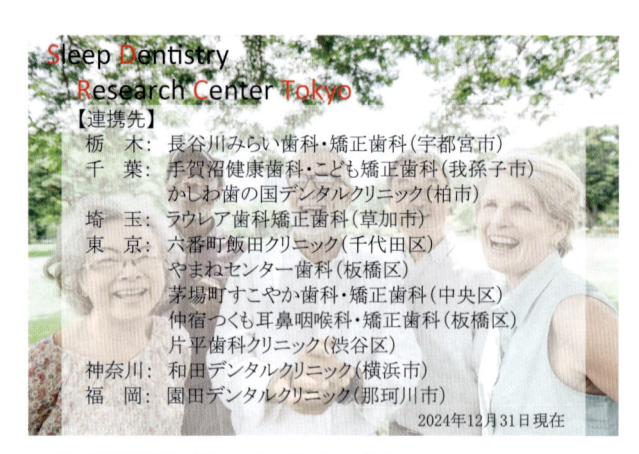

Sleep Dentistry
Research Center Tokyo
【連携先】
栃　木：長谷川みらい歯科・矯正歯科(宇都宮市)
千　葉：手賀沼健康歯科・こども矯正歯科(我孫子市)
　　　　かしわ歯の国デンタルクリニック(柏市)
埼　玉：ラウレア歯科矯正歯科(草加市)
東　京：六番町飯田クリニック(千代田区)
　　　　やまねセンター歯科(板橋区)
　　　　茅場町すこやか歯科・矯正歯科(中央区)
　　　　仲宿つくも耳鼻咽喉科・矯正歯科(板橋区)
　　　　片平歯科クリニック(渋谷区)
神奈川：和田デンタルクリニック(横浜市)
福　岡：園田デンタルクリニック(那珂川市)
2024年12月31日現在

図2 睡眠歯科リサーチセンター東京

葭澤●外来診療を行うだけでなく，クリニック内部の睡眠歯科のシステムづくりから関わらせていただいています．インプラント治療などとは異なり，睡眠歯科の看板を掲げるだけでは，なかなか患者さんに来ていただくことができません．まだまだ，歯科から睡眠へのアプローチについて，患者さんに認知されていないためです．また，インプラントでしたら，企業がシステム導入からサポートをしてくれますが，睡眠歯科にはそのようなサポート体制がまだありません．いびきや閉塞性睡眠時無呼吸（OSA）のことを気軽に相談できる地元密着型の歯科医院にしたい，歯の治療のみならず患者さんの全身の健康をサポートしたい，そこに共鳴していただけたクリニックとの出会いを通し，現在は11件のクリニックと契約を結んでいます．

奥野●なるほど．たしかに睡眠歯科は，検査・治療以外にも集患，医科との連携，診療のフロー，問診体制，スタッフ教育など，睡眠歯科の診療環境を整えるまで多くのやるべきことがあるので，専門外来の立ち上げからサポートするようなイメージですね．

葭澤●その通りです．また最近，この睡眠歯科の考えについて医師が共感してくださり，医科歯科併設のクリニックである六番町飯田クリニックが東京千代田区で開設されました．今後は，この六番町飯田クリニックでの医科歯科連携のノウハウを，日本中の歯科医院に広めていけたらと考えています．

臨床の実際

奥野●睡眠歯科以外も含めて，どのような臨床を行っているのでしょうか．

宮地●治療内容としては，インプラントを含めた一般歯科治療，審美補綴治療や睡眠歯科治療があります．私たちの治療の特徴としては，患者さんの主訴を解決する治療法に加え，オロフェイシャル・エスティックという切り口から，口元だけではなく，口腔顔面全体を見据えた治療計画を立てていきます．その計画には気道領域も含まれるので，睡眠歯科の診断もできますし，ブライトスマイルプロポーションという，私たちオリジナルの審美診断基準を駆使した治療に臨みます．患者さんのNeeds，WantsだけではなくPossibility，つまり患者さんの気がつかなかった可能性をも引き出してあげるような治療計画を立案しています．

奥野●治療法はあくまで手段で，まずは治療計画を立て，患者さんと目的を共有してから具体的な治療に移るといったイメージですね．葭澤先生の臨床はいかがでしょうか．

葭澤●現在は毎日，異なったクリニックで診療を行っています．多くは睡眠歯科医療ですが，小児予防矯正も行っており，全体の診療の中の比率でいうと，睡眠歯科医療が8割，小児予防矯正が2割ほどです．睡眠歯科医療といっても，診療以外に，ス

タッフの方へのセミナーや院内のシステムづくりなどにも時間を割くことが多いです．具体的には，患者さんに睡眠歯科の治療について知ってもらうための院内掲示，問診票への睡眠項目の追加，患者さんの顔貌・口腔内からの OSA のスクリーニング法，気道評価のためのセファロや CT の撮影手法指導，連携医科医院の選別などがあります．

奥野●葭澤先生のお仕事は，専門外来で単に治療を担当するというよりも，クリニックに睡眠歯科を導入するコンサルテーションのようなお仕事ですね．

葭澤●はい，まさに睡眠歯科のコンサルタントです．

奥野●最終的には，睡眠歯科外来は，葭澤先生抜きで自走してもらうようなイメージですか．

葭澤●そこを目標にしています．私自身が直接診療を行うことなく，クリニック内の方が専門の知識をもった状態で診療にあたる，難症例やトラブルケースについてはすぐに相談をいただく，といった体制にもっていくことを目指しています．これにより，睡眠歯科という分野を日本中にさらに広めていきたいと思っています．

奥野●睡眠歯科外来の立ち上げ人ですね．

葭澤●はい．宮地先生も同じような活動をされていますよね．

宮地●睡眠歯科治療をクリニックに導入するための，睡眠歯科治療導入コースをオンラインの形式で行っています．私がオンラインライブで実際の診療内容，たとえば咬合採得や術前検査のデモンストレーションを行い，受講されている先生に睡眠歯科を習得していただきます．また，課題実習として，睡眠時無呼吸検査や咬合採得を実施してもらい，臨床経験を積んでもらいます．それらに対し，フィードバックを行いながら学びを深めていただくという形式でサポートしています．

奥野●葭澤先生も宮地先生も，形式は違えども睡眠歯科を広める活動をされており，すばらしいです．東京など都心部では，葭澤先生のような出張専門外来のような形式が利用できますが，地方では宮地先生のようなオンライン遠隔サポートがよいと思います．これから睡眠歯科を始める先生は，このような

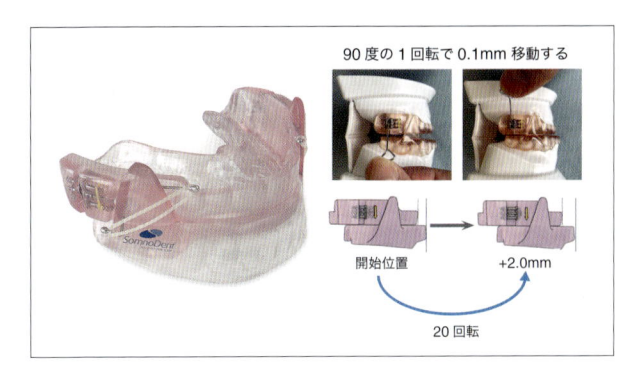

図 3　ソムノデント フレックス

サポート受けて始められるのもよいかと思います．

自費 OA の形態特徴

奥野●実際の自費 OA について，形態や機能についての特徴をご解説いただきたいと思います．

宮地●私は，日本における自費 OA として，ソムノデントのフレックスとアヴァントを使用しています．両者とも完全分離型の OA です．

　フレックスは，Dorsal タイプと分類されることもありますが，下顎にフィンがついており，上顎に引っかかることで下顎が後方に移動するのを防止している構造です．利点としては，下顎の前方移動量を 0.1 mm 単位で調整することが可能であること，前後方向だけではなく，左右それぞれ移動量を調整できることから，左右方向の調整も可能な点があげられます．内面もソフト素材であり，装着感も良好です（**図 3**）．

奥野●フレックスタイプは完全分離しているがゆえに，開口してしまうと思うのですが．

宮地●オプションで上下装置の前方部にボールクラスプを付与することが可能で，そこにゴムをかけることで開口を防止できます．私は技工に出す際には，必ずこの開口防止のオプションを依頼するようにしています．

奥野●なるほど．フレックスタイプの開口許容の欠点を，最初からオプションで防止できるのですね．

宮地●もう一つ，前方移動量の設定に工夫があります．構造上 6 mm の調整幅があるのですが，私は前

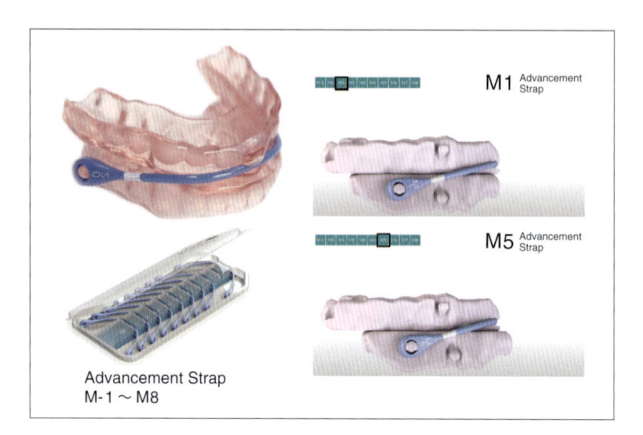

図 4 ソムノデント アヴァント

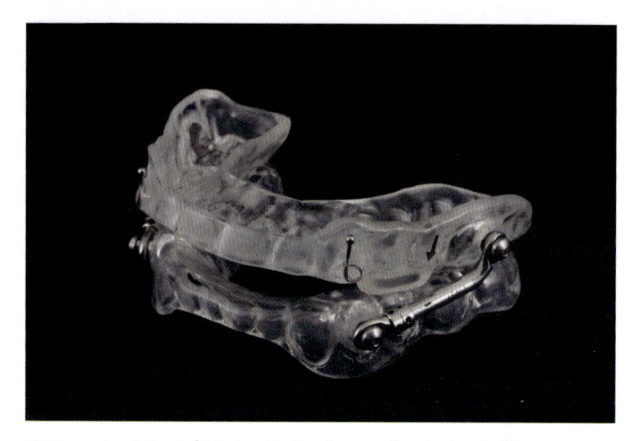

図 5 メッツアプライアンス（ハーブストタイプ）

方 3 mm，後方 3 mm の調整，すなわちタイトレーションができるように，技工指示を出しています．

奥野●前方への調整だけではなく，副作用時の後方調整の余白も残すことが大事ということですね．アヴァントに関しては，いかがでしょうか．

宮地●アヴァントの構造は，下顎両側の大臼歯部と上顎前歯部に左右に可動するストラップを固定する構造が付与されており，ストラップの長さを変更することで，下顎前方移動量を 1 mm 単位で調整することが可能です．アヴァントの一番のメリットは，素材の薄さにあります（**図 4**）．フレックスは素材に厚みがあったので，口の小さな女性の方などでは違和感が強くなり，適応が難しいことがありました．また，アヴァントはフレックスに比べて，左右運動を許容する構造になっています．開口に関しては，フレックス同様に上下にゴムをかけることで開口防止が可能です．

奥野●装着感に関しては，フレックスとアヴァントでは，どちらが良いでしょうか．

宮地●フレックスとアヴァントの両方の使用経験がある患者さんにうかがうと，アヴァントのほうが装着感が良いとおっしゃる方が多いです．

奥野●葭澤先生は，自費 OA はどのような種類を使用されていますか．

葭澤●研究留学でアメリカにいたときにオハイオ州の Dr. Metz と知り合い，彼のデザインしたハーブストタイプの装置であるメッツアプライアンスから，装置のあるべき姿，気をつける点などを学びました

（**図 5**）．日本に帰ってから使用したく，試行錯誤をしたのですが，日本国内では専門に作ってくれる歯科技工所がなく，現在は私もソムノデントのフレックスとアヴァントをメインに使用させていただいています．

奥野●ほかにも，自費 OA の種類はあると思うのですが，ソムノデントのフレックスとアヴァントに落ち着いた理由はありますか．

葭澤●私が OA で最も重要視していることは，歯科技工所のサポート体制です．安定した品質のものを常に提供いただけるか？　保険の OA の場合に，規模の大きな歯科技工所にお願いするときには，担当の方をつけていただき，こちらの希望する OA の形態を事前にお伝えしています．ソムノデントはセンター技工方式のため，社内でのデザインが安定していて安心できます．また，OA は破損のリスクを抱えており，修理が必要となることもあります．では，高額な自費 OA が破損したときに，その修理費用をどこがもつのか？　クリニックなのか，技工所なのか，患者さんなのか．ソムノデントは，30 カ月間の保証があるなど，そのサポート対応が明確にされており，実際に修理対応も問題なく行ってくださいます．サポート体制の点で私は，ソムノデントを扱っているソムノメッドを選択しています．

奥野●葭澤先生からみて，欠点や改善点はありますか．

葭澤●ソムノデントのフレックスとアヴァントとも

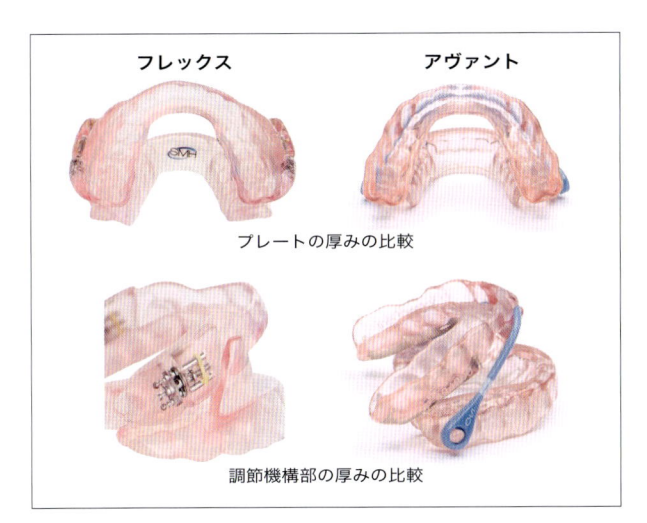

フレックス　　　　　アヴァント

プレートの厚みの比較

調節機構部の厚みの比較

図6 ソムノデント フレックスとアヴァントの比較

利点欠点があり，それを把握したうえで適応することが重要と考えています（**図6**）．両者とも内面がソフトインナーで外面がレジン層で作られているため，どうしても厚みが出てしまいます．それぞれ患者個別のケースでは，もっと薄くできる，必要のない箇所のレジンを削ぎ落とすなど，細かな指示が可能となれば改善できることは多いのですが，海外でのセンター方式の技工ということで，個別の詳細なオーダーがしにくい点が改善点かもしれません．それでも製品としてのクオリティーは非常に高く，信頼しているブランドです．

OAにおける自費と保険の適応基準

奥野●具体的に患者さんに説明するときには，保険と自費との違いをどのように説明されていますか？また，自費OAを適応する基準などがあれば，教えていただけますか？

宮地●私が説明の際に心がけていることは，睡眠時無呼吸検査の段階を含めて，自費ベースなのか，保険ベースなのか，という入り方はしないようにしています．一体型，フレックス，アヴァントの3つのOAを並べて，その特徴とその患者さんの場合にはどれが最適か，その理由を術前検査と睡眠時無呼吸検査の結果をもとに，根拠をもって説明するようにしています．

奥野●なるほど．最初に，自費とか保険という話しをせず，患者さんにあったOAを選んだ結果，そのOAが自費だった，保険だったという順番ですね．適応基準に関しては，どのようにお考えですか．

宮地●まず，一体型か分離型（フレックス，アヴァント）かを考えます．顎関節症状がある方には，分離型を勧めます．後は，咬耗，歯ぎしり習慣，睡眠時ブラキシズムを疑う方でしたら，横方向への自由度という点で，分離型のなかでもアヴァントを勧めます．また，補綴歯が多い方ですと，保護のため内面がソフト素材である分離型を勧めます．また，分離型は上下顎が分離しているため，装着したまま会話ができる，水が飲めるなどの特徴もあります．そのため，患者さんの寝室でのQOLを高めることができ，評判が良いです．

奥野●一体型を勧める患者さんの特徴はありますか．

宮地●もともと一体型を使用しており，その装着や効果に満足されている方には，無理に分離型を勧めることはなく，一体型を新製します．また，装着時の閉口を促したいとき，具体的には夜間の口腔乾燥感がある，口呼吸の方，いびきを主訴にされている方ですと，分離型はどうしても開口を許容してしまうので，一体型を勧めることもあります．

奥野●分離型のなかでも，フレックスとアヴァントの使い分けは，どのようにしていますか．

宮地●気道を確保するという目的に対しては，効果は同じです．後は患者さんの感覚によりますが，同じ下顎前方移動量であっても，フレックスのほうが顎が出ている感覚が強いようです．アヴァントは下顎の左右方向にかなり可動性を許容しており，フレックスのほうが固定感が強いことが原因していると思われます．しっかり出ている感触を好む方は，フレックスがお勧めです．過去に一体型が好きだった方も，フレックスを気に入る傾向があります．初めてOAを使う方や歯ぎしり習慣がある方は，アヴァントを好む傾向があります．

奥野●下顎のホールド感を好む方はフレックスや一体型，下顎の自由度を好む方はアヴァントといった感じでしょうか．

宮地●後は，フレックスは左右独立して0.1mm単位で調整可能ですので，左右方向含めて，細かく調整対応したい方では，フレックスがよいと思います．ただ，装置の厚みに関しては，患者さんにとって装着感に関わるかなり重要な要素のようで，厚みが圧倒的に薄いアヴァントを好まれる方が多い印象です．

奥野●フレックスとアヴァントで適応に悩んだ症例などありますか．

宮地●女性の方で，片側の顎関節症状があったため，左右独立して調整可能なフレックスを適応しましたが，セット後に痛みが出現し，アヴァントに変更して症状が改善した経験はあります．

奥野●固定状態で0.1mm単位の微調整ができるフレックスなのか，そもそも下顎の動きに自由度をもたせられるアヴァントなのか，という判断に迷うということですね．顎関節や咀嚼筋に対する影響，つまり副作用に配慮して，OAの種類を選ばれているのですね．

　葭澤先生は，自費OAの適応について，どのようにされていますか？　診療するクリニックによっても異なるとは思いますが，その点いかがでしょうか．

葭澤●連携先のクリニック全体での比率では，おおよそで保険が9割，自費が1割です．医科歯科共同クリニックでは，保険と自費が半々です．理由は，契約している歯科クリニックでは，地域の医科クリニックから紹介いただくケースが多く，もともと医科で睡眠検査やCPAPを保険診療として受けていた患者さんが，紹介された初めての歯科医院で自費診療を受けることに馴染みにくい感覚があります．その点，医科歯科共同クリニックでは，歯科医院からの紹介患者さんが多いこともあり，患者さんとしても自費の診療を受け入れやすいのだと思います．

奥野●葭澤先生は，保険OAと自費OAをどのように使い分けているのですか．

葭澤●大きな違いは，下顎位のコントロールの行いやすさだと感じています．自費OAは，フレックス，アヴァント，メッツアプライアンスでも適切な下顎位に調整するタイトレーションが容易であり，この

ことはOAの機能で最も大切だと思います．保険OAでは基本的に一体型を用いていますが，下顎位の調整にはいったん上下のスプリントを切り離し，再固定をする工程が必要で，不確実であり，コントロールしにくいと思っています．

奥野●なるほど．適切な下顎位を探る前提で考えて，その探る工程であるタイトレーションが分離型ですとコントロールしやすいということですね．保険OAの一体型で，セット後に調整せずに，初回の下顎位をそのまま使用している患者さんも多いと思いますが，そうすると，患者さんがもっている治療効果のポテンシャルを最大限引き出せていない可能性がありますよね．その点，最大効果を引き出すには，調整コントロールが容易な分離型の自費OAが良いということですね．

　具体的には，どのようなOAを使っていますか．

葭澤●今は，保険OAの一体型，自費OAとしてソムノデントのアヴァントですね．他の選択肢として，先ほどお話ししたメッツアプライアンスや，サイレンサーSLも選択肢に入れています．

奥野●各種OAの適応基準はありますか．

葭澤●咬合高径や，歯列の湾曲をみています．前歯部の被蓋が強い方，スピーの湾曲が大きい方では，下顎を前方に移動させると咬合が挙上されます．OAの厚みで，さらに挙上されることを考慮して，そのような症例では厚みがあるソムノデントの装置は難しく，他の装置でなるべく咬合面に付与される厚みを薄くします．メッツアプライアンスでは，もともと前歯部切縁を被覆しないようにデザインされていますし，保険の一体型OAではさらに薄く調整することが可能です．

宮地●OAの調整という切り口で言うと，フレックスやアヴァントでは，内面調整がチェアーサイドでやりにくいというデメリットがあります．内面がソフト素材という特殊な材料を使っているので，内面調整の修理のために3週間ほどラボで預かる必要があります．一体型OAでは，内面を削ったり，レジンを盛り足して調整修理することが，チェアーサイドで可能です．

奥野●なるほど．下顎位の調整であるタイトレーションを行うにあたっては分離型，内面調整は一体型に利があるということですね．

葭澤●自費診療の場合には，OA 治療後の評価（簡易検査）を自費料金内に包括して実施することができるのもメリットだと思います．保険制度では，検査の回数や実施期間の規制がありますが，自費診療ではそのような制限なく，診療に必要であれば簡易検査による評価を実施できます．このように診療に自由度があるぶん，純粋に患者さんのことを考えた医療が提供でき，患者さんにも安定した効果を還元できると考えています．

奥野●装置料という物の代金ではなく，治療評価や管理に対しても自由度が高い診療ができるメリットが自費診療にあるというイメージですね．

自費OA診療におけるコダワリポイント

奥野●自費診療ならではのコダワリポイントについて教えてください．

宮地●私が心がけているのは，アメリカ留学先 UCLA の臨床をそのまま実践することです．具体的には，OA がその患者さんに適応であるかを見極める術前検査を必ず行います．また，口腔周囲筋のストレッチ指導を OA 装着時に行っています．そうすることで，OA の副作用を未然に防ぎ，たとえ副作用が出現した際にも適切に対応できると考えています．

　後は主訴の改善を大切にしています．たとえば，いびきや眠気，日中のパフォーマンス低下など，患者さんによって主訴は多様です．睡眠検査結果の数値の改善ももちろん重要ですが，睡眠歯科の臨床では主訴の改善が一番だと考えています．そのため，メインテナンスの際にも必ず主訴が改善しているかを確認します．

奥野●睡眠歯科では，ついつい AHI（無呼吸低呼吸指数）の数値にばかり注目してしまいますが，やはり主訴が大切ですよね．葭澤先生は，どうでしょうか．

葭澤●私も主訴を大切にしています．何にお困りなのか，どのような結果を求めているのかをしっかり聞いたうえで，治療をスタートします．そのために，睡眠関連の問診票だけで 8 ページほど，書いてもらっています．

奥野● 8 ページとは多いですね．どのような内容なのでしょうか．

葭澤●睡眠関連疾患に関連のある全身疾患の聞き出しから，エプワース眠気尺度（日中の主観的眠気を評価する）やピッツバーグ睡眠質問票（睡眠の質，入眠時間，睡眠時間，睡眠効率，睡眠困難，睡眠薬の使用，日中覚醒困難の 7 要素を確認できる）などを含めています．患者さんの困っている主訴に，無呼吸が影響しているのか？　それとも，ほかの原因があるのか？　睡眠衛生は悪くないか？　などを常に考えています．エプワース眠気尺度の値が高くても，単に睡眠時間が少ないことが原因だったりもしますので，そのような場合は睡眠衛生指導も併せて行っていきます．

宮地●私も睡眠衛生指導はよく行います．マットレスなど寝具についても非常に詳しくなりましたし，そのような知識を患者さんに提供することも大切だと思っています．

葭澤●また，睡眠検査レポート内容の詳細まで確認することも大切にしています．具体的には睡眠検査の結果から，主訴がどのような客観的データとして現れているか読み解きます．自費診療では，OA 処方後の簡易検査を歯科クリニックから貸し出すこともできますので，検査結果が改善され，主訴が解消されているかを細かく評価します．

奥野●自費診療で心がけていることは，何かありますか．

葭澤●治療は装置の種類だけで決まるわけではないということです．自費の装置だからすべての無呼吸に奏効するわけではなく，保険の装置でも十分に効果の出る方もいらっしゃいます．検査，診断，装置の適応，調整，管理のすべての工程が治療効果に関わりますので，装置という物だけを自費にすればよいという話ではないと考えています．そのために，

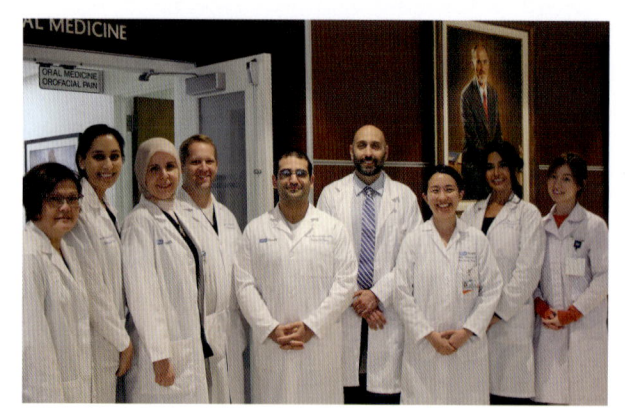

図7 UCLA 時代（右から3人目：宮地先生）

OSA のみならず，他の多くの睡眠関連疾患を念頭にして治療にあたるようにしています．

奥野●自費だから，睡眠検査の診断なく，自費装置だけ提供するような診療もあると噂には聞きますが．

葭澤●医療である以上は，検査および検査結果の評価は必須です．自費，保険は関係ありませんよね．睡眠歯科は医科歯科連携が最も行いやすい分野ですので，地域の医科医院とぜひ積極的に連携をし，治療にあたるべきだと思います．

宮地●そもそも適切な OA を選ぶにも診断時検査の所見が必要ですので，検査なき治療は考えられません．

留学経験が与えた影響について

奥野●お二人とも留学をされていますが，その経験が今の診療スタイルに及ぼした影響があれば教えてください．

宮地●UCLA の保存修復学講座のプリセプタープログラム（1年間）に入りました．その後，オロフェイシャルペイン（口腔顔面痛）と睡眠歯科医学が合併したクリニックでレジデントとして2年間学びました．これは，実際に患者さんを診て専門医を取得するコースです（**図7**）．

ここでの診療スタイルが，現在私が目指している臨床そのものです．まず，口腔顔面の術前検査を丁寧に行います．顎関節，舌，咬耗の程度など，OA を開始する前の状態を細かく診査して，記録に残し

ます．後はストレッチの指導を行い，OA を装着した日から，しっかりと行っていただくようにしています．

奥野●そこまで術前診査や副作用防止のストレッチに時間をかけることができるアメリカの医療はすごいですね．

宮地●それには，アメリカの文化的な背景も関係していると思います．ご存知の通り，アメリカは医療訴訟が多い国ですので，副作用リスクを下げることに尽力するのだと思います．OA を装着するだけで4種類以上の同意書にサインをもらっていました．ベネフィットのみではなく，しっかりリスクも説明したうえで同意を得る工程も，特徴的でした．また米国では役割分担がはっきりしているので，医療連携が密に行われ，専門分野に特化できる良さがありました．この経験は，日本での医科歯科連携に生かされていると思います．

奥野●ほかに留学経験が生かされていることはありますか．

宮地●個人的な経験談ですが，幼少期から家族旅行で訪れた UCLA のキャンパスに憧れがありました．インターネットから情報を収集するのはもちろんのこと，UCLA に留学されていた先生方にコンタクトを取り，いろいろと教えていただきました．また，歯学部5年生の時に，UCLA のストラップをかけている東京医科歯科大学の教授に声をかけ，そこから UCLA の先生を紹介してもらいました．そして，実際にロサンゼルスを訪問し，UCLA の先生方から直

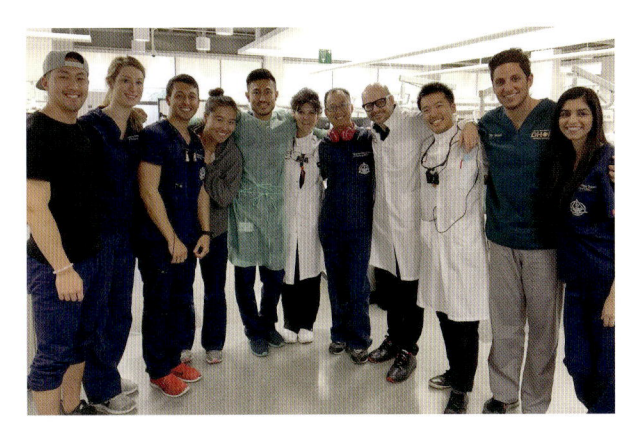

図8 USC 時代（右から 3 人目：葭澤先生）

接お話をうかがいました．また，現地でさらにさまざまな人を紹介していただき，後の留学キャリアにつながりました．このように，人とのつながりが現在のキャリアにつながった経験から，若手の先生には『人に会いに行きましょう！』といつもアドバイスをしています．

奥野●葭澤先生の診療スタイルに影響を及ぼしたことについては，どうでしょうか．

葭澤●私の場合は，昭和大学の補綴学講座の大学院時代に，PSG を用いて睡眠時無呼吸ブラキシズムの研究を行った経験が現在に大きく影響を与えています．主任教授の馬場一美先生や大阪大学の加藤隆史先生などのブラキシズム研究班の下で研究を実施し，論文に仕上げた経験から，論文に書かれている意図や研究の問題点・リミテーションについても読み解くことができるようになりました．

奥野●共感できますね．論文を読み解けるようになると，世界中の先生から教わっていることと同じですからね．

葭澤●そして，大学院修了後に南カリフォルニア大学の Dr. Glenn Clark の下で学べたことで，現在の私の診療スタイルが築かれました．また，南カリフォルニア大学では，オロフェイシャルペインの講座所属だったのですが，接着や審美も好きだったので，Dr. Pascal Magne というセラミック修復の第一人者のところで教えてもらったり（**図8**），睡眠のみならずインプラント，保存，審美の学会，スタディグループである Spear Education など，アメリカ中

の学会・セミナーに参加してきました．大学退職後はテキサス大学サンアントニオ校の補綴科のプリセプターとして半年間，デジタル歯科についても集中的に学びました．

これらの知識ベースがあるので，歯科医師はもとより，医師や歯科技工士と共通言語を用いて，綿密なコミュニケーションが行えるようになりました．習得した技術も財産ですが，行った先々での人とのつながりができたことが，何よりの財産だと思います．日本に帰ってきてからも，そのつながりで私がセミナーを主催した際に講師として参加してもらえるなど，一緒にお仕事ができています．

第一線の先生方の仕事を間近で見て・感じて・インプットできたことが，留学で得た一番の経験だと思います．日本で受け身の姿勢ですと，世界の第一人者が情報を発信し，どなたかがその情報を日本に持ち帰り，国内で普及してから情報を得る，このプロセスではどうしても時間がかかってしまい，最新の情報から遅れを取ってしまいます．

奥野●宮地先生と葭澤先生で共通しているのは，人とのつながりですね．

これから睡眠歯科を始める先生方へ

奥野●これから睡眠歯科を始める先生へ向けてのアドバイスをいただけないでしょうか．

宮地●解剖学・生理学を学ぶことの大切さを伝えたいですね．睡眠歯科は，睡眠障害，呼吸障害を治す

ことが目的ですので，睡眠生理・呼吸生理・関係する解剖学，基本に立ち返って，きちんと学ぶことが大切だと思います．

　後は，睡眠歯科って楽しい！　ってことですね．私が睡眠歯科診療をやっていて一番よかったと思えることは，患者さんからフィードバックをもらえることです．寝るのが楽になり，毎日元気になった！　楽しくなった！　など聞くと，人生に寄り添う治療ができている実感がもてて，とても嬉しいですね．

奥野●同感です！　私も睡眠歯科を続けている理由は，睡眠がよくなることで，患者さんの人生が大きく変わる瞬間を何度も経験したことですね．これまでモノクロームだった日常が，OA をつけた翌朝からカラフルになった，世界はこんなに美しかったのですね！　と患者さんから感謝されたこともありました．

宮地●睡眠歯科を始めて，ぜひこの喜びを経験してもらいたいです．

莇澤●口腔内や顎機能だけではなく，全身へのアプローチができることが睡眠歯科の特徴だと思います．睡眠歯科は患者さんへの貢献度が非常に高いです．その反面，スタートアップとなる睡眠歯科診療の立ち上げは大変だと思います．睡眠歯科の知識について，大学では多くを学んでいないこともあると思います．そのため，メッセージとしては，ぜひ睡眠関連の学会に参加しましょう！　です．

　国内では，日本睡眠学会や日本睡眠歯科学会があります．それらの学会がセミナーなども開催しているので，まずは参加していただくことで，睡眠歯科診療開始のハードルが下がると思います．

奥野●宮地先生も莇澤先生も，スタートアップ支援のサポートもされているので，ぜひご活用いただければと思います．また，今回の対談が，これから始めようと考えている先生方の，睡眠歯科はじめの一歩の後押しになれば嬉しいです．さあ睡眠歯科をはじめましょう！

第4章 睡眠×病院歯科

病院歯科で求められる睡眠歯科とは？

田賀　仁
Hitoshi Taga
JR 東京総合病院
歯科口腔外科

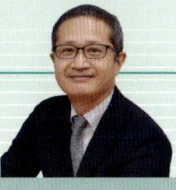

有坂　岳大
Takehiro Arisaka
聖路加国際病院 歯科口腔外科，帝京大学医学部附属病院 歯科口腔外科，太田睡眠科学センター

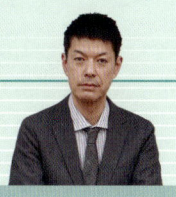

奥野健太郎
Kentaro Okuno
大阪歯科大学附属病院
睡眠歯科センター

病院の特徴

奥野●睡眠歯科臨床は，大学病院や開業歯科だけではなく，病院歯科でも求められています．日々，医科歯科連携が求められる病院歯科において，どのように睡眠歯科を取り入れ実践されているか，おうかがいしたいと思います．

田賀●JR 東京総合病院（以下，JR 病院）は新宿駅と代々木駅の間にあり，アクセスが非常に良い場所です．425 床の総合病院で，患者さんは JR 職員のみでなく，一般の方々も多くいらっしゃいます（**表1**）．

　JR の運転業務に関わる運転士，車掌などは，会社から閉塞性睡眠時無呼吸（OSA）の検査を受けることが義務づけられていますので，多くの OSA 患者が歯科にも紹介されてきます．また，治療を受けていることと，継続していることも会社から求められていますので，「どのように管理をするか」に重きを置いていることが，当院の特徴だと思っています．口腔内装置（OA）治療においても，管理という意味合いから，6 カ月ごとの経過観察と 1 年おきの効果継続検査を基本にしております．

　診療実績についてですが，当院では呼吸器内科が睡眠検査や CPAP 治療を担当しており，OSA の患者さんは，まず呼吸器内科を受診します．年間 340 人くらいです．2022 年の歯科における OSA 初診患者は年間 183 人で，院内の呼吸器内科からの紹介が多いのですが，院外からの紹介患者も 47 人いました．歯科における治療法としては，OA 治療が多くを占めますが，最近は睡眠外科手術として MMA（上下顎骨前方移動術）も行える体制を整え，手術を開始しております．また，歯科での診察時に，鼻疾患や扁桃肥大が疑われる場合には，院内の耳鼻咽喉科を紹介する場合も多くあります．

有坂●私は卒後，東京歯科大学市川総合病院に残った後に，太田睡眠科学センター，帝京大学医学部附属病院を経て，現在の聖路加国際病院に至ります．現在も非常勤という形で，週に 1 回太田睡眠科学センターで診療を行っています．今回は，太田睡眠科学センターにおける病院歯科についてお話しできればと思います．

　太田睡眠科学センターは，太田総合病院という 261 床の病院が作った研究所という形態です．隣接する建物にクリニックがあり，耳鼻咽喉科，小児科，

表1　JR 東京総合病院と太田総合病院の特徴

	JR 東京総合病院	太田総合病院
病床数	425 床	261 床
患者特徴	JR 職員（運転士・車掌）が 50%	他院からの紹介患者が 80%
疾患特徴	睡眠時無呼吸が主	睡眠障害全般（睡眠時無呼吸・不眠・ナルコレプシー・小児発達）
関わる診療科	呼吸器内科・歯科・耳鼻咽喉科が主	耳鼻咽喉科・呼吸器内科・小児科・精神科・循環器内科・歯科

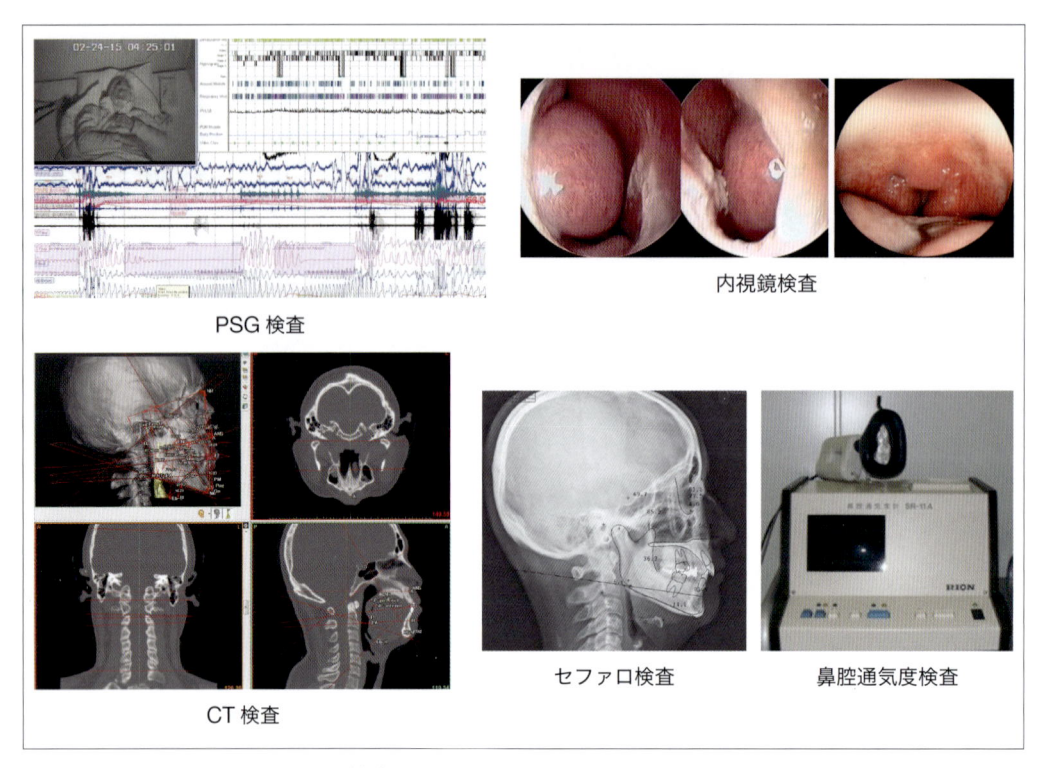

図1 太田睡眠科学センターでの検査

（PSG 検査）（内視鏡検査）（CT 検査）（セファロ検査）（鼻腔通気度検査）

循環器内科，呼吸器内科，精神科，歯科の医師が在籍しており，睡眠科という形態で1つの医局となっています．OSAにもナルコレプシーや小児の発達障害に伴う睡眠障害などにも対応しており，睡眠に特化した診療を行っています．

奥野●まさに，睡眠の総合病院ですね．

有坂●診療データとしては，太田睡眠科学センターとしての初診患者数は年間約1,000人，うち800人が紹介患者です．ここには，OSAもほかの睡眠障害も含まれています．歯科としては，OA治療は年間170人，MMAは4人，耳鼻咽喉科手術と合わせて行うGA（オトガイ舌筋・舌骨筋前方移動術）手術は10人と，睡眠外科手術も行っています．

　当院の特徴は，検査は全症例にPSG検査，骨格評価のためCT，セファロ検査，上気道の形態評価のための内視鏡検査，鼻腔通気度検査を行っていることです（**図1**）．先ほども説明した通り，OSA以外の睡眠障害も多いため，PSG検査で診断することは必須となります．そうすると，軽度OSAという診断が出されることが多く，つまりは主たる問題は不眠

症，レム睡眠行動障害（RBD）やナルコレプシーであっても，軽度OSAを合併しているといった感じです．疾患が重複するため，初診患者のうちOSAが何％といった数字は出しにくいです．

奥野●なるほど，OSAが高頻度で合併しているということですね．睡眠障害全般を見ている病院でないとわからない実感です．それほど，OSAはコモンディジーズである証拠だとも言えますね．逆に，簡易検査であると，実はほかの睡眠障害がメインであるにもかかわらず，OSAの診断が簡単についてしまい，OSAの治療だけが進み，メインの睡眠障害が発見されないケースも多そうですね．

有坂●そうですね．OSAがあっても，常にほかの睡眠障害がないか疑っておくことが重要だと思います．

病院内での連携

奥野●次に，院内連携についておうかがいしたいと思います．病院によって，実際の連携フローが異なると思います．田賀先生のJR病院はいかがでしょ

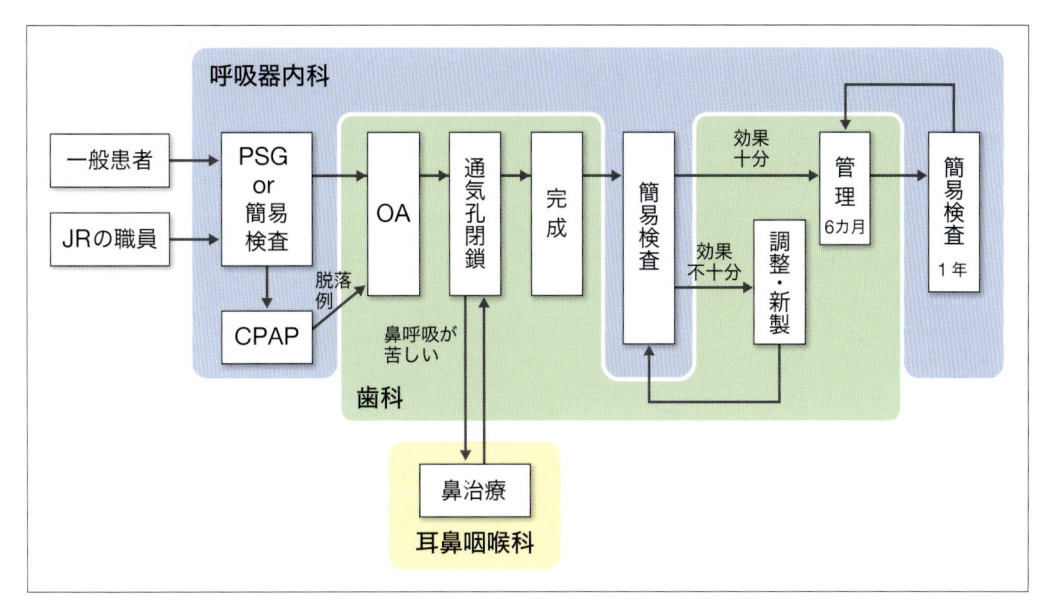

図2 JR 東京総合病院での院内連携

うか.

田賀● JR 病院の院内連携フローチャートを図にしました（**図2**）. 当院では多くの場合, 最初に呼吸器内科が担当します. そこで診断のための睡眠検査として, 簡易検査, PSG 検査を行います. 先ほども述べた通り, 当院の患者さんは JR の運転系職員が多く, 検査・診断の迅速性から初めには簡易検査が選択されることが多いようです. その後, OA が適応であれば, 歯科に紹介されてきます. 院内紹介以外に院外（循環器内科, 呼吸器内科, 耳鼻咽喉科, 精神科クリニック等）からも紹介を受けており, 歯科初診患者の 2～3 割を占めます.

　歯科で OA 治療を開始します. OA 装着時に, 口呼吸のしづらさから OA に苦しさを感じる方には鼻呼吸障害を疑い, 耳鼻咽喉科を紹介します. また, 扁桃やアデノイド肥大が OSA の原因として疑われる症例も, 耳鼻咽喉科に紹介します. OA を約 2～3カ月経過観察し, 必要な場合にはタイトレーション（調整）をした後, 当院の呼吸器内科あるいは紹介元のクリニックや病院へ OA 治療の評価を依頼します. 評価結果をみて, 効果十分であれば, 6 カ月ごとの経過観察で管理, 効果が不十分な場合にはさらにタイトレーションを行い, 再検査をする場合もあります.

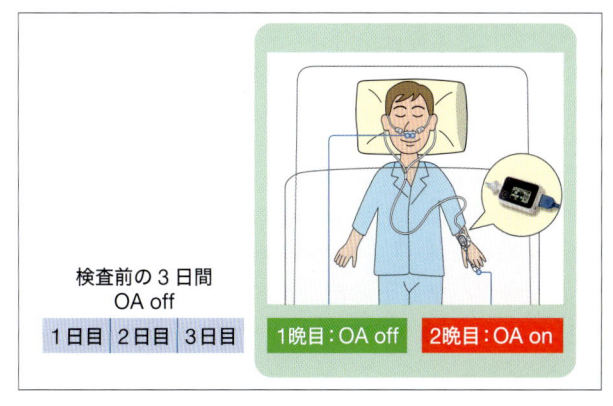

図3 JR 東京総合病院の特徴
OA 完成後も 1 年に 1 回は経過観察で簡易検査による評価を実施

奥野● OA 評価の検査時に, 気をつけていることはありますか.

田賀● 当院での OA 再評価時には, 検査前 3 日間はOA を非装着とし, 検査を行うのは 2 晩, すなわち初日は OA 非装着, 2 日目は OA 装着で評価しています（**図3**）.

奥野● なるほど. OA の持ち越し効果の影響を少なくするために, 前もって非装着の期間を設けているのですね. さらに 1 回の貸し出しで非装着・装着の2 晩を記録することも, 呼吸器内科の協力あってこそですね. 当院でも, 院外の連携病院に対して, 同

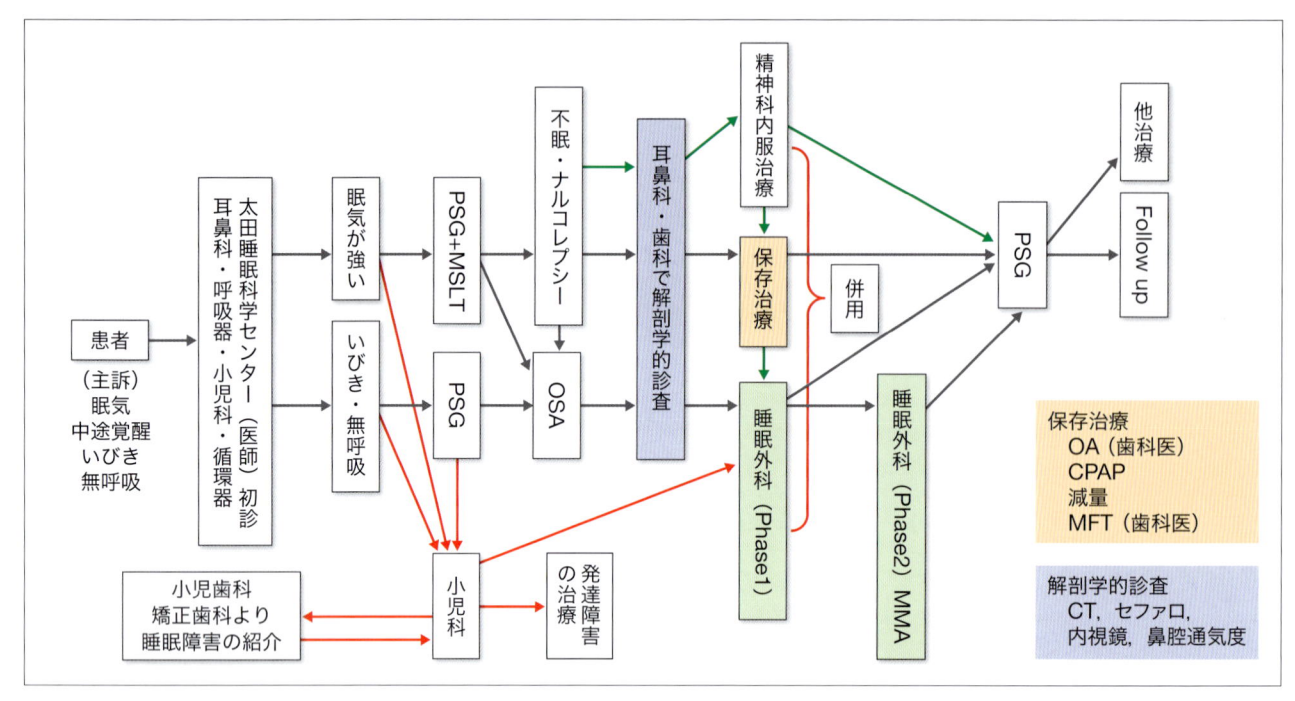

図4 太田睡眠科学センターでの院内連携

じように非装着・装着で2晩の記録をお願いすることが多いです。

田賀● さらに当院では，OA後の経過観察として1年に1回，呼吸器内科にて簡易検査が主ですが定期的なOSA評価を行っています。この管理体制も，治療して終わりではなく，管理が重要というJRの方針が反映されている体制といえます。長期間の管理のなかでOSAが悪化し，OAからCPAPに変更する方や，逆に減量してCPAPからOAに変更となる方もおられます。たとえば，高血圧の患者さんに降圧剤を処方開始した後も，定期的に家庭血圧の評価や結果に基づき降圧剤の量や種類の変更を行って管理継続しますよね。OSAも同じだと思っています。

奥野● OSA管理も，治療しっぱなしではなく，高血圧，糖尿病などの慢性疾患と同じような概念で管理することが重要ですよね。歯科でいうと歯周病の管理と同じだと思います。

田賀● また，病院歯科の無呼吸専門外来として受診されている患者さんですので，かかりつけ歯科は他院であるケースがほとんどです。病診連携として，OA治療開始前には，かかりつけ歯科医へOA治療

の副作用を含めた情報共有をしております。

奥野● 次に，太田睡眠科学センターでの院内連携についてうかがいたいと思います。OSA以外の睡眠障害も含まれるところが特徴かと思いますが，解説をお願いします。

有坂● 連携フロー（**図4**）をご覧ください。まず初診は，歯科医師ではなく睡眠センターの医師が診ます。そこで，眠気が強い患者さんではPSGとMSLT（睡眠潜時反復検査），いびき・OSAが疑われる患者さんではPSG検査と，受ける検査が異なります。その後，解剖学的診査を必ず耳鼻科と歯科で行います。具体的には，内視鏡検査，鼻腔通気度検査，CT，セファログラムです。

奥野● 眠気主訴の方でも，解剖学的診査を行うのですね。

有坂● はい。全例行います。先ほども述べた通り，OSAは高頻度で合併する疾患ですので，たとえばナルコレプシーの患者さんであっても，OSAが合併するケースは多々あり，ナルコレプシーの治療と同時に，OSAの治療，たとえばCPAPやOAなども行うことがあります。そのため，上気道の解剖学的診査

は必須だという考えです.

当院ではOSA治療として，CPAP，OA，睡眠外科など，複数の治療選択肢があります．OSA治療後には再評価を行い，その後別の治療法を実施するケースもあります．

また，当院では，睡眠専門の小児科の医師がいます．小児の睡眠障害には発達障害に起因する睡眠障害も多いです．また年齢や障害の度合いによりPSGなどの睡眠検査を行わず，診療を進めるケースもあります．最近では，小児歯科の先生が非常勤で来られており，小児OSAに対してはMFT（口腔筋機能療法）治療という選択肢も増えました.

奥野●小児も診てくれる睡眠クリニックは非常に少なく，さらに小児歯科としてMFTをされているのは，本当にすごいですね．まさに，大人から小児まで睡眠の総合病院です.

有坂●そうですね．特に，小児睡眠を診てくれる小児科がいるのは心強いです．最近では，小児歯科で睡眠に問題あるかもと疑って，当院の小児科へ患者さんを紹介していただくケースも増えています.

奥野●小児睡眠の病診連携，しかも小児歯科—小児科の医科歯科連携ですね．本当に先進的な取り組みです.

医科歯科連携の始まり

奥野●これから病院歯科として睡眠歯科を始めたい先生方にとって，最初にどう動いたらいいのかと悩まれている先生が多いと思います．JR病院において，今日の睡眠医科歯科連携となった経緯について教えていただけますか.

田賀●JR病院では，もともと呼吸器内科がOSA患者を診ており，CPAP治療も行っていました．私もJR病院に来る前からOA臨床をしており，学会発表も行っていました．JR入職後，呼吸器内科の先生が私のOAに関する業績を見て，CPAPを適応できない患者さんのOA依頼が急増し，現在の連携体制に至ります.

奥野●JR病院では，すでにあった医科からの睡眠歯科へのニーズが，田賀先生のOAに関する実績とマッチして，院内連携につながったわけですね.

田賀●大学でもそうだと思いますが，大きい病院では年に1回，病院業績年報として，各診療科の診療・研究実績（論文・学会発表・講演・書籍など）をまとめて公表しますよね．意外と院内の先生は見ているので，そういうところから連携が始まることがあるのだと思います.

奥野●論文や学会発表で実績を重ねることも，睡眠歯科の武器を院内アピールするのに有効ということですね.

田賀●CPAP診療をしている診療科，当院では呼吸器内科になりますが，そのような科では常にCPAPが適応できない軽度〜中程度のOSA患者や，また残念ながらCPAP治療から脱落してしまった患者さんを多く抱えており，それらの患者さんの治療をどうするのか，悩んでいるはずです．当院でもそのようなニーズがあり，まさにそのような患者層は歯科におけるOAで対応できるので，院内連携につながったのだと思います.

奥野●これから院内で睡眠歯科を始める先生は，最初にOSA，CPAP診療をすでに行っている診療科にアプローチするとよいかもしれませんね.

田賀●そうだと思います．特にCPAP脱落症例への対応については，医科の先生は本当に困っていると思いますので，「CPAP脱落例を歯科に紹介していただければ，OAで対応しますよ」と声をかけるのは，連携の最初として良いのでは，と思います.

その際に気をつけていただきたいことがあります．私も常に心がけて発信していることですが，CPAPとOAで対立関係になってはいけない，CPAPとOAは補い合う関係だということです.

奥野●具体的には，どういったことでしょうか.

田賀●CPAPかOA，医科対歯科で，OSA患者を取り合うような図式にしないことです．CPAPを脱落した方へのOA適応や，また普段はCPAP，出張時にOAという併用のケースも多いですし，CPAP中の開口によるエアリークを防止するため，閉口を目的としたOAを製作し，同時装着をするケースも多

- 病院実績に掲載される学会発表・論文で院内にアピール！
- 院内勉強会で睡眠歯科をアピール！
- CPAP 脱落例を受け入れることからスタート！
- CPAP and OA　併用療法を目指す！
- 学会参加で連携パートナーを見つける！

図5　院内連携のコツ

くあります．

奥野●なるほど．CPAP か OA かではなく，CPAP と OA ということですね．

田賀●患者さんを中心に考えると，医科と歯科，CPAP と OA は対立関係ではなく，お互いを補完しあうというメッセージを，連携先の医科の先生と共有できるとよいと思います．

　OA 評価をいつ実施するかについては，意外と判断に迷うことが多いので，歯科から医科への評価依頼のタイミングを相談しておくとよいと思います．保険制度上，簡易検査での再評価は 6 カ月の間隔を空けることになっています．当院では，OA 開始から調整して 2〜3 カ月後，ちょうど診断検査から半年経った時期に，再評価を実施してもらっています．

奥野●なるほど，われわれは治療導入までは熱心に連携計画しますが，その後の管理となると，ついつい患者さんまかせになり，おろそかになる傾向がありますよね．OA 治療後の再評価のタイミング，紹介方法なども，医科と連携方法を詰めておく必要があるということですね．

田賀●連携とは少し話がそれますが，病院歯科にとっての存在意義の話です．手術が治療の中心となるような歯科ではない場合には，院内での病院歯科としての存在意義を考えなくてはなりません．最近では，周術期等口腔機能管理や口腔ケアなど，歯科単科の売り上げのみで貢献するのではなく，院内患者の入院期間短縮や肺炎や術後合併症リスク軽減など，病院全体の利益に貢献する歯科が求められる傾

向があります．そういった意味では，睡眠歯科は新たな病院歯科の武器になると私は確信しています．

奥野●なるほど，ありがとうございます．田賀先生からのアドバイスをまとめると，

・睡眠歯科の学会発表・論文実績で院内にアピール
・CPAP も OA も，という補完しあうイメージを共有
・OA 再評価の時期を決めておく
・睡眠歯科は病院歯科にとって新たな武器になる

ということですね（**図5**）．

　有坂先生からも，これから睡眠歯科を始める病院歯科の先生にアドバイスをいただけますか．

有坂●まずは，連携パートナーの医科の先生を見つけることですね．それには，日本睡眠学会，日本睡眠歯科学会のような睡眠の学会に参加することだと思います．学会に参加すると，実際にその地域で睡眠医療を熱心にされている先生に出会うこともできますし，また学会の発表を見る，聞くことで，実際の良い連携ケースを学ぶことができます．現場の空気感から得られることも多いので，やはり学会に足を運ぶことだと思います．

奥野●私も，学会参加は大切だと思います．自分自身も学会参加や発表から，連携が進んだことを実感しています．学会以外にも，たとえば西大阪睡眠呼吸障害研究会（架空）といったような地域での研究会に参加されることもよいと思います．実際にその地域で睡眠医療をしている先生方が集まり意見交換をしているので，得られることも多いでしょう．

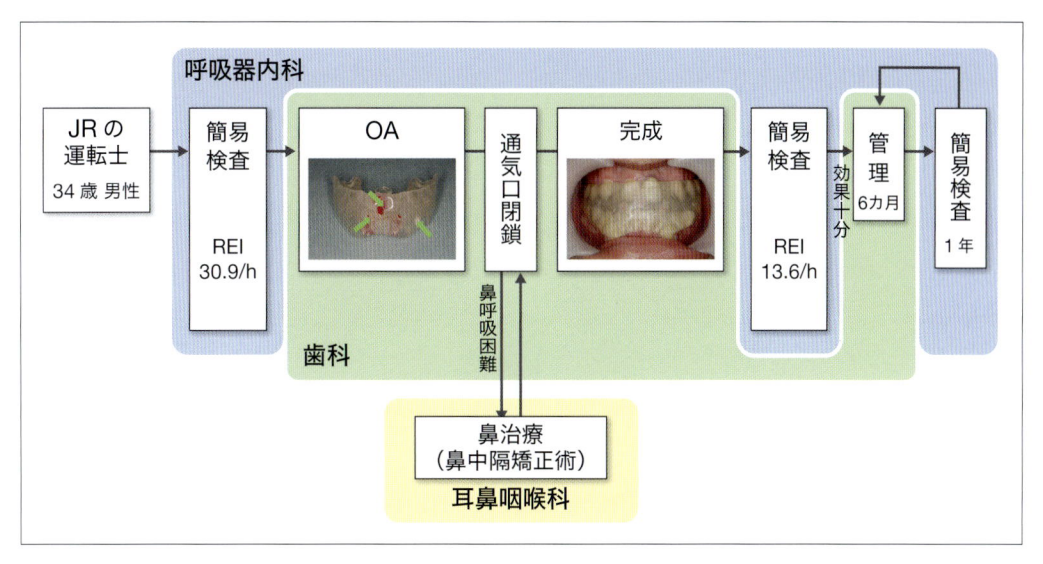

図6 院内連携の1例

実際の症例

奥野●それぞれの病院での特徴的な症例があれば，紹介していただけますか．

田賀●JR病院では，やはり職業運転士の患者さんが多いのが特徴です．JRは運転系職員を対象にした睡眠検査や治療について積極的に取り組んでいるのでよいのですが，鉄道以外にバスやタクシー会社などでも同じく運転士を多く抱えていますので，検診・治療制度を整えていくことは，社会的な責務となっております．

運転士である患者さんの1症例を紹介します（**図6**）．かかりつけ歯科からの紹介で当科で智歯を抜歯した際に，顎顔面形態と歯列からOSAを疑い，当科から呼吸器内科へ紹介しました．簡易検査で重度OSAと診断され，当科でOA治療を開始，装着時の息苦しさから鼻呼吸障害を疑い，当院の耳鼻咽喉科で鼻中隔弯曲症の手術を受けました．以後，OAの効果が発揮され，5年間管理できております．この症例は，かかりつけ歯科医院から始まり，院内の呼吸器内科での検査診断，当科でのOA治療，耳鼻咽喉科での鼻手術，そして5年間に及ぶ呼吸器内科での定期管理にて，運転業務の継続をサポートできたという観点から，当院での典型的な連携症例だとい

えます．

有坂●太田睡眠科学センターでは，睡眠医療の高次医療機関という側面があります．近隣の医療機関から，OSA治療としてCPAPがうまく奏効しなかった症例が多く紹介されてきます．CPAPが使用できない原因として，鼻に問題があることは多いので，鼻の手術をしてCPAPが使用できるようになり紹介元へ逆紹介するケースや，そのままMMAやOAなど歯科的な治療を行うケースもあります．最近多くなってきたのが，顎変形症の手術前に，現在，OSAがあるかどうか，また術後にOSAになるリスクについて評価しておきたいので，PSG検査を依頼されるケースです．

奥野●顎変形症の治療プランニングの際に，OSAを評価する時代になったということでしょうか．

有坂●そうだと思います．このように，睡眠医療に強い病院になれば，その地域での睡眠医療における高次医療機関を目指すこともできると思います．その際に，歯科は欠かすことができない必要な存在です．病院の売り，強みになるのが睡眠医療だと思います．

これから睡眠歯科を始める
病院歯科の先生に

奥野●ありがとうございます．最後に，これから睡眠歯科を始める病院歯科の先生に，アドバイスをお願いします．

田賀●総合病院では多くの場合，医科の先生と医局（部屋）が同じだと思います．ほかの診療科の先生と顔の見える関係性をつくって，何気ない雑談から，「CPAP 患者の脱落が多くて困ってるんだよね」「管理とか大変だよね」というような話を聞き出せれば，そこを糸口に診療の連携関係を構築することが大事だと思います．

有坂●大きい病院では院内の勉強会が開催されており，常にトピックスを探していると思います．その勉強会に歯科として"睡眠歯科"をお話しされると，良いきっかけになるのでは？　と思います．

奥野●なるほど．基本は顔が見える関係性から，睡眠歯科のニーズを探り，診療連携につなげる，ということですね．

有坂●睡眠の連携構築後のお話になりますが，睡眠臨床をする際には，きちんと主訴に耳を傾けて，治療後には主訴が改善しているかどうか，に注目してほしいですね．OSA があり，OA 治療をして AHI が改善したけれども，そもそもの主訴である眠気は改善しておらず，実は他の睡眠障害があった，などということは十分にありえます．OA 管理をする歯科医師しか気づけない睡眠障害がある，ということです．そこから，ほかの睡眠障害を疑い医科を紹介するというような，新たな連携が生まれます．決してAHI の改善だけで満足せず，必ず主訴の改善に目を向けてください．

奥野●その通りですよね．無呼吸診療をしていると，AHI が何か「神からの成績表」のように，絶対的な指標として感じてしまいがちです．AHI の数値に囚われるがあまり，患者さんの主訴・症状を置き去りにしてしまうことがあります．今回のお話を聞いて，反省しました．AHI の数値で思考をストップせずに，患者さんの主訴に耳を傾けて，歯科が睡眠障害の疑いの目をもって，気づき，新たな連携を生み出すことが重要ですね．すばらしいメッセージをありがとうございました．病院歯科の先生方，さあ睡眠歯科をはじめましょう！

第5章 睡眠×補綴 補綴医からみた口腔内装置

～適切な下顎位設定と咬合への副作用～

秀島　雅之
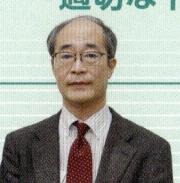
Masayuki Hideshima
東京科学大学病院 歯系診療部門
口腔機能系診療領域 義歯科（専）
快眠歯科（いびき・無呼吸）外来

石山　裕之
Hiroyuki Ishiyama
東京科学大学 大学院医歯学総合研
究科 咬合機能健康科学分野，東京
科学大学病院 顎関節症外来

奥野健太郎
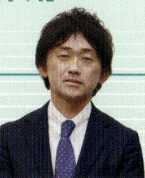
Kentaro Okuno
大阪歯科大学附属病院
睡眠歯科センター

診療環境と患者の特徴

奥野●今回は，補綴の専門家であるお2人の先生と対談したいと思います．実際に口腔内装置（Oral Appliance；OA）治療を行う際に，まず皆さんが悩む工程として，下顎位の設定があります．そして，装着を開始してからは，OAによる顎関節や筋への負荷から，一定の確率で副作用が発症します．それらの副作用症状のリスクに対してどのように対処するか．本日は，これらのテーマについて，補綴医からみた視点でお話しいただきたいと思います．

　まずは，先生方の普段の臨床についておうかがいします．

秀島●私は，東京科学大学病院の義歯科（専）快眠歯科（いびき・無呼吸）外来で，主に閉塞性睡眠時無呼吸（Obstructive Sleep Apnea；OSA）患者に対するOA療法を行っています．OSA患者に対しては，医科の快眠センターと歯科の快眠歯科が，院内で連携診療を行っています．医科の快眠センターは2009年に発足し，その後，快眠歯科は2012年に開設され，歯科の年間ののべ患者数は多い年で約2,000人でしたが，コロナ禍により減少しました．

奥野●コロナ禍では，医科の快眠センターも患者数は減少したのでしょうか．

秀島●そうですね．院外の病院からの紹介を受けていますが，医科の快眠センターからの紹介患者が多いので，医科の患者数に連動します．毎月，医科・歯科のカンファレンスを行い，連携医療に加え，各種情報交換，セミナー開催等を行っていることも特徴です．

奥野●石山先生は顎関節症外来ですので，秀島先生の快眠歯科とは異なり，OSA患者以外の患者さんも多く受診されると思いますが，そのあたりはいかがでしょうか．

石山●顎関節症の患者さんが中心ですが，それ以外にも睡眠時ブラキシズムや非歯原性歯痛などの方も来られます．年間の初診患者数は1,500人程度であり，日本でトップレベルの患者数を誇ると思います．そのようななか，1～2割の方に，睡眠時ブラキシズムに対する治療を行っています．

奥野●睡眠時ブラキシズムに対しては，どのような診療をされているのでしょうか．

石山●睡眠時ブラキシズムは，まず評価が重要です．睡眠時歯科筋電図検査（ウェアラブル筋電計）を用いて診断を行っています．治療法としては，病態に合わせてスプリント治療，薬物療法，バイオフィードバック機器であるグラインドケア（サンスター）を用いた治療を行うこともあります．

奥野●OSAに関しては，どうでしょうか．

石山●顎関節症のなかでも慢性疼痛に関しては，背景に睡眠障害があるケースが多いため，そのような場合には，睡眠検査を医科へ依頼します．その後，OSAと診断されるケースもあります．

奥野●顎関節症が入口で来られた患者さんのなかにも，OSAが背景にあるケースがある，ということですか．

石山●その通りです．また，OSAのOA治療後に，副作用として顎関節の問題が生じ，顎関節症として紹介され，その治療を担当することもあります．

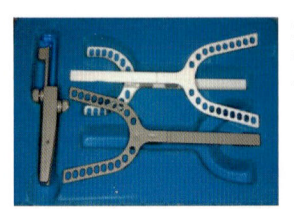
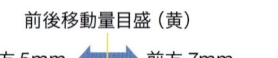
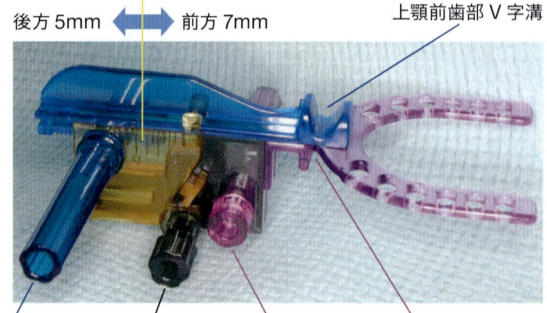

下顎前方咬合採得（歯科タイトレーション）用の治具

ジョージゲージ

大小2種，高さ2mm（グレー）・5mm（白）の4種類のバイトフォークより選択

前後方向は30mmまで計測・調整可

アンドラゲージ

前後移動量目盛（黄）

後方5mm　前方7mm

上顎前歯部V字溝

前後調整用クレードル（青）　左右調整ネジ（黒）　上下調整ネジ（紫）　下顎前歯部V字溝

装置構造 下顎位調整	本体＋バイトフォーク	本体＋バイトフォークが一体化
前後方向	30mm まで調整可	12mm（－5〜＋7mm）まで調整可
左右方向	大小のバイトフォークの配置で対応	左右　6mm（－3〜＋3mm）まで調整可
上下方向	バイトフォークの厚み（高さ2mm，5mm）で対応	2〜10mm まで調整可

図1　ジョージゲージとアンドラゲージの特徴比較

奥野●なるほど．入口が顎関節症，出口がOSAの場合もあれば，入口がOSA，出口が顎関節症という場合もあるのですね．特に，OAに伴う顎関節への負担は，皆さん気になるところだと思いますので，後にご解説いただきたいと思います．

下顎位の設定

奥野●続いてのテーマは，OAを製作する際の，適切な下顎位の設定についてです．学会や講演などでは，必ず質問があるのが，この下顎位の設定です．補綴学的な観点から秀島先生にご解説いただければと思います．

秀島●はい．現在，私は快眠歯科での診療に従事しておりますが，もともとは東京医科歯科大学の補綴学の教室に在籍し，顎運動や顎位について，自分自身の学位研究だけでなく，その後の臨床・研究活動，大学院生への研究指導などを行ってきました．そのため補綴学的な考え，手法をOA療法に取り入れています．

下顎位の設定を行う際に，専門的には歯科タイトレーションと言いますが，下顎前方位で咬合採得する専用のデバイスを使用します．快眠歯科では，ジョージゲージとアンドラゲージの2つのデバイスを使っています（**図1**）．

下顎位の設定には，下顎の前後・左右・垂直方向の3次元的位置を配慮する必要があります．ジョージゲージは前後方向のみミリ単位で調整可能で，左右方向には大小2種のバイトフォークの配置で対応し，垂直方向には，バイトフォークの厚み（2mm，5mm）を変えることで対応します．

一方アンドラゲージでは，前後・左右方向に加えて，垂直方向にもミリ単位で3次元的に対応可能です．ただし，前後方向は12mmしか対応できませんので，下顎前方移動量が12mm以上の大きいケースでは，ジョージゲージを使用したほうがよいと思います．これらのデバイスにより，まずは下顎の最大移動量を計測します．

奥野●適切な下顎位の設定には，①下顎前方の移動量の計測，②下顎位の設定，③咬合採得の3つの工

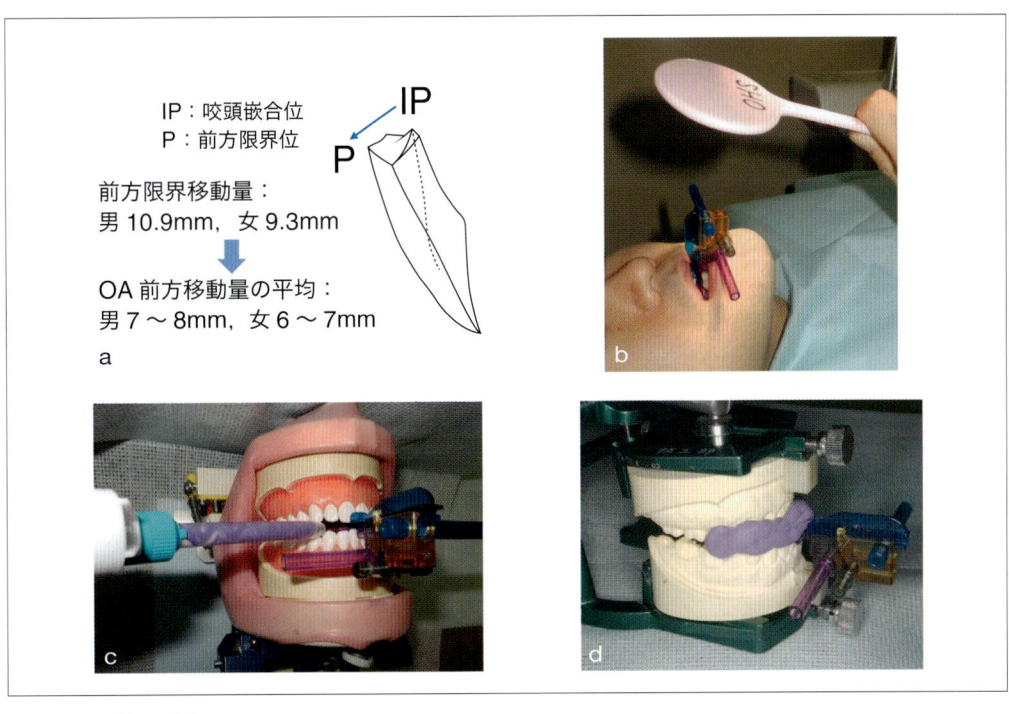

図2 下顎位の設定

a：下顎位設定の概念図（上田ほか，1993[2]）
b：最大前方滑走距離の70％前方位を目安に治具を調整．顎位，口唇の閉じ具合，いびきの出具合を確認し，下顎位を決定する
c：ガンタイプのシリコーンバイト材を側方からバイトフォークに注入
d：咬合器装着．バイトは正中部をつないで一体にすると，模型への戻りがよく，精度が上がる

程が必要だと思われますが，このデバイスにより，3つの工程を行うことが可能なのでしょうか．

秀島●可能です．下顎位の設定については，Tsuikiらの研究[1]を参考に，最大前方移動量の70％を目安に設定しますが，あくまで目安ですので，実際の臨床では患者さんごとに個々に設定することになります．数値の目安としては，上田らの論文[2]において下顎前方限界移動量の平均が，男性で10.9 mm，女性9.3 mmと報告されているので，その数値から70％で計算すると，男性7〜8 mm，女性6〜7 mmで設定するのが一つの目安になると思います（**図2a**）．

奥野●咬合採得の具体的な方法について，教えてください．

秀島●まずはデバイスを70％の位置に設定し，**図2b**のように患者さんを水平位にして手鏡を見せ，顎位，口唇の閉じ具合，いびきの出具合などを確認します．顎位が決定したら咬合採得材を注入します

が，その際，デバイスの歯列部分に，事前にシリコーンバイト材を盛ってから咬合してもらってもよいのですが，こちらの想定位置から水平方向にズレるリスクがあるので，私はデバイスを先に咬んでもらい，誘導したい下顎位になっていることを確認した後，左右側方からシリコーンバイト材を注入する方法をとっています（**図2c**）．その際，正中部分をつないで左右のバイト材を一体にするのがコツです．バイト材の模型への戻りもよく，精度が上がるので，お勧めです（**図2d**）．

奥野●上下の固定は，いつ行うのでしょうか．ラボサイドで固定（間接法）しておくのか，患者さんの口腔内で固定（直接法）するのか，どちらでしょうか．

秀島●咬合器装着した際に，口腔内と位置関係が異なる場合もあるため，上下マウスピースを別々に製作し，患者さんの口腔内で固定しています．バイト材を用いて，設定した下顎位で咬合器装着をした

後，上下それぞれ圧接し製作したマウスピースを模型に戻し，上下臼歯部歯列間の隙間をレジンで埋め，臼歯部咬合面部を平坦に仕上げます．ちょうど義歯の咬合床のような形態となります．最終的に，患者さんの口腔内に上下マウスピースを試適し，咬合接触状況を確認し，必要なら咬合調整を行い，設定した下顎位に誘導し，即時重合レジンで仮固定を行います．

奥野●ほかに，このデバイスを使用する際のコツなどはありますか．

秀島●日本人は叢生が多く，特に下顎前歯の叢生がある場合には，デバイスがうまく下顎にはまらないことがあります．そのときには，デバイス（アンドラゲージ）の前歯部V字溝を少し削って対応します．

奥野●ジョージゲージですと，下顎前歯部は調整できるような仕様になっているので，このあたりは便利ですよね．私も，ジョージゲージでは上顎の叢生時にバイトフォーク部分を削って調整することは多いです．

秀島●デバイスの特性を知って使い分ける，場合によっては，その場でデバイス側を調整する柔軟性が大切だと思います．

　下顎位の設定は，皆さん前後方向に注目しがちですが，左右方向の設定も重要です．患者さんによっては，前方位をとると下顎が歯列的な正中から，右側や左側に偏位する方がいます．変に力が入って左右にズレる場合もありますが，顎関節にとってバランスの良い位置が，歯列的な正中とは異なるケースもありますので，その場合は偏位したままの位置で製作し，無理に歯列の正中に修正しない場合もあります．事前に顎運動の軌跡を見て，補綴のゴシックアーチのようなイメージを描いて咬合採得するのが大事だと思います．

奥野●下顎位は，前後方向は治療効果，左右方向は副作用に影響するようなイメージでしょうか．

秀島●その通りです．OAのように装着を続ける治療法は，装着率・継続性も重要ですので，装着率に直結する副作用リスクへの配慮，つまり下顎位の左右方向を設定する工程は，とても重要だと思います．

奥野●下顎位の設定に苦労された症例などはありますか．

秀島●ご紹介した下顎位設定のデバイスは，どれも上下顎前歯で固定する必要があるので，上下前歯がないような症例，つまり欠損歯列症例では，下顎位設定に工夫が必要です．その場合には，デバイスにはこだわらず，義歯診療で用いる咬合床を利用することで対応可能です（**図3**）．この方法は，補綴医にとっては，日常的に行っている方法ですので，むしろ慣れている工程だと思います．咬合採得，上下OAの仮着の際には，**図3c**のような根管治療時に使用するエンドゲージなどを用いて，下顎前方位を決定します．咬合床での咬合採得を行う別日程が必要ですので，患者さんにとっては受診回数が1回増えることになりますが，十分に対応可能です．

奥野●補綴医にとっては恐るるに足らず！　技術が発揮されるところですね．

OAによる副作用

奥野●次のテーマは，OAによる副作用についてです．基本的には，OAを装着するということは，下顎位を非日常的な位置にもってくるため，口腔への負担が生じる治療になります．副作用の発生は，術者依存ではなく，患者特性に依存しますので，ある程度，副作用は生じるものであると想定して，診療を行う必要があると思います．大切なことは，副作用をゼロにするのではなく，起こった副作用に対し

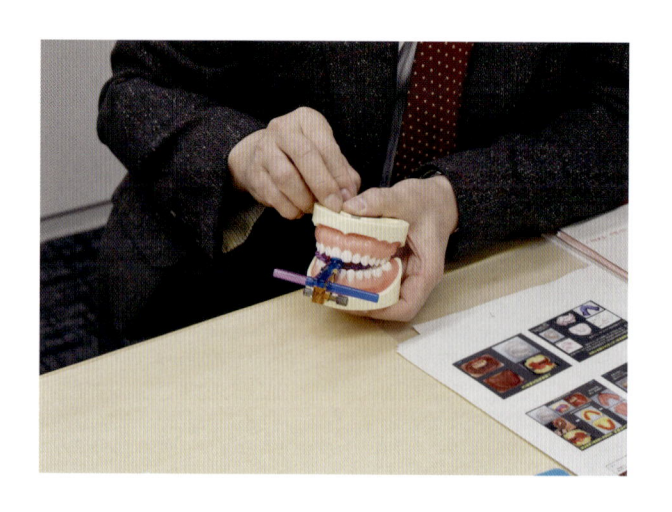

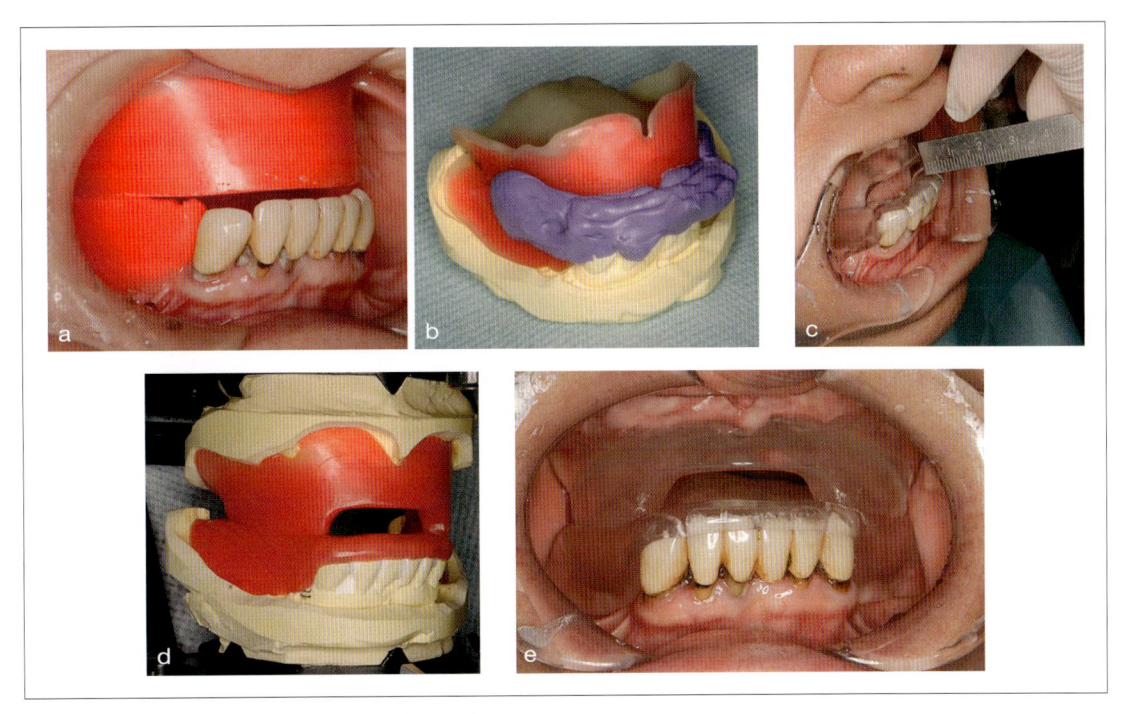

図3 欠損歯列症例での咬合採得と完成した上下 OA
a,b：上下咬合床を用いて下顎前方位の咬合採得（タイトレーション）
c：咬合採得，上下 OA 仮着時には，エンドゲージで移動量を測り，下顎前方位を決定する
d,e：上下 OA のワックスアップと，完成した上下 OA 仮着時の正面観．前歯部は舌を突出できるよう，スペースを空けている

て，どのように対処するか，であると思います．

　最初に，秀島先生から副作用全般についてお話しいただけますでしょうか．

秀島●副作用について，患者さんの視点から，OA を装着してから感じる副作用を，時系列的にまとめています．まず，装着中の違和感からくる唾液分泌過多，口呼吸による口腔乾燥感です．次に，起床時に OA を外した直後に感じる，咬合違和感，顎関節痛・咀嚼筋痛，装着してから長期経過して生じる歯列移動・咬合偏位などです．

　歯列や歯の移動に関しては，OA は，装着中に下顎が後方に戻る力がかかりますので，その際に歯の移動を許すスペースを与えないことが重要と考えています．他院で OA を製作し，後に当院を受診された歯列移動，咬合変化の症例を見ていただきます（**図4**）．OA は小臼歯までしか被覆されておらず，適合が非常に悪い装置でした．長期使用の結果，被覆されていない大臼歯部が挺出し，咬合が変化したと考えます．この経験を踏まえて，OA の製作時に

われわれが注意していることとして，残存歯はすべて被覆すること，OA と歯の間に余分なスペースは与えないようにしており，咬合偏位を伴うことはあっても，顕著な歯列移動を生じた経験はありません．

奥野●次に，副作用のなかでも顎関節に関連するものについて，うかがいたいと思います．これから OA 治療を始める先生方では，特に顎関節への影響を心配される先生が多いと思われますし，よく質問を受ける内容でもあります．そのあたり，普段から顎関節症の患者さんを多く診ている石山先生にお話をうかがいたいと思います．まずは，OA により顎関節や咀嚼筋に痛みが生じるメカニズムについて，解説をお願いします．

石山●OA の装着により，下顎頭が前方へ移動します．顎関節の関節靭帯，関節包，関節円板後部組織に持続的な負荷がかかり，いわゆる捻挫のような状態になることで痛みが生じると考えられます（**図5**）．
奥野●なるほど，顎関節も関節ですから捻挫が生じ

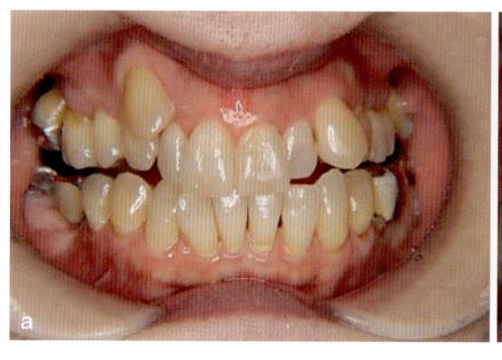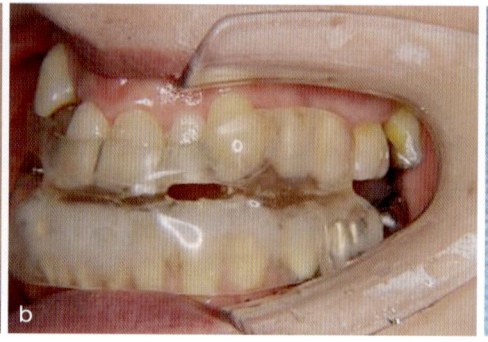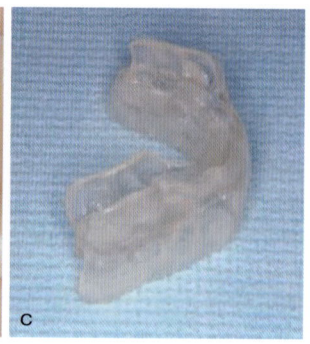

図4 歯の移動，咬合変化を生じた症例
長期装用で大臼歯部が挺出し，習慣性咬合位で開咬状態となった（a：習慣性咬合位の正面観．b：OA装着時側面観．上顎大臼歯が被覆されていない．c：後方歯列が被覆されていないOA）

るイメージですね．

石山●咀嚼筋痛に関しては，下顎が前方で固定されることにより，咬筋を中心とした咀嚼筋に虚血状態を誘発し，発痛関連物質が蓄積することで，痛みが生じると考えられます．

奥野●痛みが出たときの対処方法も，教えていただけますか．

石山●まずOAをお渡しする日に，必ず顎関節や咀嚼筋に痛みが生じる可能性があること，について説明するようにしています．

奥野●まずはリスク説明ですね．

石山●はい．そのうえで，起床後にOAを外した際に，痛みの程度と持続時間を覚えてもらうように指導しています．痛みの程度は，たとえば食事や歯ブラシなどの行為が痛くてできないなど，生活に支障をきたす程度なのかを確認することが重要です．また，持続時間に関しては，通常は数分以内，長くても1〜2時間，午前中の間に消える場合が多いのですが，ときには午後まで持続することがあります．

このように，痛みが生活に支障をきたさない程度で，かつ午前中で消えるようであれば，そのまま継続使用していただき，慣れていくことを期待します．実際そのような状態は慣れて消えていくことが多い印象です．

奥野●問診項目は，痛みの程度，持続時間が基準ですね．午後になっても痛みが消えない場合はどうされていますか．

石山●継続使用で痛みが徐々に悪化する場合は，無

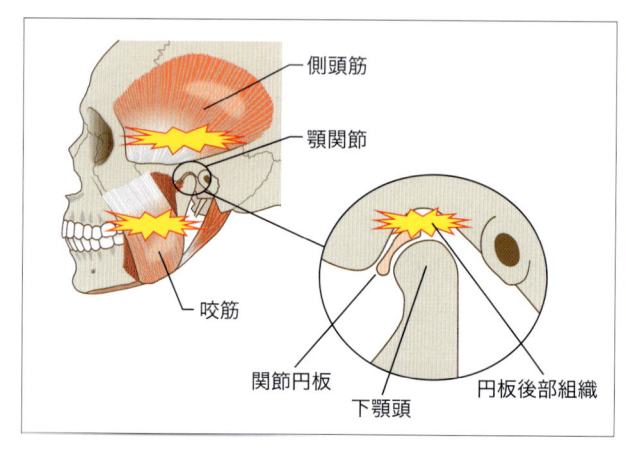

図5 OA使用による顎関節痛・咀嚼筋痛

理して装着せずに，次回来院時に装置の下顎位を後方に調整する，後方タイトレーションで対応します．

奥野●OAを休止しても，痛みが残存するような場合はどうされますか．

石山●通常の顎関節症の治療に準じた対応を行います．なかでも私は運動療法，いわゆる開口訓練を患者さんに指導しています．患者さん自身で，両手の指先を上下の前歯部に置き指先の力で，顎関節または咀嚼筋の痛みまたは突っ張り感を感じるまで開口させます[3]．訓練によって顎関節の可動域向上，咀嚼筋のストレッチ効果を図り，痛みを軽減させることを目的としています（**図6**）．

奥野●OA装着後に，このような顎関節の痛みが出る頻度はどれくらいでしょうか．

石山●文献を参考にお話しすると，痛みの頻度は10％程度で，多くは一過性の痛みであり，OA治療

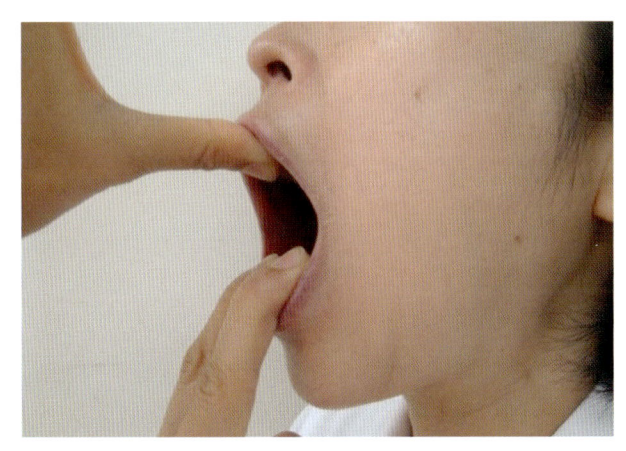

図6 徒手的開口訓練（東京科学大学 西山暁先生の写真をお借りして引用）

がそのまま中断してしまうようなケースは少ないといわれています[4]．私の臨床でも，顎関節や咀嚼筋の痛みなどの副作用が原因で，OAを中断し，CPAPなどの他の治療法に移行したような症例は，今までありません．

奥野●おそらく顎関節への影響を恐れて，OA治療をすることを躊躇している先生も多くおられると思います．顎関節の専門家としての先生からのコメントに，勇気をいただきました．顎関節症はリスクではあるが，頻度は低く，対応も可能であるので，恐るるに足らず，ということですね．

OAによる咬合変化

奥野●次に，咬合変化について取り上げたいと思います．実際に，長く睡眠歯科診療に携わっていると，OAにより咬合変化した症例を経験します．治療開始直後は問題なくとも，1年，2年，3年と長期間の使用により咬合が変化していく患者さんを経験したことがあります．われわれ歯科医師にとって，考えなくてはならない課題の一つだと思います．OAによる咬合変化のメカニズムについて，解説いただけますか．

石山●OAの長期使用によって咬合変化が生じるメカニズムとしては，装着中，夜間に下顎が戻ろうとする力が固定源である歯にかかることで矯正力が働き，上顎の前歯は口蓋側に，下顎の前歯は唇側に傾

斜した結果，上下前歯の被蓋関係が変化する，つまりオーバージェットが減少します．また，そのことで臼歯の咬合が浮いてしまい，臼歯部開咬を生じることが報告されています．

奥野●咬合変化のメカニズムの一つは，歯や歯列の移動ということでしょうか．それ以外にも，下顎頭の変形や下顎位の変化も，原因としては考えられますか．

石山●顎関節に関しては，CT画像を用いて長期のOA使用による下顎頭の変形はなかったという報告があります[5]．私の臨床でも，これまで下顎頭の明らかな変形は経験したことがありません．論文と経験からも，下顎頭の変形に関しては，問題ないと自分では考えています．

奥野●安心しました．

石山●ただし，関節円板に関しては，OAで移動するリスクは少なからずあると考えています．私はOAを装着したことで，もともと前方転位していた関節円板が整位した結果，咬合変化が生じた例を経験し，症例報告として日本顎関節学会雑誌に発表しました[6]．関節円板の前方転位は，無症状でも30％程度存在するといわれています．そのような方にとっては，OAにより下顎が前方に移動すると，転位していた関節円板が正常な位置に戻ることがあります．これは，顎関節症の治療である前方整位型スプリントと同じ原理です．顎関節にとっては，関節円板が正常な位置に戻るので良い変化ですので，顎関節治療としては成功なのですが，OSA治療として，意図せず生じてしまった場合には，当然，前方転位で咬合していた状態からは変化します．関節円板が整位した側は咬合が挙上し，臼歯部が開咬してしまい，咬合不全が生じます（**図7**）．このようなメカニズムで咬合変化，特に臼歯部開咬が生じる患者さんは，少なからず存在すると考えております．

奥野●なるほど．すでに関節円板が前方転位しており，OAの装着によって関節円板が整位する，この2つが重なった場合に，咬合変化が生じ得るということでしょうか．

石山●その通りです．

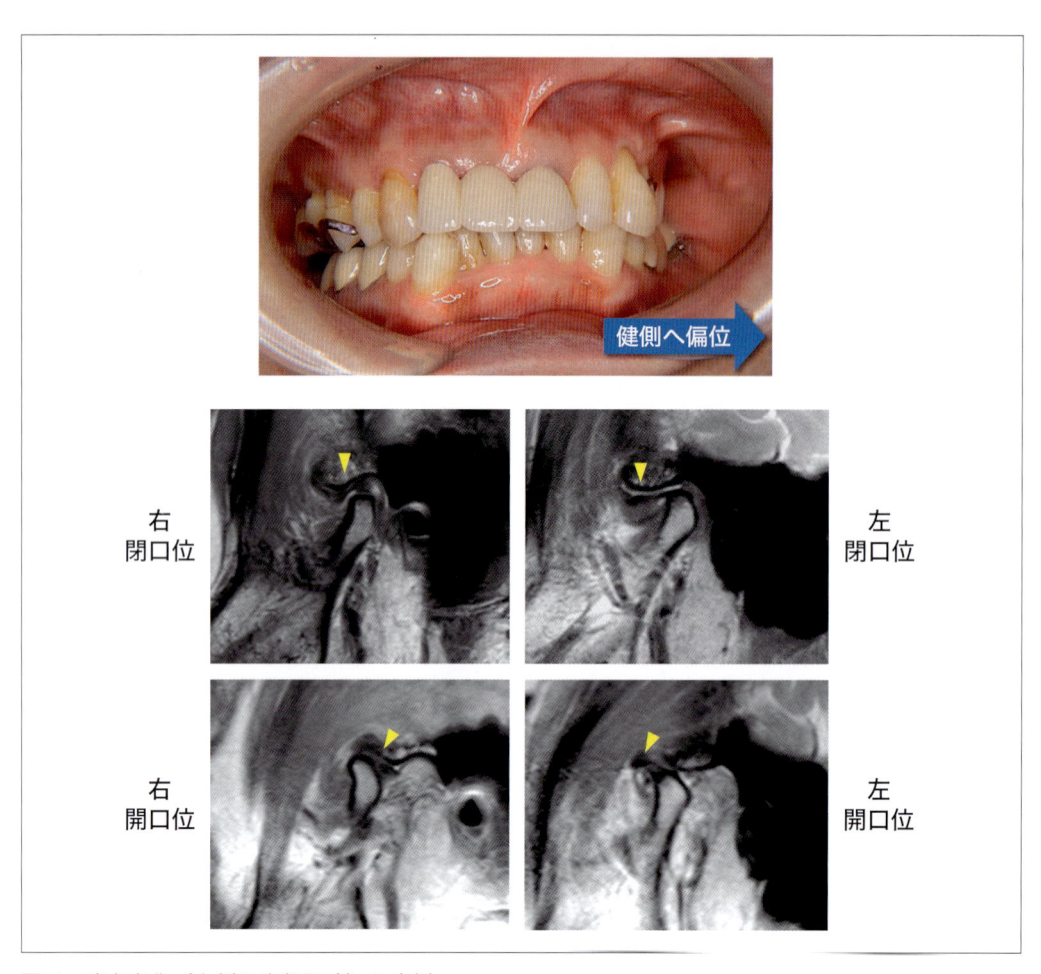

図7 咬合変化（右側臼歯部開咬）の症例
OA 使用に伴う前方転位した右側関節円板の整位による右側臼歯部開咬

副作用の予防法

奥野●顎関節に関連する副作用について，お話をうかがいました．これらの副作用の予防法などはありますか．

石山●まず術前に顎関節，咀嚼筋の痛みや運動障害の評価を行うことが大切です．見逃して OA を製作すると，症状を悪化させてしまう可能性があります．術前にこれらの症状を認めた際には，加療を行い，症状改善させてから OA 治療を行うことが望ましいです．さらに私が行った研究で，先ほど少し触れた開口訓練には，OA の使用による顎関節や咀嚼筋の痛みに対する予防効果もあることがわかりました[7]．OA を始める前から開口訓練を行っておくと，

実際に装着が始まってからの顎関節や咀嚼筋の痛みが予防できます．臨床では過去に顎関節症の既往があるなど，OA の使用後に顎関節や咀嚼筋の痛みが悪化または起こるリスクのある患者さんに対しては，OA 治療開始前から開口訓練を指導しておくと，リスクを減らすことができると考えています．

奥野●咬合変化についての予防法は，いかがでしょうか．

秀島●先ほど，石山先生に解説していただきました咬合変化のメカニズムは，歯・歯列の移動と関節円板の移動，の 2 つが考えられます．歯・歯列の移動が原因でしたら，1〜2 年後といった長期経過の後に生じます．逆に，関節円板の移動でしたら，数カ月で生じます．

奥野●咬合変化の発症を時間軸で考えると，鑑別で

❶ 的確な診査
・睡眠検査・依頼状チェック，前歯部の確認，OA 効果の予測
❷ 着実な上下顎歯列の印象
・硬めで肉厚のアルジネート印象採得
❸ 専用治具による下顎前方位の咬合採得
・50～70%（2/3）前方位でタイトレーション
❹ 的確な OA のデザインと外形の設定
・全歯列被覆，着脱方向の調整，上顎きつめ・下顎緩め
❺ OA の試適，調整
・咬合・維持力調整，チークバイトチェック，使用法説明
❻ 欠損歯列症例の OA 製作法
・咬合床による咬合採得と使用義歯の利用
❼ 治療効果判定と術後管理
・OA 使用感，歯・顎関節痛のチェック，効果判定依頼

図 8　保険 OA 療法 7 つのポイント

きるということですね．

秀島●その通りです．疑う原因で対処は異なります．歯の移動に関しての予防は，先ほども申し上げた通り，OA は全歯列を被覆し，歯の移動する余分なスペースを与えないように設計することだと思います．また，海外などでは市販のマウスピースがあり，自分でお湯で温めて柔らかくしてから，下顎前方位で噛んで作る物があります．日本でもネット通販で簡単に購入できますが，絶対にお勧めできません．効果が得られないのはまだ良いのですが，噛み方によっては歯に強い矯正力がかかり，歯の移動の副作用のリスクが非常に高く，重篤な歯列移動や咬合偏位などが散見されます．

奥野●石山先生，いかがでしょうか．

石山● OA 装着の翌朝には，下顎を前突した余韻が残っており，日常の顎位とはズレた状態になっている場合があります．そのため，朝食時はよく奥歯で噛むように指導し，顎位の変化を防ぐことを図ります．さらに咬合変化は徐々に生じるので，患者さんは全く気づいていないことが多いため，メインテナンスで咬合関係を確認するようにしています．咬合変化があった場合には，一時的に OA を休止すると，元の位置に咬合が戻ることもあります．咬合変化が不可逆的にならないようにするためにも，メインテナンスは重要だと思います．

奥野●なるほど．OA 治療は対症療法ですので，私もうまく装着を継続する管理が歯科医師の責任と思っており，メインテナンスは重要だと思っているので，6 カ月ペースで行っています．

石山●私も 6 カ月のペースでメインテナンスをしています．

秀島●保険制度上の話ですが，医科で行う OSA 評価の簡易睡眠検査が，6 カ月に 1 度は実施できる制度ですので，同じく 6 カ月のペースでメインテナンスをしています．

これから始める先生へのメッセージ

奥野●これから睡眠歯科を始めたい！　と考えている先生方，特に補綴を専門としている先生方へのメッセージをいただけますか．

秀島●いつもセミナーなどで私が強調している 7 つのポイント（**図 8**）がありますので，それをメッセージとして届けたいと思います．

奥野●いずれのポイントも，補綴の先生にとっては，技術的には十分対応できる内容かと感じました．補綴の技術に，睡眠の知識を足していただければと思います．石山先生からはいかがでしょうか．

石山● OA による副作用への適切な対処や予防法を実践することが，治療期間が長期となる OA 治療にとって，とても重要であると思います．特に咬合変化に注意が必要ですので，それに気づく，予防するためにもメインテナンスが重要と考えています．

奥野● OA をお渡ししてからが重要ということですね．

石山●その通りです．また，OA の下顎の移動量が大きければ，それだけ顎関節への負荷がかかりますので，下顎位の設定も一律 70%にするのではなく，患者さんごとに設定することが大切だと個人的には考えています．

奥野●ありがとうございます．秀島先生からは，下

顎位設定は補綴の知識，手技を応用すれば十分対応できる，石山先生からは，副作用を制するものがOAを制する，というメッセージをいただきました．皆さん，さあ睡眠歯科をはじめましょう！

文 献

1) Tsuiki S, et al. Effects of a titratable oral appliance on supine airway size in awake non-apneic individuals. Sleep. 2001；24（5）：554-560.
2) 上田龍太郎ほか．顎口腔機能診断のための6自由度顎運動パラメータの検討．補綴誌．1993；37（4）：761-768.
3) Tobe S, et al. Effects of jaw-opening exercises with/without pain for temporomandibular disorders：a pilot randomized controlled trial. Int J Environ Res Public Health. 2022；19（24）：16840.
4) Doff MH, et al. Long-term oral appliance therapy in obstructive sleep apnea syndrome：a controlled study on temporomandibular side effects. Clin Oral Investig. 2012；16（3）：689-697.
5) Knappe SW, et al. Long-term side effects on the temporomandibular joints and oro-facial function in patients with obstructive sleep apnoea treated with a mandibular advancement device. J Oral Rehabil. 2017；44（5）：354-362.
6) 石山裕之，西山　暁．閉塞性睡眠時無呼吸に対する口腔内装置療法で関節円板の位置が変化し，臼歯部開咬を発症した1例．日顎誌．2022；34（1）：3-9.
7) Ishiyama H, et al. Effect of jaw-opening exercise on prevention of temporomandibular disorders pain associated with oral appliance therapy in obstructive sleep apnea patients：A randomized, double-blind, placebo-controlled trial. J Prosthodont Res. 2017；61（3）：259-267.

第6章

睡眠×口腔外科

これからの口腔外科医に求められる睡眠医療の実践

佐藤　貴子
Takako Sato
日本大学歯学部
口腔外科学第 1 講座

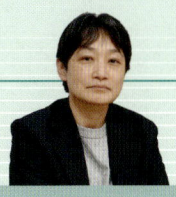

古橋　明文
Akifumi Furuhashi
愛知医科大学
歯科口腔外科学講座

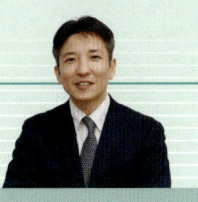

奥野健太郎
Kentaro Okuno
大阪歯科大学附属病院
睡眠歯科センター

口腔外科医にとっての睡眠

奥野●閉塞性睡眠時無呼吸（OSA）の歯科的な治療としては，口腔内装置（OA）があり，開業歯科の先生や病院歯科の先生も実践されておられます．しかしながら，OA は対症療法であり，患者さんによっては手術による根本治療を求める方もおられます．

歯科では，古くから顎変形症の手術を行ってきた歴史がありますので，これを OSA の治療に応用する上下顎骨前方移動術（MMA：maxillomandibular advancement）という治療法があり，OSA を最も改善させる治療法として注目されています．今回は，この MMA を臨床実践されているお二人の先生から，お話をうかがいたいと思います．

まずは，現在の臨床についてお教えいただけますでしょうか．

佐藤●私は現在，矯正歯科と連携し，顎変形症に対する顎矯正手術をメインに行っています．大学病院では，院内・院外の矯正専門医の先生方が外科矯正に慣れているので，プランニングの際に，外科矯正を考慮する先生が多い印象です．そのため，当院は非常に顎外科手術件数が多いのが特徴です．顎変形症の患者さんのなかには，気道が狭く，OSA も合併している方も多いため，そのような患者さんに対し睡眠外科として MMA を行っています．もちろん，歯科大学の口腔外科医として，抜歯・骨折など一般的な口腔外科処置も行っています．

奥野●佐藤先生は，顎外科手術から睡眠の世界に入っていったのですね．古橋先生はいかがでしょうか．

古橋●当院は，医科大学附属病院の口腔外科として，口腔外科全般と入院患者の口腔管理などを行っています．私の専門は顎変形症の顎外科手術，OSAです．

愛知医科大学病院は，全国的にも珍しく，"睡眠科"という睡眠関連疾患に特化した診療科があり，睡眠医療センターに多くの患者さんが来院されます．PSG 検査の件数も多く，OSA 患者も非常に多いので，そのなかで OA 適応となれば，歯科口腔外科に院内紹介されます．そのような背景から，当科はOA 治療件数が非常に多いのが特徴です．私は卒後，当科へ入局し，口腔外科医としてトレーニングを積むのと並行して OA 治療を多く経験したことから，OSA に関する知識を得ることになり，睡眠医療の面白さにハマっていったという経緯です．

奥野● OA の院内紹介が多いのは，睡眠科で有名な愛知医大ならではの状況ですね．

古橋●はい，同時に，多くの OSA 患者を担当し保存的な治療の限界も感じるようになりました．そこで，口腔外科医ができる睡眠外科として MMA を始めました．まだまだ駆け出しの状態で，技術習得・連携構築の最中です．佐藤先生がおっしゃられた通り，矯正歯科医との連携が必須です．愛知医大には院内に矯正歯科医はおりませんので，院外の矯正歯科医院との連携構築からスタートし，現在ではコンスタントに顎外科手術を行っております．

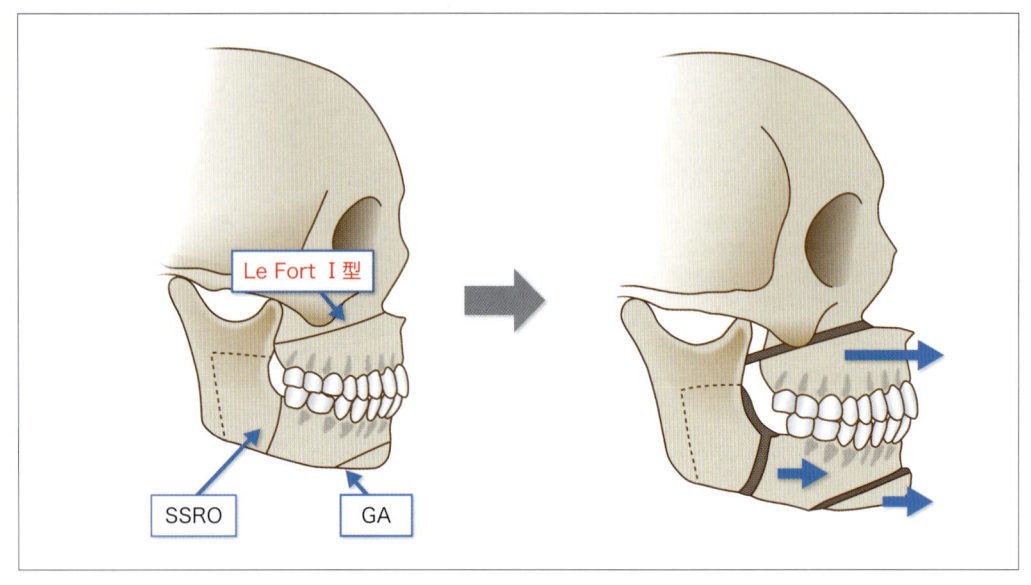

図1 OSA に対する顎顔面外科治療
・MMA（上下顎骨前方移動術）
　→上顎 Le Fort Ⅰ型骨切り術，下顎 SSRO で骨を切り，上下顎とも前方に移動させることにより，口腔・気道容積を拡大し，潰れにくい上気道をつくる
・GA（オトガイ舌筋・舌骨筋前方牽引術）
　→舌を適切な位置に持っていく

上下顎骨前方移動術（MMA）について

奥野●睡眠外科としての MMA について，解説いただけますでしょうか．

佐藤● MMA は何も特別な手術ではなく，顎変形症の顎外科手術の技術を応用したものです．上顎は Le Fort Ⅰ型骨切り術，下顎は SSRO（Sagittal splitting ramus osteotomy）で骨を切り，気道開大を目的に上下顎とも前方に移動させます．この口腔・気道容積を拡大し，潰れにくい上気道を作ることが目的であること，上下顎の移動方向が前方であることが，通常の顎外科手術と大きく異なるところです（**図1**）．

この MMA に併用して行う手術として，オトガイ舌筋・舌骨筋前方牽引術（GA：genioglossus advancement）があります．この手術は，顎変形症の手術であるオトガイ形成術を応用したものです．オトガイ舌筋・舌骨筋が付着しているオトガイ棘を，筋の付着ごと前方に出すことで，舌を適切な位置（もともと後方位をとっていた舌を，前方にする）

に吊り上げて気道を開大させる手術です（**図2**）．

OSA の改善を目的とした睡眠外科では，MMA と GA を同時に行う場合もありますが，少なからず顔貌の変化を伴う手術ですので，MMA を実施した後に，後日改めて GA を行うこともあります．

奥野● MMA も GA も，顎外科手術をされている口腔外科の先生にとっては，特別難しい手技ではないということですね．

顔貌の変化というお話が出ました．気道開大と整容面とを考慮することが難しいのでは，と感じましたが，実際のところはどうなのでしょうか．

佐藤●睡眠外科としての MMA の概念を提唱した米国スタンフォード大の Nelson Powell 先生らは，OSA の改善のためには，できるかぎり上下顎を前方に出す術式を推奨しています．米国と日本で，文化的な違い，整容面に対する価値観の違い，アジア人としての骨格の違いなどがあり，そのまま日本に米国式 MMA を当てはめることが難しい状況はよくあります．

私個人が，日本人の患者さんの担当医として気を

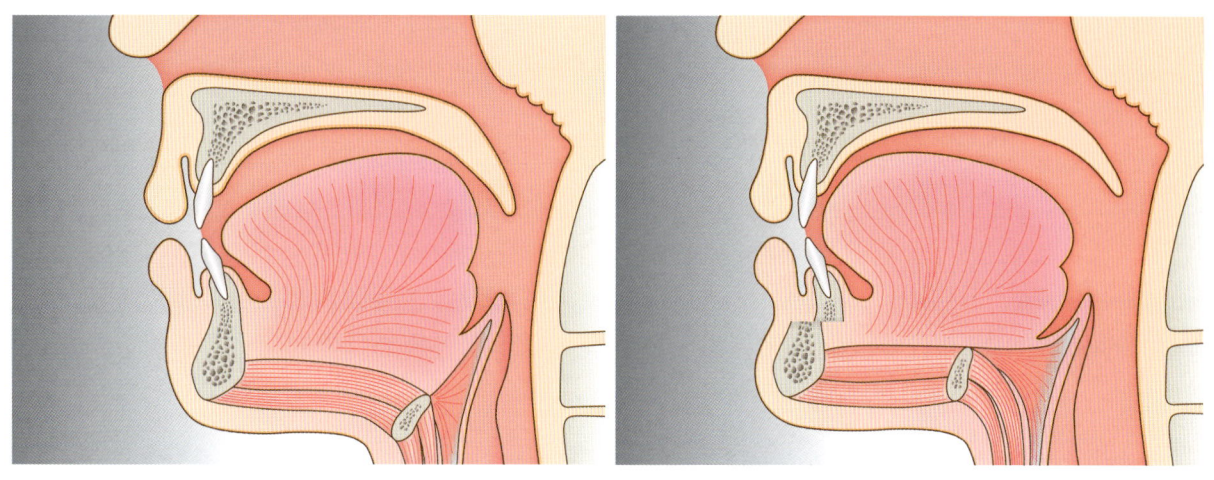

図2 GA（オトガイ舌筋・舌骨筋前方牽引術）の模式図

つけていることは，気道と顔貌のバランスを配慮して手術プラン（上下顎の移動量）を決めるようにしています．具体的には，性別，年齢，気道形態，無呼吸重症度，患者さんの無呼吸改善と顔貌改善への希望，患者さんがどの点を重要視しているか，などを考慮しています．

奥野● MMA 治療の導入（入口）パターンが，たとえば小顎など顎変形症の治療目的で紹介されてきて，睡眠の検査をしたら OSA があったような"顎変形症入口パターン"や，CPAP や OA などすでに OSA の保存的な治療を受けていて，対症療法からの離脱や根本治療を希望されて紹介されてくるような"無呼吸入口パターン"など，複数あるのではと思われますが，そのあたりは各施設でどうでしょうか．

佐藤●日本大学歯学部付属病院では，"顎変形症入口パターン""無呼吸入口パターン"の両方あります．2つのパターンはだいたい同じ比率ですね．

"顎変形症入口パターン"として多いのは，20 歳代の若い女性で，小顎があり，画像検査でも非常に気道が狭い，いびきの指摘もあるような患者さんです．もちろん，OSA の存在を疑って，PSG 検査を実施するのですが，実際の無呼吸低呼吸指数（AHI）は数値の上では健常域（AHI<5）もしくは軽度（AHI<15）くらいのケースが多いです．われわれは，普段，中年期・高齢期の OSA 患者も診ているので，このように若いときには気道が狭いにもかかわらず

OSA 発症していない方であっても，加齢・体重増加・女性の場合は閉経後に，OSA を発症することになるのを知っています．ですので，このような"顎変形症入口パターン"の典型例の場合には，"現在のOSA を治療する"のではなく，"将来の OSA を予防する"ために，MMA を適応して，手術でつぶれにくい気道を作ることを意識して，プランニングしています．

奥野●なるほど．"顎変形症入口パターン"は，"将来の OSA を予防する"ですね．

佐藤●次に，"無呼吸入口パターン"です．比較的若い 20 歳代，30 歳代，40 歳代の OSA 患者で，すでに OA や CPAP をされている方が多いです．ご存知の通り，OA，CPAP は対症療法ですので，装着し続ける必要があります．若い方のほうが，生涯対症療法を続けるよりも根本治療を求める傾向があり，われわれも OA を管理しているなかから，若い患者さんには MMA を提案することもあります．小下顎がある方が適応になりますが，そのような方にとっては，もともと小下顎による整容面や咬合なども気にされていることが多いため，MMA を希望する方が多い印象です．

奥野●"無呼吸入口パターン"では，小下顎がある方に適応があり，医療者側から MMA を提案することもあるのですね．これは，私のような OA 治療をメインにしている歯科医師にとっても，重要な情報

です。

古橋●愛知医科大学病院では，現在地域の矯正歯科医院との連携医療を構築中です。徐々に，顎変形症患者が紹介されるようになってきました。"顎変形症入口パターン"として多いのは，20歳代の若い女性，小顎，狭小気道，いびきあり，佐藤先生の施設と全く同じ特徴です。

　私も，普段多くのOA患者を診ていますので，その感覚では，これだけ気道が狭ければ重症OSAだろう，と予想するのですが，実際にPSG検査を実施すると，やはり，佐藤先生の印象と同じく，AHIとしては健常・軽度にとどまります。最近では，OSAの原因として解剖学的因子以外にも，呼吸安定性，覚醒反応，上気道筋群の反応性なども関係しているという研究もありますので，やはり若い方は，気道が狭いという解剖学的な不利を，他の因子が代償しているのだと思います。では，そのような方は，気道の観点を無視して手術プランニングしたら良いかというと，全くそうではなく。年をとっても潰れにくい気道を作る予防的な視点で，気道を考慮した手術プランニングが必要だと考えています。その点は，"将来のOSAを予防する"佐藤先生と全く同じ意見です。

奥野●古橋先生も，"顎変形症入口パターン"では，"将来のOSAを予防する"観点が大事というお考えですね。

古橋●"無呼吸入口パターン"ですが，当院では現状ほとんどこのようなケースはありません。ある程度，その地域でOSAを診ている医科・歯科の先生方に睡眠外科，MMAの治療があることが浸透していれば，紹介もあるのだと思いますが，現状，愛知県では厳しい状況です。愛知医大は，前述の通り，医科の睡眠センターが多くのOSA患者を診ているのですが，重症OSAでCPAP管理をしている高齢の患者さんが多く，MMAは侵襲を伴う手術ですし，高齢の方に安全にできる手術とは言い難いのが現状です。

奥野●愛知県では，愛知医大があるおかげで睡眠医療が活発なイメージでしたので，"無呼吸入口パ

ターン"が少ないのは意外ですね。紹介元の医科にMMA治療があることを知ってもらうことが必要ですね。

古橋●最近では，インターネット上で簡単に専門的な情報に触れることが容易になったため，患者自身が自分で調べて，睡眠外科を希望して当院や連携する矯正歯科医院を受診するケースが出てきました。睡眠外科，MMAに関する正しい情報発信も重要だと感じます。

他科（矯正歯科・医科）との連携

奥野●具体的な連携フローについて，矯正歯科との連携について教えてください。

佐藤●睡眠外科に限定せず，一般的な顎変形症の治療のスタートは矯正歯科から始まります。患者さんは，『噛みにくい』などを主訴に矯正歯科を受診されます。矯正歯科にて，治療計画の際に，手術による外科矯正治療が必要となった場合には，その時点で（矯正治療の開始前に）外科矯正の連携のため口腔外科に紹介されてきます。その際のセファログラムにて，気道が狭い所見があれば，OSAを疑ってPSG検査を行います。そこで，AHIの数値が高い場合，つまりOSAを認めた場合には，外科矯正治療のプランとして気道を広げる方針のプランを考えます。

奥野●外科矯正の術式プランは，矯正歯科医と口腔外科医，患者さんの三者で決めるのでしょうか。

佐藤●そうです。たとえば当初，矯正歯科医としては下顎だけの手術プランを想定していたとしても，PSG検査の結果，OSAを認めたため，口腔外科としては気道確保の観点から，上下顎の手術プランに変更になるケースもあります。最終的には，患者さんにプランを説明・提案し決定します。

奥野●手術プランの際には，気道と整容面のバランスを配慮するのが難しそうですね。

佐藤●従来は，外科矯正の術式プランは，咬合と整容の観点から決定していましたが，ここに気道という観点も加えて術式を決めることが，現在OSAがある方にとってはOSA治療になること，また将来

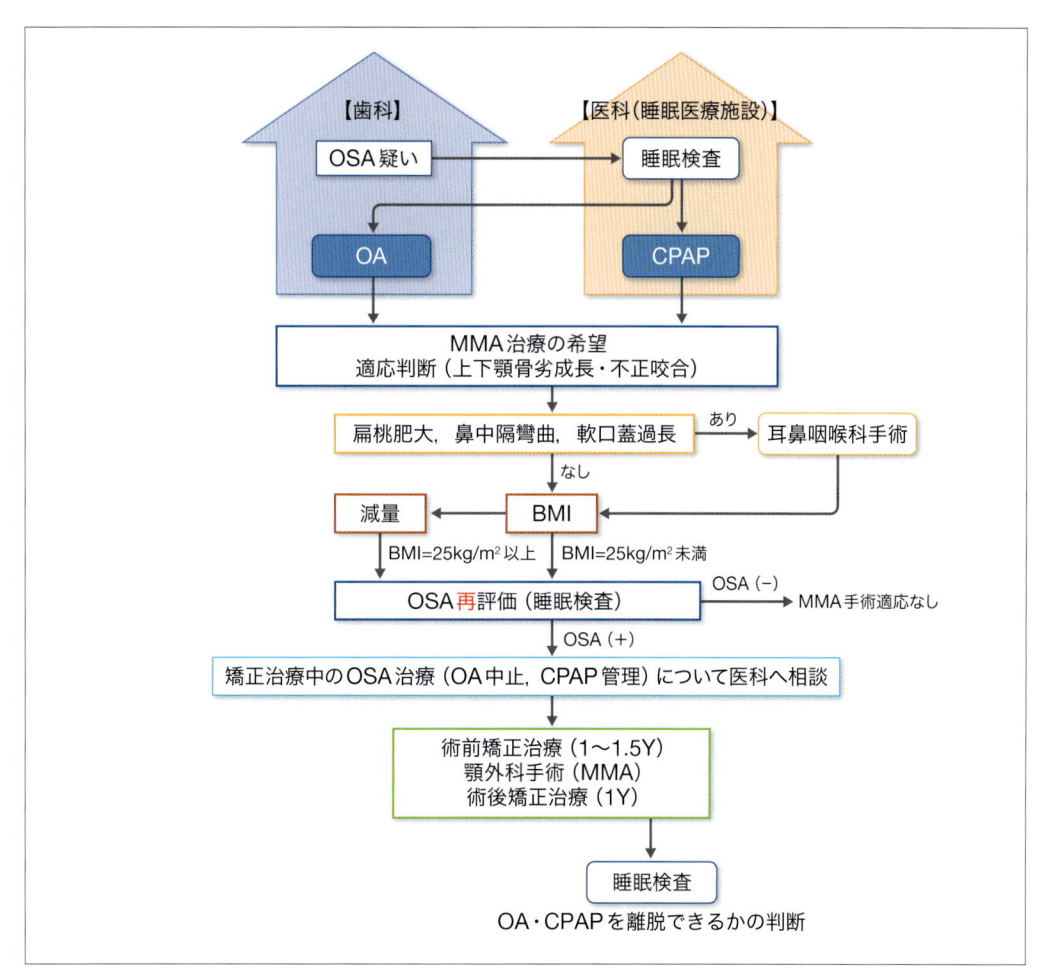

図3 睡眠医療における顎外科手術（MMA）の流れ

の OSA 予防の観点からとても大切だと考えています．その際には，PSG 検査など睡眠に関わる知識の必要性を感じます．

奥野●古橋先生は，連携を現在構築中とのことですが，苦労した点や，注意している点などがあればご紹介ください．

古橋●外科矯正のプランニングの際に，患者さん，矯正歯科医，口腔外科医の三者が同じゴールに向かうことが必要ですが，実際にはそれがなかなか難しいです．外科矯正治療に求める点として，従来の咬合，整容に加えて，気道がありますが，希望や優先順位が三者で異なる場合があります．気道を重視すると，どうしても大きな顎を作ることになります．患者さんは，特に最近は小顔を希望される傾向が強く，患者さんの期待する整容面と，口腔外科医が考

える気道面が相反することがあり，プランを決める際に苦労することがあります．

奥野●すでに OSA の治療を受けている患者さんへの MMA の流れはどうでしょうか．

古橋●CPAP 治療，OA 治療を受けている患者さんに加えて，最近では睡眠検査や OSA 治療を受けたことがない方が，Walk in で来られるケースもあります．連携フロー図を示します（**図3**）．

OSA 疑いで来られた患者さんでも，睡眠検査でOSA 診断する必要があります．また，どのようなOSA 患者でも MMA 適応というわけではないので，適応症の診断は必要です．上下顎骨劣成長・不正咬合がある方が適応になります．MMA は治療期間も長く，侵襲的な治療ですので，扁桃肥大・鼻中隔湾曲・軟口蓋過長などがあれば，耳鼻咽喉科の手術を

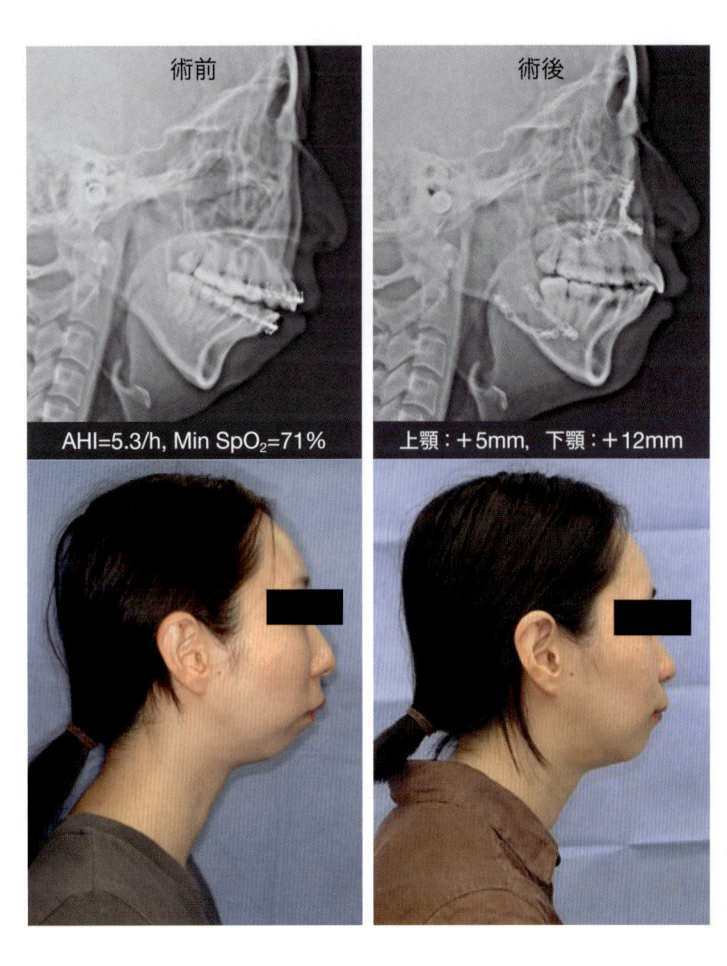

術前

AHI=5.3/h, Min SpO₂=71%

術後

上顎：＋5mm，下顎：＋12mm

図4 症例① 20歳代，女性．
MMA術前・術後のセファロと
顔貌写真

先に勧める場合もあります．また，肥満があると，MMA後の効果も低下するため，可能なかぎり減量を勧めます．その後，睡眠検査で再評価し，やはりOSAを認める場合に，MMAを実施する流れです．

症例の紹介

奥野●次に，具体的な症例をご提示いただきたいと思います．

佐藤●1症例目は，院外矯正歯科から紹介された20歳代の女性です（**図4**）．主訴は"かみ合わせの悪さ"だったのですが，側貌所見にて下顎の後退感，セファロ画像にて気道が狭いこと，下顎後退，小下顎の所見を認めました．問診で，いびき症状があることも聴取しました．そこで，外科矯正のプランニングのために，PSG検査を実施しました．

奥野●いわゆる"顎変形症入口パターン"の典型例ですね．若い女性は，いびきを気にする方も多い印象です．いびきを切り口にOSA評価しましょう！PSG検査しましょう！　と導入するのがスムーズにいくのでは，と感じました．セファロ画像を見たところ，非常に気道が狭小しており，かなり重症OSAが予想される印象ですが，実際はどうだったのでしょうか．

佐藤●結果は，AHI＝5.3/hと重症度の定義分類上はごく軽度のOSAという診断でした．ただし，最低SpO₂＝71％と非常に低い値であり，AHI所見と乖離していました．奥野先生がおっしゃるように，普段中年OSAをみているわれわれとしては，この気道を見ればAHI＞30の重症OSAを予想しますが，やはり20歳代と若いことが気道確保に有利に働いている結果，今は軽度OSAですんでいるのだと感じます．しかし，この患者さんが50歳になるころには，確実に重度OSAを発症すると思います．

奥野●先ほどお話に出ました，"年をとっても潰れにくい気道を作ってあげる"という考え方ですね．

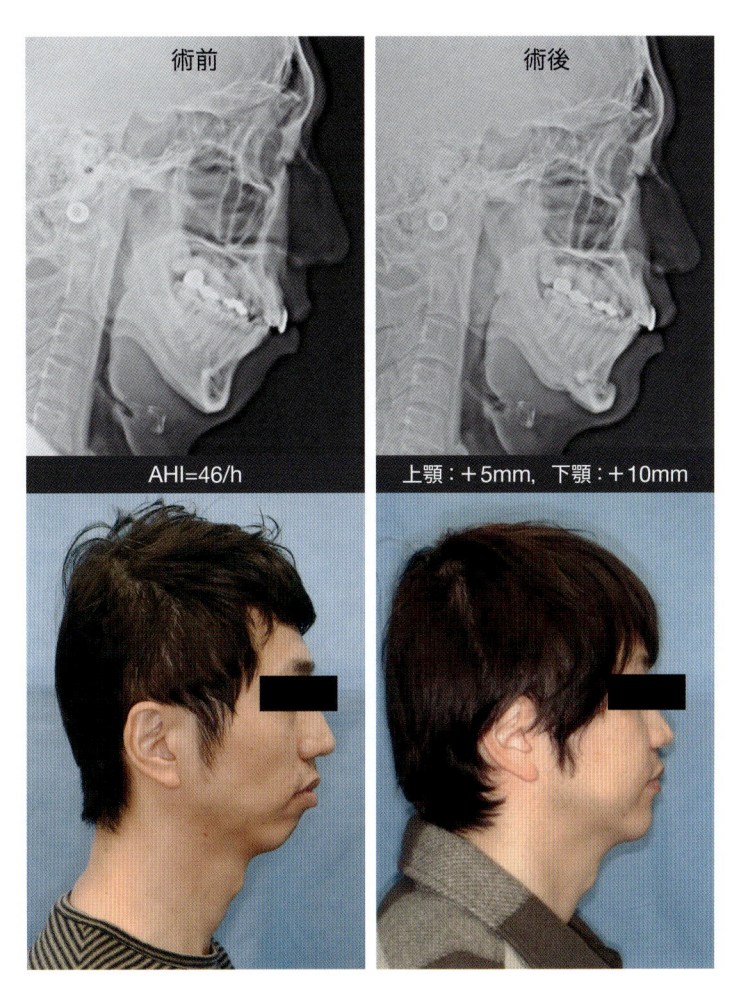

術前　術後

AHI＝46/h　上顎：＋5mm, 下顎：＋10mm

図5 症例② 40 歳代，男性．MMA＋GA 術前・術後のセファロと顔貌写真

佐藤●その通りです．PSG 検査の結果や，将来の OSA 予測も含めて患者さんに説明し，最終的には上下顎骨前方移動術のプランとなりました．実際の手術は，上顎を 5 mm 前方，上顎臼歯を 4 mm 挙上，下顎を 12 mm 前方，の術式でした．術後いびき症状は改善し，現在は，術後 1 年の PSG 検査の評価待ちの状態です．オトガイ部の後退感もまだ残っているため，結果によっては GA を考慮します．

奥野●この患者さんの場合には，術前 PSG 検査にて AHI＝5.3/h ですので，検査上の数値改善よりも，いびき消失など患者さんの自覚症状改善が大事ですよね．あとは，この方にとっては，50 歳代になった際に，OSA 発症が防止できたかが，真の臨床アウトカムのように感じました．治療の予後を長期的に診る視点が大切ですね．

佐藤●2 症例目は，すでに重症 OSA に対して OA 治療を受けていた 40 歳代の男性です（**図5**）．主訴はいびき，眠気．PSG 検査にて AHI＝46/h と重度 OSA を認める症例です．

奥野●"無呼吸入口パターン" の症例ですね．

佐藤●根本治療を希望されており，側貌所見で下顎の後退感，セファロ画像にて小下顎を認めたため，MMA の適応と判断しました．術前矯正を開始し，最終的には，上下顎骨前方移動術（上顎を 5 mm 前方，上顎臼歯を 3 mm 挙上，下顎を 10 mm 前方）と GA を行いました．術後は，主訴であった，いびき，眠気の改善に加えて，術後 PSG 検査でも AHI＝22/h と改善を認めました．

奥野●古橋先生からも症例のご提示お願いします．

古橋●重症 OSA に対して CPAP 治療を受けていた患者さんに対して，MMA と GA を行った症例を紹介します．

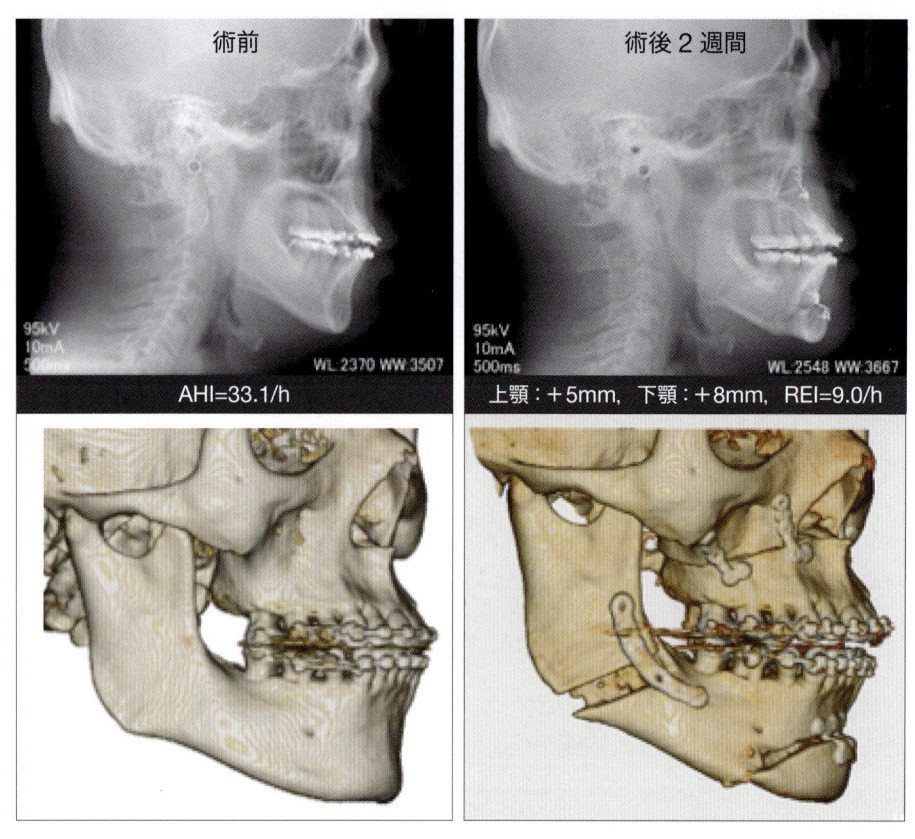

術前	術後2週間
95kV 10mA 500ms WL:2370 WW:3507	95kV 10mA 500ms WL:2548 WW:3667
AHI=33.1/h	上顎：＋5mm，下顎：＋8mm，REI=9.0/h

図6 症例③ 46歳，男性．MMA＋GA術前・術後のセファロとCT画像

奥野●"無呼吸入口パターン"ですね．先ほどの佐藤先生はOA症例でしたが，古橋先生はCPAP症例ですね．

古橋●患者さんは46歳の男性，PSG検査にてAHI＝33.1/hと重症OSAに対して内科にてCPAP管理を受けている方です（**図6**）．CPAP離脱（卒業）を希望され，院外の矯正歯科医院を経由して当院口腔外科を受診された経緯です．術前矯正を開始し，MMA（上顎を5mm前方，下顎を8mm前方）とGA（6mm前方）を行いました．術後の簡易検査（OCST）では，REI＝9.0/h，低呼吸優位で無呼吸はほぼない状態まで改善しました．

MMA治療の適応について

奥野●教科書，文献的には，MMA治療はOSAに対して最も効果のある根本治療であると紹介されているのですが，実際に日本国内で実践されているお二人の先生からMMAの実際の臨床の話を聞いて，現場ならではの限界点もあるのだと感じました．

佐藤●気道の広がりだけを優先して，顎矯正治療のプランを決めるわけではなく，実際には，咬合面，整容面も考慮して，患者さんと矯正歯科医と相談しながら決めることが現場のリアルです．また，現状では（若いため）いびき・無呼吸では，それほど困ってない患者さんも多く，どの程度，将来の"予防"を視野にいれた治療プランを提案できるかがポイントになるかと思います．

奥野●それには，実際にOSAで困っている中年患者のOA治療症例の経験があると，説得力がある説明ができそうですね．

古橋●肥満の要素，年齢の要素はMMA適応を決める際や，MMA後にも重要だと思っています．MMAで術後はOSA改善したとしても，その後に肥満が進行して，やはりOSAが再発してしまうことがあります．手術効果を維持するには，体重コントロー

ルが重要であることを患者さんにも理解してもらうことが大切です.

奥野● OA 管理している患者さんでも体重管理は重要ですが,それは MMA 手術でも同じですね.

古橋● また,高齢者で多いのですが,解剖学的因子以外の要因が OSA 原因として大きいと思われる OSA 患者では,MMA の効果が期待できないため,あまりお勧めできません.たとえば,セファロ上では上気道があまり狭小化していないものの,AHI は高値であるような症例です.このような症例では,MMA で解剖学的に気道を広げても,それ以外の要因には効果がないため,術後成績が悪いと予想されます.

奥野● MMA の適応について,何か指標はありますか.

古橋● 大前提としては,下顎後退症など解剖学的な原因があることですが,睡眠歯科的に考えると,きちんと OSA の症状が改善されるか,は非常に適応のポイントとして重要です.われわれは,OA が客観的(AHI 軽減)にも主観的(いびき・眠気改善)にも効果を発揮するか,をみています.

奥野● CPAP ではダメなのでしょうか.

古橋● CPAP は強制的に気道に圧をかけるので,OA のほうが純粋に上気道の解剖にのみ作用すると考えております.それで AHI も低下して,眠気やいびきなどの症状も改善し,患者さんの満足度が高ければ,MMA の効果が期待できると考えます.

奥野● なるほど,OA によって MMA 術後の状態を擬似体験できるということですね.すべての OSA 症例で MMA が効果を発揮するわけではなく,適応をみること,術後効果を継続するために体重管理が重要であること,また将来の OSA 悪化の予防を意識することが重要ですね.

これから口腔外科で睡眠外科を始める先生にメッセージ

奥野● すでに自施設で顎変形症の手術をしている病院で MMA を始めたいと思っている口腔外科の先生は多いと思います.そのような先生へ向けてメッセージをお願いします.

古橋● 歯科医師として,この OSA を根治にもっていける治療法は MMA だけだと思っていますから,そのやりがいに魅力を感じます.また,顎外科手術について,これまでの咬合面,整容面に加えて,気道・睡眠のことを含めてトータルで治療計画を立てて,手術で結果を出すまで関わることができるのは,口腔外科医として非常に面白く感じますね.

佐藤● 将来の睡眠呼吸障害の予防ができる! これに尽きますね.今,OSA の症状で困っている人にとってはもちろんのこと,今は困っていない,けれども将来,加齢変化や体重増加などで OSA になるリスクが非常に高い人にとって,そのリスクを下げることができるのが,MMA だと思います.

奥野● 自分も中年 OSA 患者の治療を担当するたびに,この方が OSA を発症しないためには,何かできなかったのかと思います.特に,肥満がなく,小下顎の患者さんをみると強く思います.大体は,小さいときからいびきがあって,年齢とともに悪化し,眠気などの困る症状が出てくるパターンですよね.そのような方は,若いときに MMA を受けていれば,OSA を発症せずにすんだのだと感じます.

佐藤● すでに顎変形症に対する外科矯正治療をされている口腔外科の先生が,この睡眠・気道の視点を加えてもらえると,将来の骨格性原因の OSA 患者が少なくなると思います.

奥野● ありがとうございます.古橋先生からは,すでに行っている口腔外科の手術に睡眠・呼吸の視点をもつことの面白さ,そして,佐藤先生からは,将来の OSA を予防できる口腔外科としての手術の価値,というメッセージをいただきました.口腔外科の先生方,日常診療に睡眠・呼吸を取り入れてみてはいかがでしょうか.さあ,睡眠歯科をはじめましょう!

小児にできる睡眠歯科的な関わり
～小児歯科に期待されていること～

岩﨑　智憲
Tomonori Iwasaki
徳島大学大学院医歯薬学
研究部 小児歯科学分野

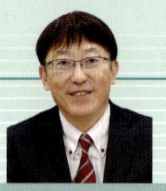

清水　清恵
Kiyoe Shimizu
東京都・清水歯科クリニック，
日本睡眠学会歯科専門医，日本
睡眠歯科学会認定医・指導医

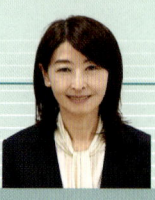

奥野健太郎
Kentaro Okuno
大阪歯科大学附属病院
睡眠歯科センター

はじめに

奥野●閉塞性睡眠時無呼吸（OSA）は成人の病気と思われがちですが，小児でも OSA の患者さんは存在します．小児特有の症状や原因があり，専門的な知識が必要です．決して歯科のみで完結できる医療ではなく，成人以上に医科（小児科・耳鼻咽喉科）との密な連携が必須の分野でもあります．また，将来，OSA にならないような予防的取り組みができる可能性があるのも，小児睡眠医療の特徴であると思います．今，まさに小児の睡眠は注目されている分野です．

　今回は，小児の OSA の臨床実践をされているお二人の先生から，お話をうかがいたいと思います．

岩﨑●私は鹿児島大学小児歯科に入局後，小椋正教授，山﨑要一教授に師事し，その後，西野精治教授（スタンフォード式最高の睡眠の著者），クリスチャン・ギルミノー教授（OSA を定義した先生）が在籍されるスタンフォード大学睡眠医学研究所に研究留学し，現職に至ります．

　徳島大学では睡眠以外にも，小児の齲蝕をはじめとした口腔内管理と，私の主たる研究テーマの咬合誘導の臨床に関わっています．特にこの咬合誘導が必要な歯列不正の患児の多くに口呼吸に代表される上気道通気障害があり，その重症例が小児 OSA となります．そのような背景から，咬合誘導の研究・臨床から OSA 研究・臨床の世界につながり，現在に至っています．

清水●私は清水歯科クリニックの副院長として，小児歯科診療を中心に予防～治療，他診療科との連携も含め，地域密着型の診療に取り組んでおります．形態と機能の調和のために矯正歯科治療時には口腔筋機能療法（MFT）を導入しましたが，矯正歯科治療に至る前の子どもたちに対して，健全な口腔機能の獲得を促す必要性を感じ，MFT を応用した口腔機能育成に取り組むようになりました．エビデンスベースで MFT の効果を示している論文検索をしていたところ，岩﨑先生が留学されたスタンフォード大学のギルミノー教授による OSA への MFT の効果を示した論文を見つけたことが，睡眠医療を始めるきっかけでした．医科歯科連携による臨床，そしてエビデンスに基づく治療プロトコルの確立の必要性を感じ，睡眠専門医療機関で勉強や研究をさせていただくようになり，今に至っています．

奥野●今，歯科業界で小児の睡眠が注目されているかと思います．その理由について，岩﨑先生はどのようにお考えですか．

岩﨑●歯科保険の算定条件に組み込まれたことが，一つのきっかけになっていると思います．これまで小児の口腔機能といえば，咀嚼や食べ方が注目されていました．近年，小児口腔機能管理料（100 点）が算定可能になり，算定要件として，口腔機能発達不全症の診断が必要であり，その項目の一つの「その他」に口呼吸の有無：正常な鼻呼吸ではなく，鼻性口呼吸，歯性口呼吸，習慣性口呼吸の有無を確認する．口蓋扁桃等の肥大の有無等を確認するとあり，これら呼吸に関連する項目が口腔機能の一つとして

取り上げられたことが大きいと思います．そして，その重症なケースが小児OSAであるため，小児歯科でその総称として小児の睡眠が注目されているのだと思います．

奥野●なるほど，保険点数が算定できるようになったことがきっかけで，小児の睡眠が注目されるようになったのですね．

地域での小児歯科クリニックへのニーズ

奥野●清水先生におうかがいします．開業歯科クリニックに来られる小児患者で，実際に睡眠に関する相談はありますか．

清水●小児OSAの有病率は1〜4％といわれていますが，患者さんからの相談はその程度，もしくはそれ以下です．地域の医科からのニーズは，正直申し上げて今のところは，それほど多くはないのが現状です．

奥野●先生のクリニックでは，実際どのようなパターンで相談があるのでしょうか．

清水●大きく分けて2つのパターンがあります．一つは，未就学児〜小学校低学年はいびき，夜驚，呼吸停止，口呼吸などの症状から保護者がOSAを疑い，かかりつけの小児科，耳鼻科にも相談したうえで，その際の説明ではわからなかったこと，質問できなかったことを，当院での歯科検診時に尋ねられるパターンです．

　もう一つは，保護者がOSAを疑ってはいるが，自身で睡眠専門医を探すことに不安を感じ，まずは小児OSAの治療に携わっている当院で相談し，そのうえで信頼できる紹介先を求めて，というパターンです．

奥野●なるほど．患者の親御さんが，歯科で睡眠のことを相談するということが，非常に新鮮です．やはり，先生のクリニックで"小児の睡眠歯科を行っている"ことが，地域に根付いている証拠かと感じました．たとえば，先生が自院の小児患者から睡眠の問題を疑って医科に紹介するようなパターンもあるのでしょうか．

清水●はい，当院では初診，通常の定期検診，矯正歯科治療の精密検査時に，口呼吸，いびき，呼吸停止の有無などOSAに関わる問診，アデノイド・口蓋扁桃肥大の評価などもルーティンにしています．OSAの疑いが強く，保護者もすぐに専門医への受診を希望する場合は，連携先の睡眠専門医をご紹介しています．専門医への受診を躊躇されている場合はOCST（Out of Center Sleep Testing：施設外睡眠検査）を当院で行い，睡眠学会認定検査技師に解析依頼をし，その結果から受診を促しています．矯正治療の精密検査時は初診，再評価，終了時，全症例にOCSTを行い，睡眠中の呼吸の問題の有無，呼吸に対して安全に矯正治療ができるかどうかなどを確認するようにしています．

　幼児期〜学童期前半の子どもたちのなかには，よくぐずる，すぐに起きることができない，朝の支度に時間がかかる，睡眠中のいびきや寝相の悪さが心配，夜尿，多動などの問題行動といった育児の悩みを保護者が抱えていることもあります．歯科検診時にOSAが疑われた場合，それらの悩みもOSAに関連している可能性があることを指摘し，OSAの加療後にそれらの問題が改善されて感謝をされることも多々あります．

　一方，学童期後半，特に矯正治療希望患者では，OCSTでREI（呼吸イベント指数）がカットオフ値の5以上でも，本人の自覚症状がなく，保護者が寝室をともにしていないなど，親子ともに睡眠時の呼吸を全く気にしていないこともあり，対応に苦慮します．睡眠専門医を紹介しても，本人と保護者が気にしていない場合や，長期の服薬や手術を避けたいと思っている場合には，積極的な治療は希望されないので，治療の希望がないのになぜ来院したのか？と紹介先の睡眠専門医に迷惑をかけてしまった経験もあります．

　現在では医科へ紹介する前に，受診の必要性を丁寧に説明し，検査から治療の流れもできるだけわかりやすく，不安のないように説明し，納得してもらってからご紹介するようにしています．

奥野●医科から依頼されるパターンもありますか．

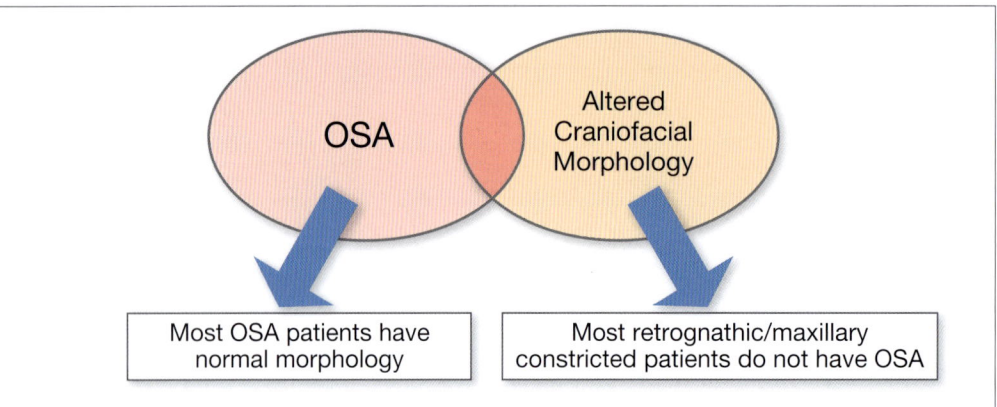

図1 アメリカ矯正歯科学会の小児 OSA への早期矯正治療に関する見解
（McNamara JA Jr, Shelgikar AV ed. Sleep apnea : what every clinician（and patient）should know. University of Michigan, 2018 をもとに作成）

清水●医科からは OSA の標準治療後，口呼吸の残存から口腔機能発達不全症を疑い，長期予後を見据えて口呼吸の改善を目的に紹介されるパターンと，残存 OSA 患者に対し矯正歯科治療を検討することを提案されるパターンがあります．

OSA の標準治療後に残存する口呼吸を有する小児の場合，咀嚼が下手，食べるのが遅い，流涎，不明瞭な発音があるなど，口腔機能全般の問題を認めることが多く，保護者の育児の悩みになっていることもあります．食べる機能に問題があり，算定要件を満たせば口腔機能発達不全症と診断名がつき，小児口腔機能管理が保険適応になりますので，患者さんにとっては費用面でのハードルが下がります．機能訓練のために定期的に長期に通うこともいとわず，家庭での訓練の協力度も高いので，こちらもやりがいをもって診療にあたっています．

一方，OSA の患者さんにとって，不正咬合の治療は想定外で，希望していないことも多いです．また，「OSA という疾患に罹患しているのだから，矯正治療も保険で治療ができる」と思っている方もいらっしゃいます．医科で事前に検査も治療も自費と説明されていても，そもそも矯正治療が主訴でないの

で，費用に対しての理解は得にくく，歯科に不信感をもたれる方もいらっしゃいます．当医院からさらに地域の矯正歯科専門医へ紹介する場合もあるのですが，双方に誤解や行き違いがないように，丁寧な説明が必要になります．

医科と歯科の診療体系の差は，連携時の課題だと感じます．

奥野●小児における医科歯科連携における，現場ならではの課題点ですね．不正咬合と OSA の関係性について，もう少しご解説いただけますか．

清水●アメリカ矯正歯科学会（AAO）の白書が示す通り，矯正治療患者のすべてが OSA ではありません．また，小児 OSA の患児すべてに不正咬合があるわけでもありません（**図1**）．矯正治療が OSA の予防に貢献したという研究報告も，まだありません．これらのことからも，医科歯科連携のもとで精査をすることなく，OSA の治療や予防をうたって，安易に矯正治療を勧めるのは避けるべきだと考えています．

睡眠呼吸障害があり（医科診断），かつ顎顔面の形態的異常がある（歯科診断）患児であれば，適切な矯正歯科学的なアプローチが睡眠呼吸障害の改善に

A機能	B分類	C項目	
食べる	咀嚼機能	C1	歯の萌出に遅れがある
		C2	機能的因子による歯列・咬合の異常がある
		C3	咀嚼に影響するう蝕がある
		C4	強く咬みしめられない
		C5	咀嚼時間が長すぎる，短すぎる
		C6	偏咀嚼がある
	嚥下行動	C7	舌の突出（乳幼児嚥下の残存）がみられる（離乳完了後）
	食行動	C8	哺乳量・食べる量，回数が多すぎたり少なすぎたりムラがあるなど
話す	構音機能	C9	構音に障害がある（音の置換，省略，歪みなどがある）
		C10	口唇の閉鎖不全がある（安静時に口唇閉鎖を認めない）
		C11	口腔習癖がある
		C12	舌小帯に異常がある
その他	栄養（体格）	C13	やせ，または肥満がある（カウプ指数*，ローレル指数**で評価）現在　体重　kg　身長　cm　カウプ指数・ローレル指数：
	その他	C14	口呼吸がある
		C15	口蓋扁桃などに肥大がある
		C16	睡眠時のいびきがある
		C17	舌を口蓋に押しつける力が弱い（低舌圧である）
		C18	上記以外の問題点
口唇閉鎖力検査（　　N）			
舌圧検査（　　kPa）			

診断
C1〜C6のうち
1項目以上該当
＋
C1〜C12のうち
もう1項目以上該当
（合計2項目以上）
↓
口腔機能発達不全症と診断

C1〜C18全体で
3項目以上該当
↓
小児の口腔機能管理の対象

*カウプ指数：[体重（g）/ 身長（cm）^{2}]×10 / **：ローレル指数：[体重（g）/ 身長（cm）^{3}]×10^4

図2　「口腔機能発達不全症」チェックリスト（離乳完了後）

も寄与する可能性は十二分にあると考えます．今後，小児OSA患者における矯正歯科治療の効果をエビデンスベースで示していくことが喫緊の課題であり，矯正専門医とより密な歯科−歯科連携も不可欠と考えています．

小児OSAを疑う際のチェック項目，スクリーニング

奥野●清水先生のお話にもあったスクリーニングについて，詳しくお話をうかがいたいと思います．実際には，小児の睡眠問題や無呼吸の診療の際に，診査項目，問診の勘所，スクリーニングなど，歯科診療室でできる内容を教えてください．

岩﨑●徳島大学では，小児歯科に来院される患児全員にいびきの問診，問診用紙を使ったアンケートを行うようにしています．診察時のチェック項目としては，基本的には口腔機能発達不全症の評価項目に

沿ってチェックします．具体的には，C10：口唇閉鎖不全がある，C14：口呼吸がある，C15：口蓋扁桃などに肥大がある，C16：睡眠時のいびきがある，の有無をまず確認します（**図2**）．

これらに加えて，閉口を指示した状態での呼吸時の鼻翼，肩の動きなど努力呼吸の有無なども確認しています．口蓋扁桃肥大に関しては，有無だけではなく，Broadskyの分類にて肥大度も評価しています（**図3**）．

清水●当院も，岩﨑先生と同様です．基本的には口腔機能発達不全症の評価項目に沿ってチェックします．舌の操作性の確認（**図4**）や，週3回以上のいびき，呼吸停止，異常な睡眠姿勢，ADHD（注意欠陥・多動性障害）様症状，学習障害などの小児OSA特有の臨床症状の有無も聞き取りをしています．睡眠中の動画撮影をお願いすることもあります．

奥野●普段の小児診療のなかで，われわれ歯科医師がチェアサイドで気づくことができるような，何か

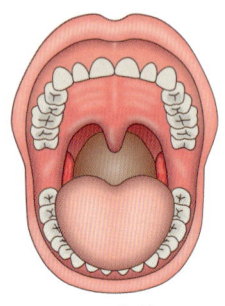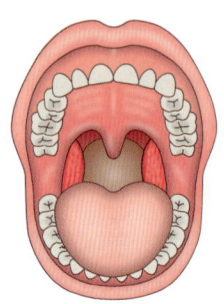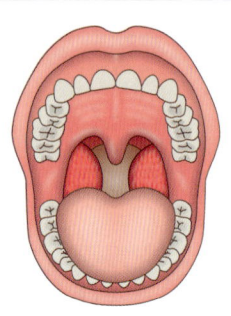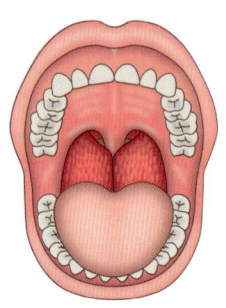

grade I	grade II	grade III	grade IV
わずかな肥大	肥大が確認できる	幅径の 75% 以上	左右扁桃が接する

図3 口蓋扁桃の肥大度の評価方法（Broadsky 分類）

舌の操作性を評価する臨床検査

1	舌を口の外にできるだけまっすぐ突き出す
2	舌を口の外に出し右の頬に触る
3	舌を口の外に出し左の頬に触る
4	舌を口の外に出し鼻を触ろうと持ち上げる
5	舌尖を口蓋の中央につける
6	舌尖を上顎前歯の先端につける
7	歯と歯の間に舌を保持して舌の力を完全に抜く

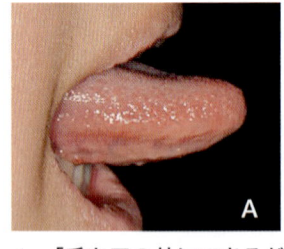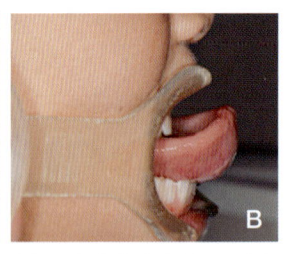

1.「舌を口の外にできるだけまっすぐ突き出す」の例
A：健常児では問題なく動作ができる
B：OSA 患者では前方にまっすぐ出すことができない
　（写真は一例）

図4 舌の操作性を評価する臨床検査
（Guilleminault C, et al. Apraxia in children and adults with obstructive sleep apnea syndrome. Sleep Medicine. 2019：60：69-74 をもとに作成）

小児 OSA を疑うような特徴的な口腔内所見などはありますか.

岩﨑●**図5** に小児 OSA の典型的な口腔内所見をお示しします. 上顎歯列の狭窄, 被蓋が大きいこと, 低位舌による舌背の白濁, 口蓋扁桃の肥大, などが特徴所見です.

それ以外にも, 歯科で撮影するセファログラムにて, アデノイド肥大や口蓋扁桃肥大を確認することができます（**図6**）.

奥野●スクリーニングや診察にて, OSA を疑い医科へ紹介した後, 医科のほうでは, どのような検査・診断を行うのでしょうか.

岩﨑●小児 OSA の診断ツールとしては, PSG 検査が唯一確定診断に有用であると認められているのですが, 日本では検査に人手とコストがかかり, OSA の精査のため小児患者すべてに実施することは, 現実的に難しい状況です. 国内でも検査可能な施設は限られています.

成人 OSA でよく用いられている OCST に関しては, 小児 OSA では精度は 50〜70% と低く, パルスオキシメータに限っては感度が低く, かなり重症の努力性呼吸を呈している症例であっても, 小児 OSA 特有の「気道の不完全閉塞」がゆえに酸素飽和度の低下が少ないので, 偽陰性, つまり見落とす可能性が高いです. 現状では, これらの検査機器の特性・限界を知ったうえで, 各施設が検査や臨床症状などを組み合わせて工夫して総合的な判断で診断しているのが現状です.

清水●連携している睡眠専門医療機関では, 睡眠中の呼吸障害を主訴に受診した患児に対し, まず, 詳細な臨床症状の問診（睡眠呼吸障害の家族歴や睡眠日誌を含む）, 鼻腔・軟口蓋・咽頭・喉頭等の所見, セファログラム（または 3D-CT）, 鼻腔通気度検査,

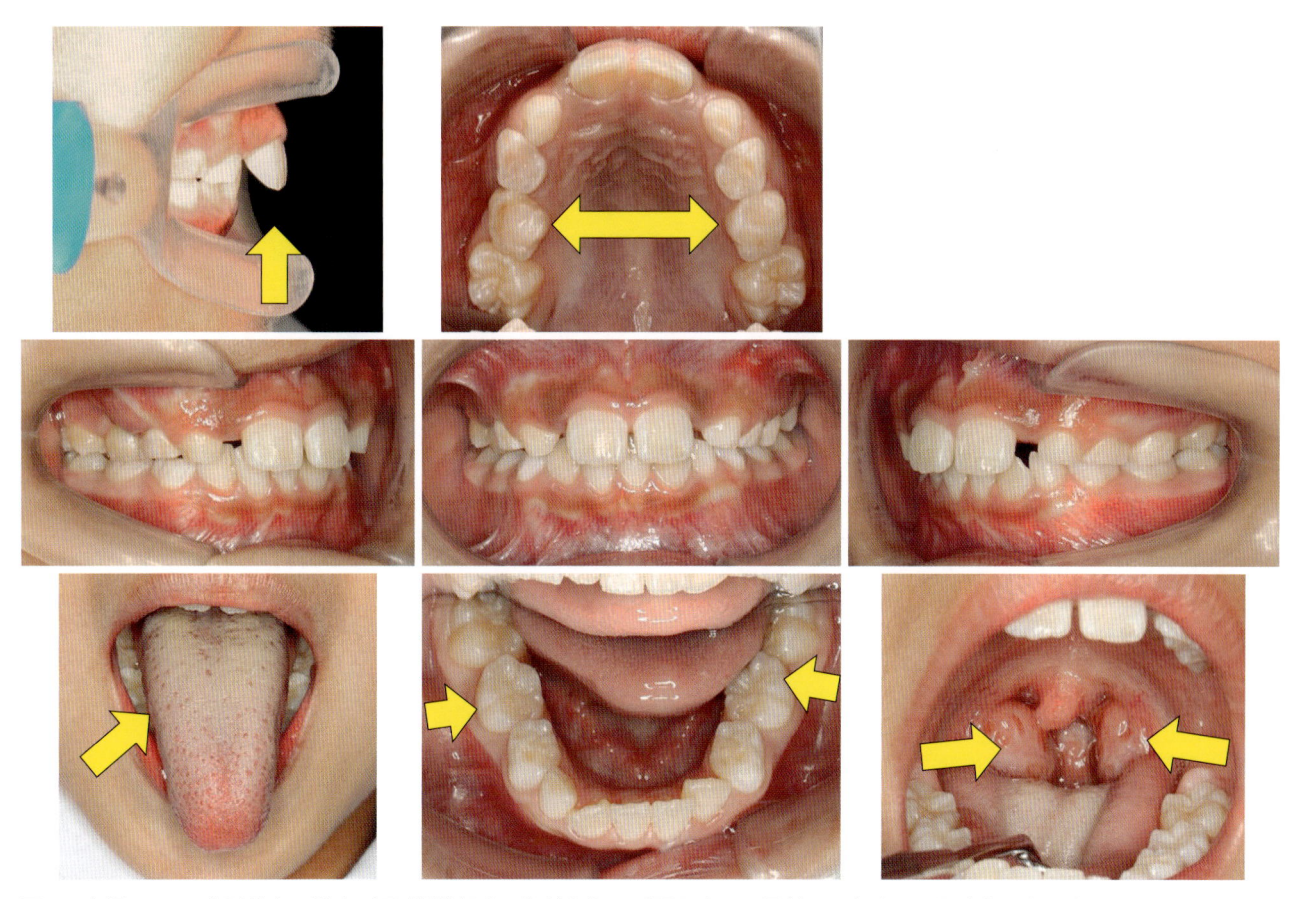

図5 小児 OSA の典型的な口腔内所見（岩﨑智憲. 歯科からの睡眠医療への貢献―これまでの研究とこれから―. Journal of Oral Health and Biosciences. 2022；35（1）：14-25）

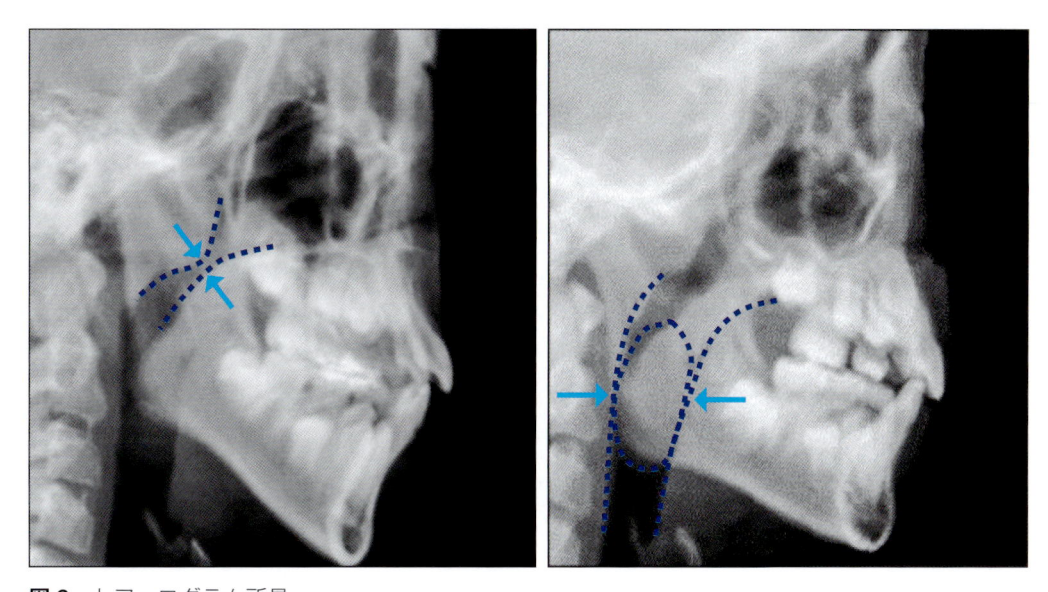

図6 セファログラム所見
左：アデノイド肥大による鼻咽腔の狭小化（矢印）. 5 mm 以内の場合，通気障害が疑われる
右：口蓋扁桃肥大による咽頭気道径（矢印）の拡大. 15 mm 以上の場合，通気障害が疑われる

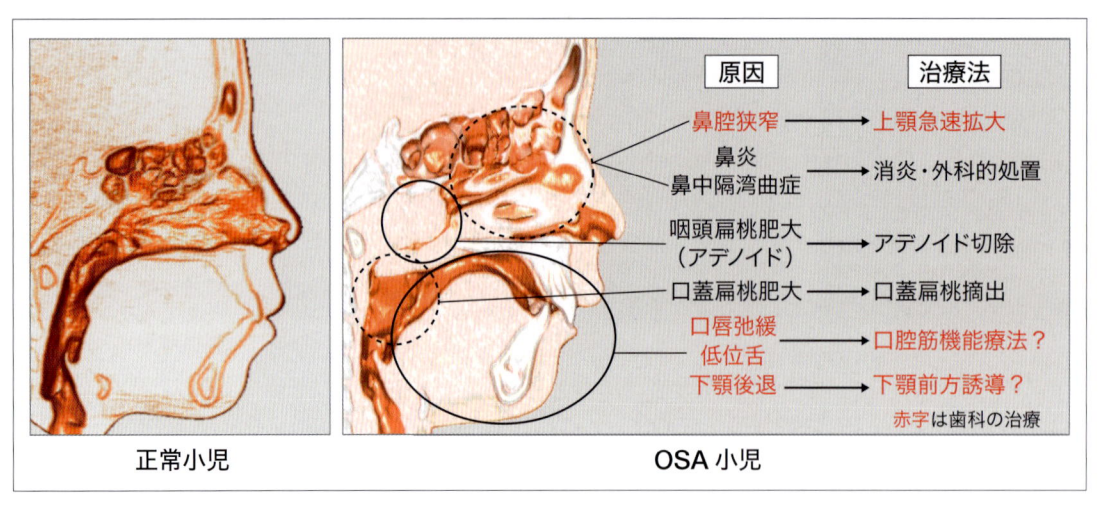

図7 小児 OSA の原因部位と治療法
（岩﨑智憲．小児期の上気道通気障害がもたらす顎顔面歯列咬合形態への影響と小児歯科からの睡眠医療への貢献．小児歯誌．2016；54（1）：1-8 をもとに作成）

睡眠中のビデオ観察，OCST，パルスオキシメータなどを組み合わせて，必要に応じて血液検査，最終的には PSG を行い，総合的な診断をしています．まさに岩﨑先生がおっしゃった通りです．

奥野●医科でも小児 OSA の診断に複数の検査を組み合わせるなどの工夫をして診断していることをうかがい，何かの検査をして，その数値だけで単純に診断・評価できることではないということを，われわれ歯科医師も知っておく必要があると感じました．

小児 OSA の治療について

奥野●続いて小児 OSA の歯科的な治療法について，岩﨑先生にご解説いただきたいと思います．

岩﨑●小児 OSA の原因部位は，本当にさまざまです．原因部位によって治療法が異なります（**図7**）．歯科の治療法としては，鼻腔狭窄には上顎急速拡大（RME），口唇弛緩・低位舌なら MFT，下顎後退なら下顎前方誘導の治療を選択することになりますが，実はそれほど単純なことではありません．小児の場合は，OSA の原因部位は 1 カ所とは限らず，複数箇所に及ぶこともあり，さらにその原因部位の特定も，日常臨床では困難な場合があります．また，残念ながら，すでに述べたような歯科的治療

（RME，下顎前方誘導，MFT）のエビデンスも十分に得られていないのが現状です．そのような背景があり，小児 OSA の治療はいまだ『標準的な治療』のレベルまで達していないのが現状で，皆様，個々のケースで個別の対応をしているのが現実かと思います．

奥野●なるほど．これから確立されていく段階である，ということですね．岩﨑先生は RME の研究も多く実績があります．OSA に対する，RME の治療原理について教えていただけますか．

岩﨑●RME の治療原理を説明すると，RME により上顎が拡大されると，それに伴って鼻腔通気度が改善します．鼻腔通気度が改善すると，吸気時に鼻閉によって上気道に強い陰圧がかかっていたのが開放されるので，上気道の開存性がよくなり，OSA が改善するというメカニズムです．OSA 患児に症状改善の目的で RME を用いるには，いくつかのことを念頭に入れておく必要があります．まず，考えられる医科的治療（薬物治療，アデノイド切除・口蓋扁桃摘出術など）が行われたにもかかわらず，症状が改善していないこと，それに加えて上顎骨の側方劣成長に伴う上顎歯列の狭窄を認め，鼻腔通気障害の原因となっている可能性が高いこと，この 2 点は最低限に遵守すべきで，RME による鼻腔通気障害改善

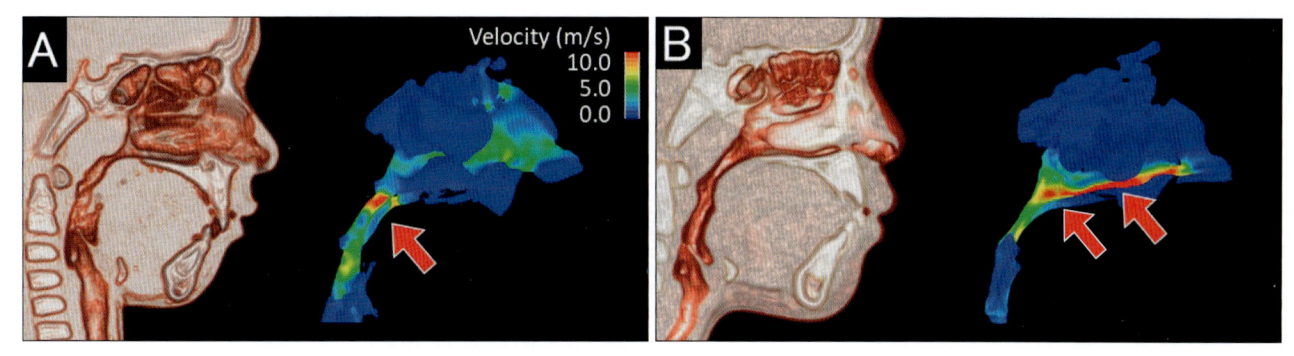

図8 上気道流体シミュレーションによる小児 OSA の原因部位の特定
A：アデノイド部分の速度が速く（矢印），この部位が OSA の原因部位と判断できる
B：鼻腔とアデノイド部分の 2 カ所の速度が速く（矢印），この部位が OSA の原因部位と判断できる
（Yanagisawa-Minami A, et al. Primary site identification in children with obstructive sleep apnea by computational fluid dynamics analysis of the upper airway. J Clin Sleep Med. 2020；16（3）：431-439 をもとに作成）

効果は症例の約 60％にしか認められない研究段階のもので，その点もしっかりインフォームドコンセントを行ったうえで用いることになります．

奥野● OSA 原因部位の特定と，上顎歯列狭窄がどれほど関与しているかが大事ということですね．たしかに，日常臨床で OSA 原因部位としての鼻閉があり，さらに上顎歯列狭窄が関与していることを特定することは難しそうです．

岩﨑●私たちの研究グループでは，CT 画像も用いて上気道流体シミュレーションを行い，小児 OSA の原因部位を特定する研究を継続して行っています（**図8**）．この方法が臨床実装されれば，小児 OSA の原因特定と，それに対応した治療法の選択に役立つと考えております．

奥野●続いて，MFT について，日々実践されている清水先生にお話をうかがいたいと思います．

清水● MFT は単独ではなく，たとえば医科にてアデノイド・口蓋扁桃肥大に対する手術療法や薬物による保存療法と併用して MFT を行うなど，他の治療と併用して行うことが多いです．形態的異常（アデノイド・口蓋扁桃肥大）と機能的異常（口腔機能の問題）の両方に対して医科歯科連携で治療に関わることが大切だと考えています．

奥野● OSA の原因となる形態（アデノイド・口蓋扁桃肥大，上顎歯列狭窄，下顎後退位）へのアプローチ，OSA 悪化因子となる機能（口腔機能低下）への

アプローチ，の両方を治療計画に組みこむ必要がありますね．小児 OSA では，検査・治療すべての工程において，医科・歯科の密な連携の必要性を感じました．

小児 OSA の医科歯科の連携臨床フロー

奥野●小児 OSA の歯科でのスクリーニング，医科での検査・診断，歯科での治療法について，ご解説いただきました．次は，これらが実際に，どのような臨床フローで流れていくかのお話をうかがいたいと思います．

岩﨑●徳島大学は医科歯科総合病院ですので，院内で密な連携が可能です．大まかには，医科では耳鼻咽喉科・小児科，歯科では小児歯科・矯正歯科が連携をとっています．双方向に紹介や依頼をしているのですが，医科（耳鼻咽喉科・小児科）からは，小児 OSA の歯科的精査依頼，小児歯科からも医科（耳鼻咽喉科・小児科）に医科的精査依頼，そして歯科の中では，常に矯正歯科と歯科的共診をしております．

奥野●開業歯科クリニックでの地域での連携は，いかがでしょうか．

清水●連携フローを**図9**に示します．
　開業医ではありますが，岩﨑先生のいらっしゃる

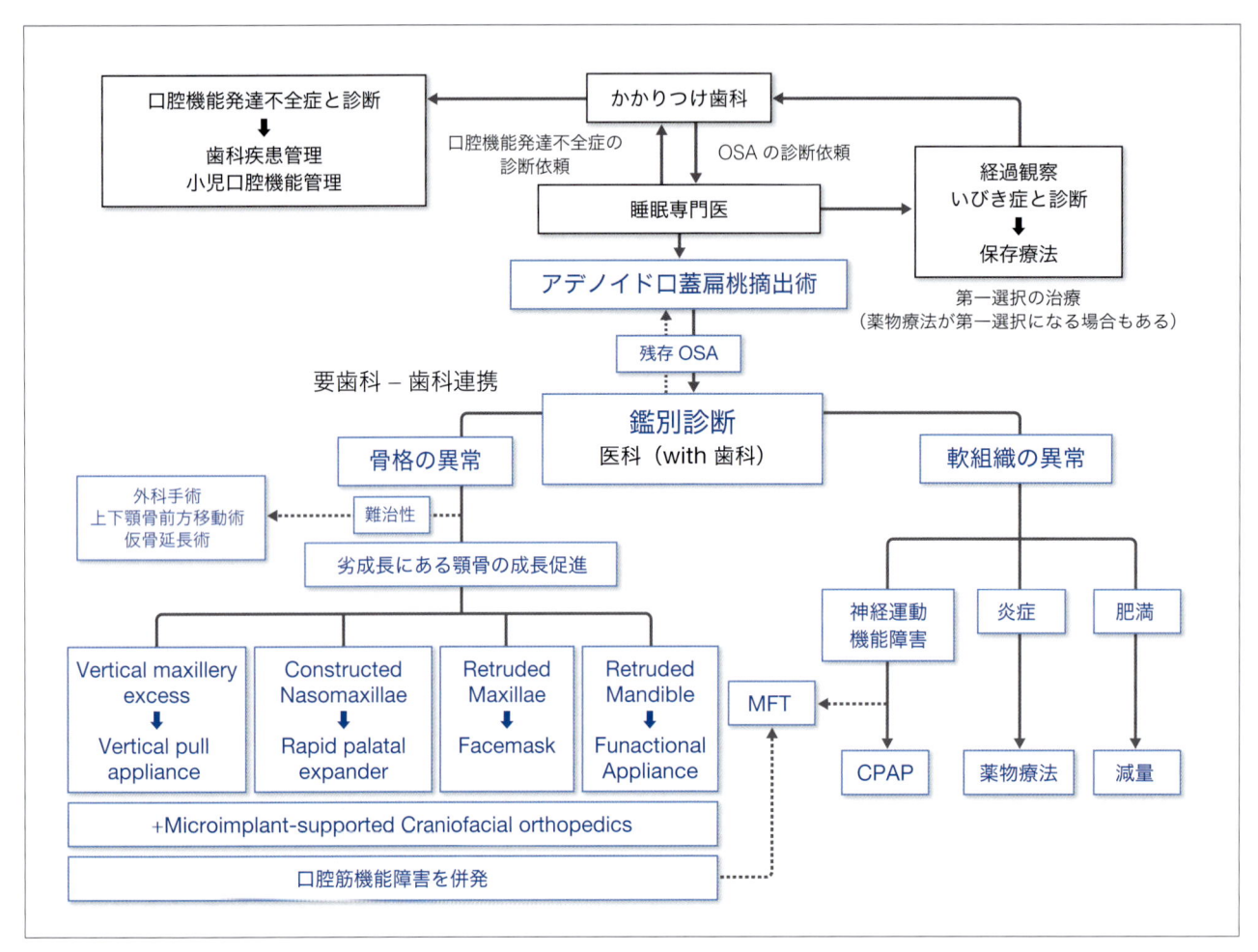

図9 小児 OSA の医科歯科の連携臨床フロー
（Kim SJ, et al. Advanced interdisciplinary treatment protocol for pediatric obstructive sleep apnea including medical, surgical, and orthodontic care：a narrative review. Cranio. 2023；41（3）：274-286 をもとに作成）

徳島大学同様に，密な医科歯科連携と歯科-歯科連携に努めています．エビデンスが少ないがゆえに，誠実な対応が求められる領域です．その必要性を本書を通してお伝えできると嬉しいです．

　矯正歯科学的なアプローチに関しては，Kyung Hee University の矯正歯科学講座と耳鼻咽喉科頭頸部外科からの報告を参考にしています（青で示した部分）．韓国での臨床研究に基づいて考案されたこのフローチャートは，類似した顎顔面骨格形態や口腔機能をもつと想定できる日本人小児 OSA 患者へ矯正歯科治療，MFT を行う際の診断，治療方法選択の指針となると考えています．

岩﨑●冒頭でも申し上げた通り，医科歯科連携によって進むこと，かならず医科的な診断評価，医科

的な形態治療（アデノイド・口蓋扁桃切除術），その後に適応があれば歯科的な形態治療（RME などの矯正治療），形態を整えたうえで MFT による機能的アプローチです．ここで強調したいことは，決して歯科のみで完結する治療ではなく，間違っても歯科スクリーニングから，医科をスキップして，歯科的治療行為にうつることは避けなければなりません．

小児 OSA の課題

奥野●お二人の先生から話を聞いて，小児 OSA の歯科治療は，非常に注目を集めているものの，エビデンスの確立の真最中であり，臨床家の先生は手探り状態で診療している印象を受けました．この分野

の研究を牽引する岩﨑先生として，今後もっと普及させるには，どのようなことが課題として考えられますか．

岩﨑●情報と人のどちらにも課題があると感じています．適切な小児睡眠医療の実践には，エビデンスに裏打ちされた『標準的な医療』，そしてそれを実践する『医療者』が重要です．現在の課題は医療の両輪である，その情報と人のどちらにも課題があります．

奥野●情報とは『標準的な医療』，人は『医療者』ということでしょうか？

岩﨑●はい，その通りです．医療の標準化には，この領域のエビデンス構築が急務です．今の時代，厳しい査読を受け客観的に認められた原著論文から，一方的にどなたでも発信可能なインターネットからの情報まで，玉石混交状態にあります．そして，簡単に入手しやすいインターネットからの情報が，広く行きわたっているように感じます．

奥野●エビデンスの質の問題ですね．

岩﨑●これらの情報をもとにした診療では，満足できる治療成果があげられないのではないでしょうか．小児の睡眠医療を正しく普及させるには，エビデンスの質が担保された『標準的な医療』を広める必要があります．

奥野●現段階で，先生が考える『標準的な医療』とは，どのようなイメージでしょうか．

岩﨑●『標準的な医療』とは，関連する学会から発出されている診療ガイドラインに準じた治療，少なくとも査読付き英語論文をもとにした治療と，私は考えます．

　具体的には小児 OSA は医科領域の疾患です．成人 OSA と同様に，まず医師の診断・治療でも症状が改善されない場合，かつ顎顔面歯列咬合形態異常や舌および口唇の機能異常を認める場合，それらを正常化することで症状の改善が認められる場合に，歯科的治療を行う合理的な理由が得られると考えます．具体的には，少なくとも小児では RME，下顎の前方誘導もそれぞれ，正常な側方，前方被蓋までの拡大となります．決して過剰な拡大は行ってはい

けません．

奥野●なるほど．次に人について先生のお考えをお聞かせください．

岩﨑●大都市以外の地域では小児 OSA を専門的に診ている医師，歯科医が不足しており，連携がとりにくい状況があると思います．また，小児 OSA の研究・臨床に取り組む若手の先生が不足しており，大学としてこれら人材の育成も急務と考えています．

　診察体制はスタンフォード大学留学中に経験したギルミノー教授が耳鼻科医，矯正歯科医とともに患児を共診していたことがとても印象的で，小児 OSA は医科歯科連携が必須の疾患だと強く感じています．

奥野●医科と歯科で患者さんを共診する理想的な診療スタイルですね．そのような連携が取れる医療・診療体制を目指すことが，一つの目標になりそうですね．

岩﨑●日本の現状としては，小児 OSA の診療に取り組まれている歯科医師の診断・治療に対するコンセンサスがとれていないことがあります．というのも，私の知るかぎり小児 OSA に対する歯科医の治療方法は，いろいろな先生方が非常に努力され，数多くの方法があるように見えます．このことは，医科疾患の治療でよく耳にする，エビデンスに基づく一つに集約された最高の治療とされる "標準治療" の確立に，ほど遠い状態にあるといえます．

奥野●なるほど．では，小児の睡眠歯科は，まだ黎明期であり，『標準的な医療』を目指している段階ということでしょうか．

岩﨑●はい．『標準的な医療』を目指して，歯科的治療のエビデンスの発信，この領域を担う人材育成，ともにわれわれ大学人の課題だと考えています．

奥野●先生のさらなる研究に期待しています．

これから始める先生へのメッセージ

奥野●これから睡眠歯科を始める小児歯科の先生へのメッセージをお願いします．

岩﨑● OSA の第一人者のギルミノー教授は，このような言葉を残しています．"Can We Prevent

OSA?" これに "Yes We Can" と答えることができることが，小児歯科に期待されていると思います．

　睡眠歯科をやっている小児歯科医は，全国的に非常に少ないです．興味のある先生，これからの時代を担う Only One の存在になりませんか！

清水●医療連携のもと，自身の患者さんが OSA の治療（医科）により劇的に症状が改善し，全身の成長発育だけでなく顎顔面形態にも変化を認めるのは，至上の喜びです．このような結果を得られるのは，医科では標準治療に則って治療が進められているからです．小児 OSA に対して歯科治療を応用する際，医療連携は必須です．現時点では小児歯科，矯正歯科が長年にわたり構築してきた原理原則に則って診断をし，歯科的問題点を抽出，医科と情報共有し，それらが OSA に関与していると考えられる場合は，歯科での治療法を検討，術前術後の効果を確認しながら治療を進めることが肝要です．追加治療，補完的療法として，矯正歯科治療や MFT に期待が集まっていますが，残念ながら矯正治療後に OSA が悪化したり，予後不良で再発となった報告があるのも事実です．現在の小児の睡眠歯科は，良い結果だけからでなくネガティブデータからも学ばないといけない段階です．治療経過の記録を積み上げ，真摯に評価をし続ける必要があります．

　地域密着型のかかりつけ歯科医と子どもたちとのお付き合いは，生涯続きます．OSA の子どもたちへ責任ある治療を行い，子どもたちの顎顔面が良好に成長発育を遂げ，OSA 再発にも至らずに成人期を迎える姿を一緒に見届けようではありませんか！　そのために今できる努力を惜しまないこと，これが私からの自身へと若い先生へのエールです．

奥野●岩﨑先生からは，睡眠小児歯科で Only One の存在になりましょう！　清水先生からは，子どもたちが OSA 再発に至らず，顎顔面も良好に成長発育を遂げた姿をみるのは至上の喜び！　やりがいのある地域貢献！　というメッセージをいただきました．ありがとうございます．小児歯科の先生方，さあ，睡眠歯科をはじめましょう！

第8章 | 睡眠×麻酔
周術期管理，鎮静管理，OSA患者の呼吸管理

磯野　史朗
Shiroh Isono
千葉大学大学院医学研究院　麻酔科学・名誉教授
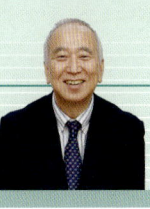

幸塚　裕也
Yuuya Kohzuka
昭和大学江東豊洲病院
歯科麻酔科
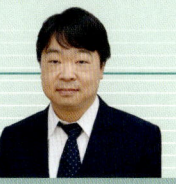

奥野健太郎
Kentaro Okuno
大阪歯科大学附属病院
睡眠歯科センター

睡眠時無呼吸患者の麻酔管理

奥野●閉塞性睡眠時無呼吸（OSA）は潜在患者数が多いため，歯科麻酔科医にとっても，OSA患者の呼吸管理を行うことは多いと思われます．麻酔科領域では，OSA患者は全身麻酔導入後のマスク換気困難・気管挿管困難や術後上気道閉塞による低酸素血症などの周術期の合併症を起こしやすいため，すべての麻酔科医にとって，OSAに関する知識は役立つと思われます．

今回は，OSAの生理学研究で著名な麻酔科医の磯野先生，OSAの治療も実践されている歯科麻酔科医の幸塚先生のお2人にお話をうかがいたいと思います．

磯野●私は2022年度で千葉大学医学部附属病院の麻酔科を退職しましたが，1984年に千葉大の麻酔科に入局して以来39年間，麻酔の診療に関わってきました．麻酔科医になった当初は，OSAに関して取り組んでいたわけではなく，カナダのカルガリー大学に研究留学に行った際に，OSAの臨床研究に取り組んだことがきっかけです．

それから日本に帰国して，麻酔の臨床に戻るのですが，自分が麻酔をかける患者さんのなかに，いかにOSAが多いことか！　と驚きました．当然，留学前にも，同じだけOSAの患者さんはいたはずなのですが，研究でOSAに取り組んでいたことで，これまで見過ごしていたOSAの患者さんが見えるようになったのだと思います．

奥野●OSA研究が麻酔臨床の視点を変えてくれたのですね．

磯野●カナダでOSAの研究をしていた当時は，研究が自分の麻酔臨床に役に立つとは思っていませんでした．麻酔の臨床は，いかに安全に，リスクを少なくするかが大切です．特に頭頸部の手術では，上気道閉塞が起きやすいのですが，術式だけではなく，OSAの患者さんでそのリスクが高まることなど，気付くようになってきました．それで，だんだんと自分の麻酔の臨床も研究もOSAにシフトし，39年間続けてきて現在に至ります．

千葉大学の教授職は定年退職しましたが，現在も週3日は手術室で麻酔管理をしております．今でも，上気道，OSAを常に気にしながら，麻酔臨床を続けています．

幸塚●私は昭和大学江東豊洲病院歯科麻酔科に在籍しておりますが，昭和大学は医学部・歯学部・薬学部・保健医療学部がある医系総合大学で，8つの病院をもっています．その1つが歯学部附属の歯科病院であり，われわれ歯科麻酔科の本拠地です．歯科病院以外の病院にも，それぞれ病院歯科が設置されており，4つの総合病院で口腔外科系の手術をしておりますので，そこに歯科麻酔科医も配置されています．その1つが，私が所属している江東豊洲病院です．

奥野●大学が8つの病院をもっているのは，すごく大きな規模ですね．これも，医療系の総合大学としての昭和大学の強みですね．

幸塚●昭和大学は学生のうちから，他学部との交流が教育プログラムとして組み込まれています．1年生の間は，全員寮生活で，一つの部屋に医学部生・

歯学部生・薬学部生・看護学部生などが部屋割りされ，一緒に生活するなかで自然と多職種連携を育むプログラムです．そうすると，卒後，各病院に配属されても，同期の仲間たちがたくさんいるので，チームワークがすばらしいです．歯科医師としても，附属病院で非常に仕事がやりやすいです．

奥野●なるほど．すでに学部教育のなかにも，多職種連携が組み込まれているのですね．その強みが8つの病院を支えているのだと感じました．納得です．

幸塚●私は卒後，昭和大学の歯科麻酔科に入局しました．その後，歯科麻酔の臨床に専念していたのですが，昭和大学の附属病院の一つである藤が丘病院に派遣されていたときに，田賀　仁先生（第4章参照）が睡眠歯科外来として口腔内装置（OA）の診療をされており，その外来をずっと見学していたのが睡眠歯科に興味をもった最初のきっかけです．その後，ちょうど歯科麻酔学会の認定医をとった時期に，磯野先生とご縁があり千葉大学の麻酔科の大学院に進学し，磯野先生に指導を受けながら歯科鎮静の臨床研究で学位を取りました．

奥野●本章は師弟対談になりますね．

幸塚●恐れ多くもその通りです．また，大学院在学中に，これまた縁があり，奥野先生も留学されていたカナダのブリティッシュコロンビア大学に研究留学して，2年間，OSA患者のOAの臨床や研究をじっくり行いました．

麻酔科医とOSAの接点

奥野●麻酔科医である先生方がOSAの臨床を始めるきっかけについて，お話をうかがうことができました．麻酔科医とOSAの接点について，さらに詳しくお話を聞かせていただけますか．

磯野●私自身のOSAとの接点のきっかけは，研究から麻酔科臨床の流れです．麻酔を安全に行うためには，OSA患者では，特に配慮する点が多くあります（後に解説します）．OSAの有無を事前に確認しておくこと，そして麻酔中には，その点をケアしながら麻酔を行うことが重要です．ですので，麻酔科

医は，常に自分が麻酔をかける患者さんのなかにもOSA患者は存在すると思っておく必要があります．千葉大学では，全症例，術前にOSAのスクリーニングをかけており，ハイリスク患者では，麻酔の術中術後管理の方法を変えています．詳しい方法は後に述べますが，手術する患者さんにおいては，麻酔科医がマネージメントすることが大事だと考えています．

手術を担当する科は多岐に渡り，それぞれの診療科が自分の患者さんのOSAスクリーニングを行うという考えもありますが，徹底することは難しいですよね．その点，麻酔科は病院内の全手術患者に術前から関わることが可能です．普段から，麻酔をかけるために術前に全身状態を評価するわけですから，そこにOSAのスクリーニング評価も追加して行うという考えですね．

奥野●術前のOSAのスクリーニングは，千葉大学以外の病院の麻酔科でも一般的に行われているのでしょうか．

磯野●残念ながら，そこまで一般的ではありません．おそらく，千葉大学が突出してOSAのリスク管理を行っていると思います．国際的な基準でいいますと，OSAが麻酔のリスクになるというのは，今や世界の標準的な認識であり，OSA患者の管理ガイドラインもあります．

奥野●なるほど．麻酔科にとって，OSA患者の麻酔リスク管理は世界基準では常識なのですね．後は，個々の病院のシステムにどう落とし込むかということですね．

磯野●その通りです．今や，麻酔の術前問診では，「いびきの有無」を問う項目は，当然入っていると思いますが，後はリスクがあった際に，どう対応するかですね．そこに各病院で温度差があると思います．というわけで，麻酔科医とOSAの接点は，すでに日常臨床で接点があるといえます．自分が麻酔をかける患者さんとして目の前に存在します．通り過ぎずに，それにきちんと気づく，管理対応する仕組みをつくることが大事だと思っています．

奥野●次に，歯科麻酔科医とOSAの接点について，

幸塚先生からお話しいただけますか.

幸塚●歯科麻酔科医としては,普段担当するのが口腔外科の患者さんですので,上気道に近接した場所が手術部位になることが多いです.より周術期呼吸管理におけるハイリスク患者を担当することになります.もともとOSAがある患者さん,スクリーニングで見つかる疑い患者はもちろんのこと,口腔の炎症などの影響で術前から気道が狭小化している患者さんや,術前は全く気道に問題がなかった患者さんでも,手術内容によっては,術後に気道が狭小化する場合があります.そのような患者さんがいるという事実が,歯科麻酔科として気をつけなければならない点です.

奥野●術前には気道に問題がなくとも,術後にOSAのような状態になる患者さんがいるということですね.

幸塚●術後の気道が手術でどうなるか? これを予測できるのが,頭頚部領域のスペシャリストである歯科の役割だと思っています.私は現在,総合病院の歯科医師として臨床をしているのですが,実際に他科の医師からは,上気道を含めた頭頚部領域のことについて聞かれることが非常に多いです.歯科麻酔科医という立場からお答えすることはもちろん,一歯科医師として,頭頚部領域で起こっている事象について,説明ができる知識は必要だと実感します.

奥野●磯野先生の頭頚部領域の手術経験について,お話を聞かせてください.

磯野●千葉大学では,口腔外科・耳鼻咽喉科での頭頚部手術の麻酔も担当していました.腫瘍切除や再建などで,術後に上気道閉塞のリスクが高いケースでは,気管切開を選択することが多いので,その場合には,術後の呼吸管理は安全に行うことができます.

しかし,なかには気管切開の是非の判断に迷うような症例もあります.術者の判断もありますが,麻酔科医として判断する状況もあります.その際には,その手術が及ぼす上気道への影響(気道浮腫,反回神経麻痺,頚部郭清など)を総合的に考える必要があります.基礎的な解剖の知識や,呼吸生理の知識も求められます.

奥野●医科の麻酔科医の先生にとっても,もちろん頭頚部領域の解剖の知識は重要ですよね.

磯野●先ほどの,幸塚先生から「医科から求められる歯科」のお話がありましたが,まさにその通りです.私がOSAの研究を行っているときの一番の相談相手は,実は歯科の先生でした.具体的には,医科麻酔にローテーターで来る口腔外科の先生です.私は,呼吸のことは知っていますが,咽頭や下顎の構造がどうなっているか,詳細な筋の走行などについては,いろいろと相談していました.特にOSAのOAの臨床研究を行っているときには,下顎が前に出た際に,軟口蓋がどのような原理で変化するのか,舌根部はどう変化するのかなど,とても多くのヒントをもらいました.

歯科の先生は口腔・頭頚部領域の解剖や機能に詳しいので,医科から本当に頼りにされる知識をおもちであると思っています.その専門知識は,もっともっと歯科の先生から,アピールされると良いと思います.

奥野●磯野先生から,医科から歯科の知識が求められているエピソードが聞けて,歯科であることを誇らしく感じました.たしかに,歯科はアピール下手なのかもしれません.

磯野●研究論文でいうと,過去に歯科の先生とは幸塚先生含めて5人,一緒に研究したのですが,どの研究論文もインパクトファクターの高い雑誌に掲載され,引用回数も200,300あるような,OSAの研究領域でまさに基本となるような論文もあります.その一つの研究では,歯科では馴染みのセファログラム,医科では全く使わない分析テクニックをOSA患者の気道計測に用いたのです.このように,臨床だけではなく,研究分野でも,歯科の専門知識は求められており,医科歯科連携が良い臨床と研究を生み出しています.

全身麻酔中の OSA 患者の呼吸管理

奥野●実際の全身麻酔における OSA 患者の呼吸管

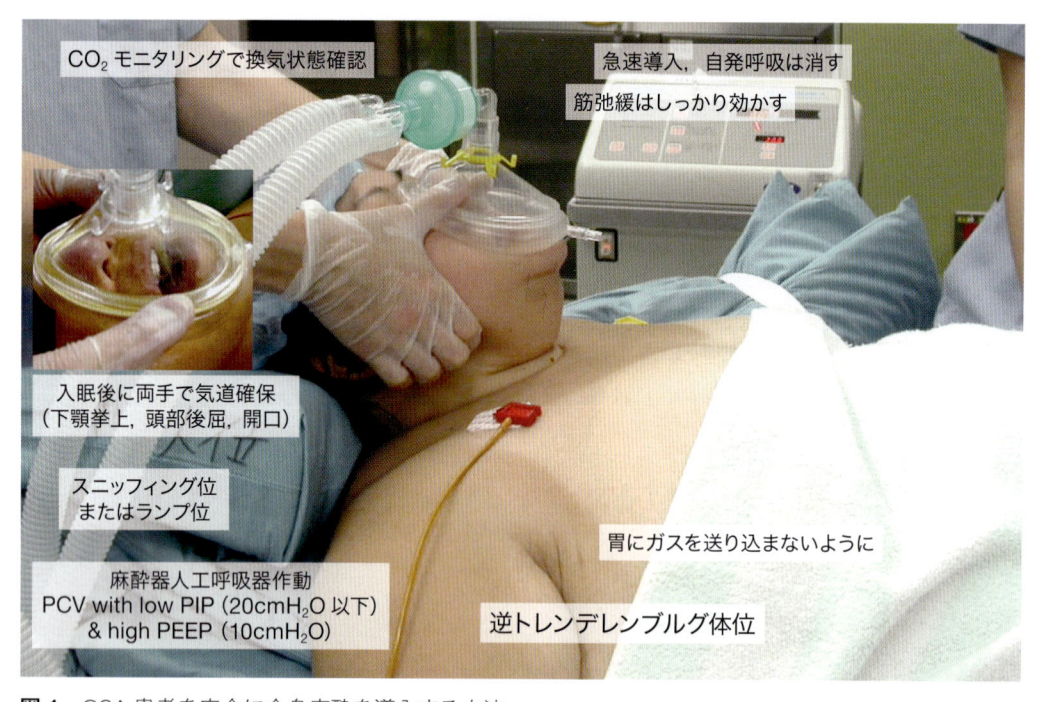

図1 OSA 患者を安全に全身麻酔を導入する方法
（Isono S. Optimal combination of head, mandible and body positions for pharyngeal airway maintenance during perioperative period：lesson from pharyngeal closing pressures. Seminars in Anesthesia, Perioperative Medicine and Pain. 2007：26（2）：83-93）

理について，麻酔導入〜麻酔中，麻酔から覚めた後の周術期管理に分けて，お話しいただきたいと思います．

磯野●まず，麻酔導入時です．麻酔薬にて覚醒していた状態から，意識がなくなっていきます．OSA の有無にかかわらず，すべての患者さんで呼吸が止まりますので，麻酔科医による呼吸管理が必要です．具体的には気道確保をするわけですが，実際には，その気道確保が簡単な患者さんと，難しい患者さんがいます．

OSA は，この気道確保がうまくいかない最大のリスクファクターです．通常，気道確保の際には，麻酔科医は，左手で下顎を持ち，右手でバックを持つのですが，OSA 患者の場合には，バックは持たずに麻酔器に付いている人工呼吸器を使用して，代わりに両手で下顎を持ち，気道確保をします．

その気道確保の際のポイントは 3 つあります．1 つ目，下顎を前方に持ち上げる．OA を装着したときと同じような状態を作ります．2 つ目，頸部を後屈させる．3 つ目，口を開けて口呼吸させます．理由は，呼吸の際に気道が一番狭くなるのは，鼻で呼吸するときの軟口蓋の後壁です．ですので，鼻からの気道路ではなく，口からの気道路から呼吸をさせます．

千葉大では，麻酔科医だけではなく，鎮静を担当するような医師や看護師の方にも，この手技を教えてできるようにしています．両手気道確保は，本当に大事な手技です（**図1**）．

奥野●この両手気道確保の手技は，歯科医師も応用できるテクニックですね．

磯野●次のステップは気管挿管です．OSA の方，特に小下顎の方は，気管挿管が難しいのですが，ビデオ喉頭鏡を用いるとうまくできるようになりました．うまく気道確保，気管挿管さえできれば，術中管理は特に OSA 以外の方と変わりません．術後には気管チューブを抜管します．抜管後にちゃんと気道が維持できるかどうか，抜管のタイミングの判断が非常に難しいです．

奥野●たしかに OSA 患者では，気管挿管の困難さの指標となるマランパチ分類で，口蓋垂が見えない

・麻酔導入時の気道確保とマスク換気（両手で気道確保）
・気管挿管（ビデオ喉頭鏡を使用）
・抜管のタイミングの判断

図 2　OSA 患者の麻酔ポイント

（クラスⅢ，Ⅳ）方が多いですね．

磯野●図 2 に OSA 患者の麻酔ポイントをまとめますが，麻酔のトレーニングを受けた専門医の腕の見せどころになります．

奥野● OSA 患者の麻酔時には，難易度が上がることから，麻酔の細かな手技や準備する機材も変わることがわかりました．もし，担当する患者さんで，OSA の有無を知らずに全身麻酔を行うことは，非常にハイリスクになりますね．

磯野●準備が違うので，安全性も全く異なります．

奥野●術後の周術期管理について教えてください．

磯野●手術室で抜管した後も，注意が必要です．OSA の知識があると理解できると思いますが，目が覚めた状態では，気道維持の仕組みが働き，気道は確保されます．術後の抜管時には，患者さんの状態としては覚醒させられた状態（無理やり起こされた状態）ですので，覚醒が維持されているうちは気道は確保されるので大丈夫です．しかし，病棟に戻った後に，まだ体内には麻酔薬や筋弛緩薬も残っており，再び気道が閉塞するリスクが高い状態になります．

特に咽頭の筋肉は，全身のなかでも筋弛緩薬の影響を受ける筋肉です．横隔膜の筋肉の活動は回復しており，呼吸運動そのものは行われているものの，気道を維持する咽頭の筋肉は，まだ筋弛緩薬の影響を受けており，気道が維持できない，まさに OSA のような状態が起こるのです．筋弛緩から完全に回復させるスガマデクスを必要十分量投与する必要があります．筋弛緩残存により，最悪，低酸素血症により再挿管が必要となるケースも起こりえます．麻酔薬も体内に残っていれば，意識レベルは落ちます．つまり眠ってしまいます．術後は，大体の患者さんは，病棟に戻ると眠ってしまいますよね．そのときに，もともと OSA をもっている患者さんは，もちろん OSA 状態になります．

奥野●術前に OSA があるから，いつも通りなので大丈夫とは言えないのでしょうか．

磯野●実は，術後の状態のほうが，より低酸素状態になりやすいので，大丈夫とは言い切れません．肺の容量が小さくなっているので，早く低酸素になりやすい状態です．全身管理として使用している麻酔薬の影響で呼吸調節系が衰えて，これまでは酸素飽和度 80% まで下がってから元に戻っていた患者さんでも，呼吸が復活せずに 70，60，50% まで低下し，心臓が停止する直前までいく患者さんもいます．そのようなリスクがあることを知っておく必要があります．

奥野● OSA 患者の術後対応としては，どのような方法があるのでしょうか．

磯野●一般的な OSA の治療法である nCPAP は，術後管理でも有効です．ガイドラインなどでは，術前の OSA スクリーニングで引っかかった人には，術前から nCPAP の使用に慣れてもらい，術後にも使用することが推奨されています．もちろん，これが理想なのですが，実際の臨床現場で実践はかなり難しいです．そもそも，きちんと術前から nCPAP を使える人なんて，ほとんどいないのです．

奥野●たしかに，OSA 患者のなかでも nCPAP が使えない方もいるので，イメージができますね．

磯野●実際のところは，ネーザルエアウェイを使用します．歯科では，頭頸部領域の手術もあると思いますが，ネーザルエアウェイを挿入する場所が解剖学的に変わってしまっていると，難しい場合があります．また，エアウェイを本来届かせたい舌根部まで挿入することが難しい場合もあります．

あとは，姿勢を工夫するのも良いですね．完全フラットの仰臥位の姿勢で寝てもらうことが通常ですが，状態を 30° くらい起こす（座位）と気道確保に有利です．その際の枕の使用について，日本では伝

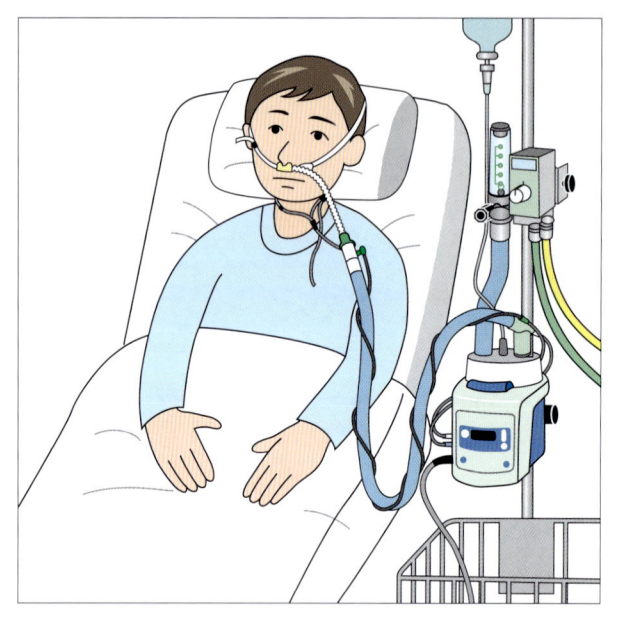

図 3 座位＆ネーザルハイフロー

統的に「全身麻酔後の患者さんには枕を使わない」と言われていましたが，これは間違いです．枕をしたほうが気道は広くなりますので，むしろOSAの患者さんでは枕を使用します．

奥野●なるほど，完全フラットの仰臥位が気道を狭小化させるのは，普段のOSA診療でイメージができます．

磯野●さらに，千葉大学では，ネーザルハイフローを使用しています（**図3**）．さきほどのnCPAPとは異なり，ネーザルハイフローは，どこの病院でも院内に配備されている機材です．術前からnCPAPに慣れることをするよりは，術後にネーザルハイフローを使用するほうが，患者さんの受け入れもよく，現実的です．大体，20Lや30L程度で管理すると良いと思います．最近，われわれの研究グループで，座位とネーザルハイフローの両方を使用することで，無呼吸回数を1/3から半分減らすことができるという研究データを論文報告いたしました．

顎変形症手術など咽頭気道に影響する手術後の周術期管理

奥野●次に，歯科領域での術前・術後の管理につい

てお話しいただけますか．

幸塚●術前のOSAリスク・スクリーニングに関しては，歯科麻酔では，口腔外科の手術を担当することが多く，その際には，顎変形症の手術で上顎・下顎を後方に移動させる手術の場合には，もともとの気道を狭くする可能性があるので，管理に注意が必要です．

奥野●術前に，歯科麻酔科の立場から術後の気道の観点からコメントするような場はあるのでしょうか．

幸塚●顎変手術のような大きな手術の場合で難症例やリスクが高い場合などは，口腔外科と歯科麻酔科でカンファレンスを行う場合があります．そのときには，すでに術式が決まっている（たとえば後方に5mm下げるなど）ため，術後管理のリスク評価はできても，術式そのものが変わることはありません．

磯野●そのようなケースでは，術式を決定する段階で，OSAの検査をしておくと良いかもしれませんね．たとえば，その検査で，すでに中等症レベルのOSAがあることがわかれば，あまり気道を狭くする術式は選択できないな，など上下顎の移動量を設定する判断材料に役立つと思います．術後に，いびき，OSAが悪化したなどのリスクもあると思います．麻酔科医としての術後管理にも関わりますが，何より患者さんの手術後の満足度にも大きく関わることだと思います．

奥野●第6章の口腔外科の先生方とのお話でも，この話題は出ました．OSAを意識している口腔外科の先生では，まさに磯野先生がおっしゃったように，OSAの検査を行い，その結果を術式のプランニングの参考にされているようです．

幸塚●術後に関しては，口腔外科は上気道に近接する場所が手術部位ですので，術後の出血や腫脹などで上気道閉塞を新たに作り出す可能性があることに注意が必要です．

奥野●具体的な注意点は，どのようなことでしょうか．

幸塚●術後の抜管時のタイミングは，完全に覚醒した状態まで待ってから抜管します（**図4**）．この方針は病院の設備と，術者との信頼関係によって大きく

変わると思います．歯科病院にはICUがありませんが，顎変形症の手術件数は多く，術者を信頼できる環境です．したがって，気道の状態に留意しつつ，術後に手術室で抜管する方針をとっています．もし気道の状態に不安が残る場合は，挿管のまま鎮静下に帰室する場合もあります．このようなときは，気道周囲の腫脹程度を確認するために，カフリークテストなどで評価します．

奥野●カフリークテストとは，どのようなテストでしょうか．

幸塚●抜管時の気道狭窄を定量的に評価する方法です．気管挿管された状態で酸素を定常流とし，APL弁を閉じると気道内圧が上がってきます．ここで気管チューブのカフを完全に虚脱させると，カフ周囲の気道狭窄が無ければ気道内圧は上昇せず，一定の値で安定します．カフ周囲の気道狭窄があると気道内圧が上昇するので，気道内圧 $20\,cmH_2O$ を目安にファイバースコープなどによる観察を追加し，抜管の是非を検討します．

　さきほどの磯野先生の術後気道確保の対策のうち，口腔外科手術では難しいケースがあり，注意が必要です．たとえば上顎の手術の場合は，ネーザルエアウェイは挿入箇所が術野そのものになるので，使用できないことがあります．ネーザルハイフローも，手術によって完全に鼻腔閉塞している場合は，効果が得られません．ですので，本当に基本的な，姿勢や枕などで対応して，厳重にモニタリングしながら管理しています．

奥野●病室に戻ってからの管理に，ポイントはありますか．

幸塚●"鎮痛"がキーワードです．鎮痛が十分でないと術後に安静が取れず，過剰な鎮静が必要となる場合があります．そうすると，OSAを誘発するというループに陥ってしまうので，しっかりと"鎮痛"の管理をしたうえで，完全覚醒させるようにしています．

磯野●"鎮痛薬"と"鎮静薬"のバランスが大事ですね．「痛そうだから，寝かしてあげよう」で，"鎮静薬"を使うことがあるのですね．そうすると患者

- ・完全に覚醒してから抜管する
- ・抜管時にはカフリークテストで気道閉塞リスクを評価
- ・痛みは"鎮静薬"ではなく"鎮痛薬"でコントロール

図4　口腔外科手術での術後管理のポイント

さんは寝てしまい，気道確保を不利にしてしまう．ですので，覚醒させながら，痛みは"鎮静薬"ではなく，"鎮痛薬"でコントロールするという考えが大事です．

奥野●上気道周囲が術野になる歯科口腔外科の手術ほど，術前・術後の呼吸管理が難しく，OSAの知識が必要とされますね．

磯野●医科の開腹手術より，よほどリスクが高いと思います．上気道の機能・生理・解剖を知っておく必要があると思いますね．

静脈内鎮静下での管理

奥野●開業の先生にとっては，全身麻酔より，静脈内鎮静のほうが身近だと思います．最近では，インプラント手術の際に，開業歯科医院で静脈内鎮静を行うケースも増えていると思います．OSA患者の静脈内鎮静をする場合も，十分想定されるかと思います．管理上の注意など，幸塚先生におうかがいします．

幸塚●私が睡眠を学んで一番役に立ったのが，この静脈内鎮静下での呼吸管理です．これまでのお話の通り，意識レベルが一番気道閉塞に関わる要因です．全身麻酔では上気道閉塞が起こる前提で，気道確保する対策（気管挿管・人工呼吸）が盛り込まれています．静脈内鎮静は，気管挿管という完全な気道確保を行わず，自発呼吸下に管理するので，意識がなくなると上気道閉塞が起こりやすくなります．ですから静脈内鎮静では，意識を消失しない程度の意識下鎮静をしましょう，というのがガイドライン

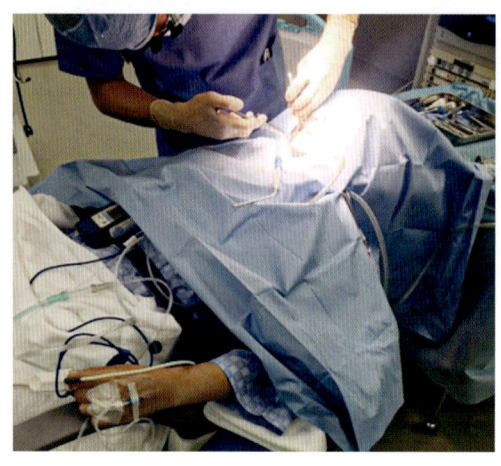

図5 静脈内鎮静下での歯科治療

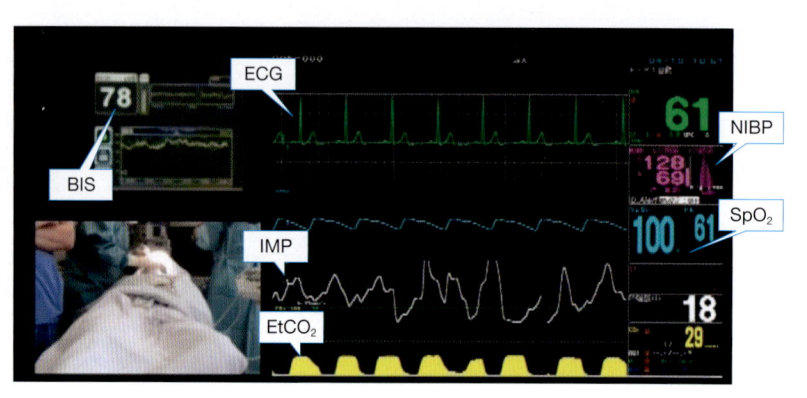

図6 静脈内鎮静時のモニタリング

でも定められています．

奥野●静脈内鎮静下こそ，麻酔科医の腕の見せどころですね．

幸塚●実際には，それがとても難しく，技術と知識と経験が必要です．さきほども触れた通り，麻酔管理では，鎮静と鎮痛のバランスが重要です．たとえば，寝ている人でも頬をつねると痛くて起きますよね．手術で加わる"侵襲（痛み）"に合わせて，"鎮静（眠りの深さ）"をコントロールする必要があります．この"侵襲（痛み）"が，術中ずっと一定であれば"鎮静"も楽にコントロールできるのですが，歯科の治療では，痛い手技と，痛くない手技があり，ずっと一定ではないですよね．痛みがなくなる時間帯は"過鎮静"になりやすく，OSA患者では上気道が閉塞し，無呼吸状態になる可能性があります．

実際に私と磯野先生とで行った臨床研究では，静脈内鎮静下で抜歯を行った患者さんに，簡易睡眠検査装置をつけて，鎮静中に10秒以上の無呼吸・低呼吸が何回あったかを調べたところ，重症OSAに相当する頻度で起こっていたことがわかりました．これには，歯科治療に必要な開口や頭部前屈などの気道閉塞しやすい頭位や体位が強く影響していたと考えられます．

磯野●実際の研究の対象者は若い女性が多かったのですね．これは，OSAがないような，もしくはあったとしても軽症なOSAであろう若い女性でも，鎮静下では重症レベルのOSA状態になることを意味します．

幸塚●高齢者や，もともとがOSAがあるような方では，もっとハイリスクになると予想できます．

奥野●かなりリスクがある状態ですね．実際の臨床では，どのように対応しているのでしょうか．

幸塚●研究では，いろいろなセンサーを付けることができたのですが，実際の臨床では，モニタリング・評価が難しいです．たとえば**図5**に示すようなインプラントの治療をする際に利用できるセンサーとしては，呼吸関係だと酸素飽和度センサーによる酸素飽和度，心電図から取ることができる胸郭運動，カプノモニターから呼気二酸化炭素濃度などがあります（**図6**）．私はいろいろな開業クリニックにうかがって静脈内鎮静をするのですが，クリニックによって設備はさまざまです．

奥野●そのようななかで，先生が工夫されているコツはありますか．

幸塚●私自身は，今回の研究で用いた簡易睡眠検査についている鼻のフローセンサーを使って，呼吸をモニタリングするようにしています（**図7**）．

奥野●OSAではない患者さんでも，静脈内鎮静でOSAのような状態になるのでしょうか．

幸塚●われわれの研究では，もともとOSAがない患者さんでも静脈内鎮静中に高頻度でOSAが発生していました．これは鎮静薬が若干の筋弛緩効果が

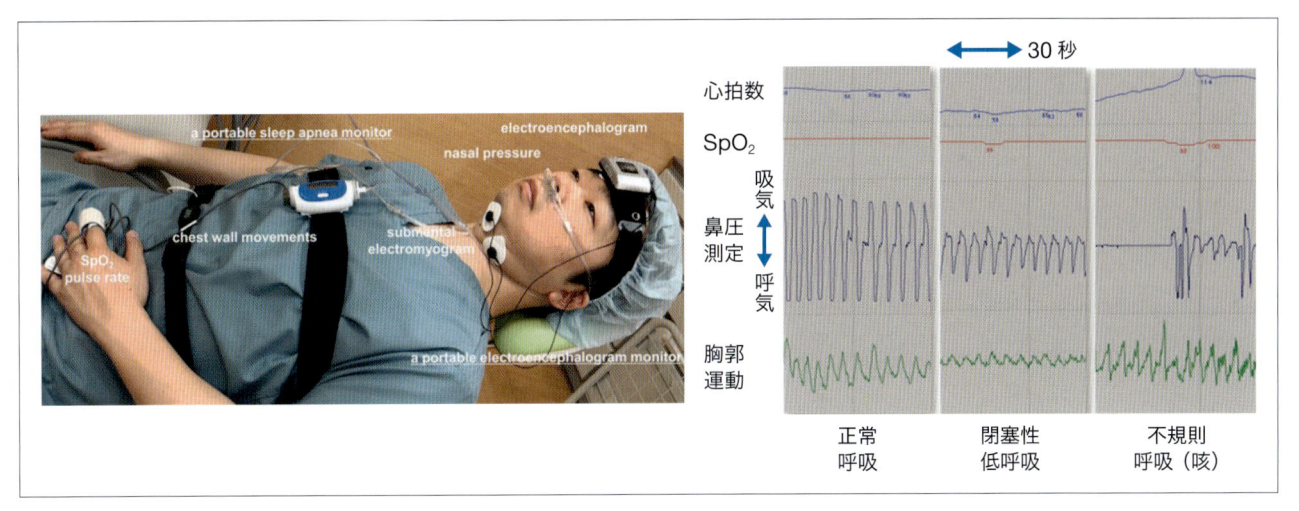

図7 簡易睡眠検査での呼吸モニタリング

あり，上気道周囲筋の緊張が低下するという理屈だけでは説明できない頻度でした．

　歯科治療は仰臥位で開口して行いますが，開口や頭部の前屈は気道を狭くします．おそらく治療のためのポジショニングが気道閉塞性を高め，高頻度のOSAを誘発したと予測されます．

　長いOSAが発生すると，苦しくなってきて体動が増え，大きな吸気を伴って呼吸再開します．歯科治療では口腔内に注水していますので，その大きな吸気で口腔内の水を誤嚥したり，ムセたりします．このような状態は，たとえばインプラント治療を行っているときにはかなりやっかいで，特にサイナスリフトなど非常に繊細な手術を行っているときにこの体動やムセが出てしまうと手術にも影響しますので，詳細なモニタリングをしながら慎重に術中管理を行うようにしています．

　それでも一時的に過鎮静になることがあり，OSAが発生することがあります．静脈内鎮静下でインプラントをよく行っているクリニックは，歯科医師も歯科衛生士の方も，この上気道閉塞が起きることをよくご存知です．術野に近い位置にいると，上気道の狭窄音やシーソー呼吸を捉えやすいので，治療中に上気道閉塞が発生するとそっと下顎挙上をして気道閉塞を解除してくださいます．上気道閉塞を早期に発見し対応してくださると，体動やムセが起こりにくく，より安全に鎮静を進めることができます．

奥野●手術チームでの情報共有・連携が，より安全な静脈内鎮静につながるということですね．

磯野●鎮静下ではなくとも，そもそも歯科治療中は気道が狭くなります．実体験をお話しすると，実は私は中程度のOSAがあります．そのような私は，歯科治療中，フラットな姿勢で口を開けると呼吸ができなくなるので，座位で治療を受けています．われわれの研究でも明らかにしているのですが，開口すると，軟口蓋部の気道がかなり狭くなります．ですので，歯科治療で大きく開口させると，気道が狭くなるのですね．覚醒した状態であっても，私のようなもともとOSAがある人では，開口するだけでも苦しくなります．

奥野●歯科治療中に，開口で呼吸が苦しくなるかどうか，OSAのスクリーニングとしても使えそうですね．

磯野●はい．そのような方は，覚醒時でも苦しいわけですから，静脈内鎮静下では，さらにリスクは高くなると思いますので，そのような目でリスク評価をすると良いと思います．

歯科麻酔科医が睡眠について学ぶ意義

奥野●これまでのお話のなかにもたくさん出てきましたが，改めて歯科麻酔科医が睡眠について学ぶ意義についておうかがいします．

幸塚●私が麻酔の勉強を始めたときに一番知りたかったのは，「上手に麻酔を覚ますにはどうしたらよいか？」ということでした．自然睡眠を学ぶことでヒントが得られるのでは？　と思ったのが睡眠を学ぶきっかけでした．

　睡眠と麻酔は似て非なるものですが，オーバーラップするところは非常に多く，実際に睡眠を学んだことは多くの場面で役立っています．麻酔は，起こりうる問題やリスクを予測し，それに備え回避することが重要だと考えています．どのようなリスク・問題が起こり得るか，そのイメージをもち，さまざまな対策の引き出しをもつことが，上手な麻酔につながると思っています．睡眠に関する知識はその引き出しの一つとして重要だと思います．

磯野●歯科麻酔科医に限らず，歯科医師は上気道の機能・解剖の専門家ですよね．その知識を駆使して麻酔管理するわけですが，OSA・睡眠のことを知ると，良い管理ができると思います．

　さらに私が歯科の先生に期待するのは，より安全な麻酔管理の方法を，歯科の視点で，現状から一歩先に発展させてほしいということです．特に静脈内鎮静においては，医科よりも歯科領域でたくさん実施されています．幸塚先生が例に出されたインプラント治療での静脈内鎮静も難しいのですが，もっと難しいのが，障害者歯科治療における静脈内鎮静だと思います．

　今，大学院生と一緒に，障害者歯科治療での静脈内鎮静中の酸素飽和度について研究しています．健常者に比べて，障害者の方では，酸素飽和度が下がる確率が非常に高いことがわかりました．おそらく，その方の口腔機能障害の程度が関わっていると思うのですが，医科麻酔科医は，口腔機能に関しては知識がないので，やはり口腔機能に関する専門知識をもっている歯科麻酔科医こそ，障害者の方の安全な静脈内鎮静の発展に貢献できると思っています．

これから睡眠を学ぶ歯科麻酔科医へのメッセージ

幸塚●病院のなかで，麻酔科は外科系を中心に多くの診療科と関わります．その特徴を生かすと，他の科との，臨床・研究のコラボレーションを行いやすいのが麻酔科と言えると思います．その際に，睡眠という，これまたすべての科に共通する，研究・臨床を武器にもっておくと，良いコラボレーションができると思います．

奥野●睡眠は，色々な科とコラボレーションできる麻酔科の特権を最大限発揮できる武器になる！　ということでしょうか．

幸塚●実際，私が今一緒に研究や相談をしているのは，歯科では，口腔外科，インプラント科，放射線科，リハビリテーション科，医科では循環器内科，耳鼻咽喉科，乳腺外科など，本当に多岐にわたります．

磯野●睡眠をやっていると，本当にいろいろな診療科の先生と知り合いになり，面白い仕事をすることができました．今もこうして，歯科の先生とお話しできるのも，睡眠をやっていたおかげです．麻酔の臨床はチームワークです．睡眠により学会などでいろいろな大学，診療科に仲間ができることは，麻酔科医として求められるチームワーク力と通じるところがあるのかもしれませんね．

奥野●睡眠を学ぶことで，上手な麻酔，安全な麻酔につながる．また，いろいろな診療科とコラボレーションする特性は，麻酔科医の臨床でも睡眠の研究にも共通するところです．睡眠は麻酔を，麻酔は睡眠を相互に高め合う相性抜群である．

磯野●それが最終的に，患者さんに還元されます．

奥野●ありがとうございます．歯科麻酔科医の先生方，睡眠歯科を学びはじめましょう！

第9章

睡眠×ブラキシズム

睡眠時ブラキシズムの臨床

鈴木　善貴
Yoshitaka Suzuki
徳島大学大学院 医歯薬学
研究部 顎機能咬合再建学

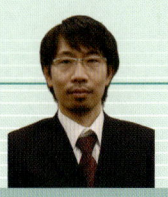

岡田　和樹
Kazuki Okada
北海道・医療法人
社団卸町歯科医院

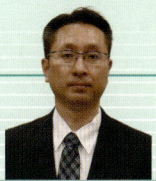

奥野健太郎
Kentaro Okuno
大阪歯科大学附属病院
睡眠歯科センター

はじめに

奥野●歯科医療が対象とする二大・睡眠障害といえば，閉塞性睡眠時無呼吸（OSA）と睡眠時ブラキシズムです．睡眠時ブラキシズムの歯科での臨床・研究の歴史は古く，最新の睡眠障害国際分類第3版でも，睡眠関連運動異常症の一つとして分類されています．疼痛，天然歯や歯冠補綴装置へのダメージなど，歯科診療にとっても大きなインパクトがあり，臨床家の先生にとっても身近な睡眠障害かと思います．今回は，この睡眠時ブラキシズムのエキスパートのお二人から，お話をうかがいたいと思います．

鈴木●私は徳島大学大学院では，睡眠時ブラキシズムの顎運動を研究していました．その後，2年間，カナダのモントリオール大学，Gilles Lavigne 教授のラボで，睡眠に関する研究をしておりました．

奥野● Gilles Lavigne 先生は，今日の睡眠時ブラキシズムの疾患概念を確立した大家の先生ですよね．大学院から研究留学まで，まさに睡眠時ブラキシズム研究の王道を歩まれていますね．

鈴木●帰国後に，徳島大学に戻り，現在に至ります．臨床では，クラウンブリッジの講座である徳島大学

大学院顎機能咬合再建学で補綴医としてクラウンブリッジ，義歯，咬合治療はもちろんのこと，顎関節症やスポーツ歯科，最近では音楽歯科なども行っています．そのなかで，睡眠歯科として，睡眠時ブラキシズム，OSAの臨床を行っています．

奥野●今回のテーマである睡眠時ブラキシズムだけではなく，OSAの臨床もされているのですね．まさに睡眠歯科の二大疾患の両方を診られているということですね．両疾患の関連性も気になるところです．また後ほど詳しくおうかがいしたいと思います．岡田先生，よろしくお願いいたします．

岡田●北海道北見市で，医療法人社団卸町歯科医院を開業しております．北海道大学歯学部を卒業後，17年間大学にて，臨床・教育・研究に従事しておりました．専門は顎関節症になります．

奥野●顎関節症というと，補綴の講座に残られていたのでしょうか．

岡田●私の場合は補綴の講座ではなく，顎関節治療部門という，まさに顎関節の専門部署におりました．顎関節症に加えて，口腔顔面痛の臨床・研究を行っておりました．この2つを専門にしていると，睡眠時ブラキシズムが必ず関連してきます．上司である山口泰彦先生のもと，2020年に保険収載されま

本章で使用する装置の用語	本章での意味
口腔内装置 オーラルアプライアンス（OA）	睡眠時無呼吸の治療として用いる下顎前方移動型の装置
（オクルーザル）アプライアンス （オクルーザル）スプリント	睡眠時ブラキシズムに対して用いるスタビリゼーションタイプ（咬合面を被覆し全歯列での咬合接触を付与）の可撤性の装置

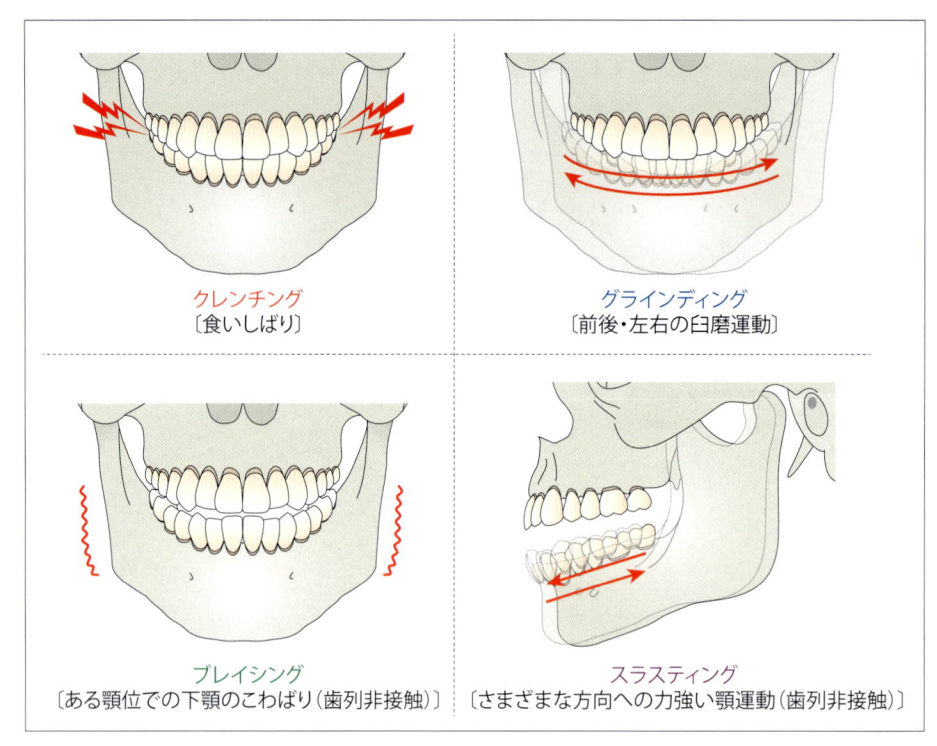

図1 ブラキシズムの概念図

したウェアラブル筋電計（睡眠時歯科筋電図検査）の開発にも携わっていました．

奥野●先生方のお仕事があってこその，ウェアラブル筋電計だったのですね．私も臨床で使っており，大変お世話になっております．後に詳しくお話をうかがいたいと思います．

岡田●開業して6年が経ちます．開業医としての臨床は，一般歯科に加えて，顎関節症，睡眠時ブラキシズムの患者さんを診ています．北見市は，皆様ご存知カーリングチーム：ロコ・ソラーレで有名な町です．人口は約11万7千人，周辺の町と合併し，今や北海道内では1番，国内では4番目に面積が広い市になります．当院には，40km以上離れた網走市から来られる患者さんもおられ，かなり広い医療圏をカバーしています．

睡眠時ブラキシズムとは

奥野●睡眠時ブラキシズムというのは，患者さんの自己申告で病名を付けることが多いかと想像するの

ですが，疾患概念や定義，診断基準などについて，鈴木先生からご解説いただきたいと思います．

鈴木●ブラキシズムは，覚醒時と睡眠時に分けて考えます．ですので，今回のテーマである睡眠時ブラキシズムの説明の前に，まずはブラキシズムについて説明させてください．

ブラキシズムは，運動の種類によって4種類に分かれています．皆さん，よくご存知の食いしばりはクレンチング，歯ぎしりはグラインディングという名称です．最近では，ブレイシング（下顎の強張り），スラスティング（力強い顎運動）という運動が加わりました（**図1**）．

奥野●学生時代には習わなかった用語ですね．クレンチング，グラインディングとの違いは，どのようなものでしょうか．

鈴木●クレンチング，グラインディングは，歯が接触した状態での運動であることに対して，ブレイシング，スラスティングは，歯が接触していない状態（歯列非接触）での運動です．歯が当たってなくても筋活動が生じていることがあり，この2つの運動が

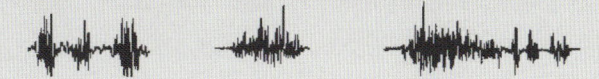

- 全体の 8% に認められる.
- 1 歳頃から認められ,小児では増加し,加齢とともに減少していく.
- 性差はない.
- 覚醒時の最大噛みしめを超える咬合力・筋活動を発現することもある.
- 顎口腔系に為害作用を及ぼすが,全身的には機能的な働きをしているかもしれない.
- 健常者でも 1 晩に数回の RMMA イベントが認められる.
- RMMA には Phasic(間欠型),Tonic(持続型),Mixed(混合型)の 3 つの筋活動様式がある.
- RMMA 後に嚥下が生じやすい.

図 2　睡眠時ブラキシズムの特徴

追加されました.

奥野●なるほど.ブラキシズムは咬合状態ではなく,あくまで筋活動に重きをおく疾患概念なのですね.

鈴木●ちなみに,歯列非接触の運動であるブレイシング,スラスティングは,われわれの睡眠中の顎運動解析の研究から,睡眠時にはほとんど認められず,覚醒時に多いものだと考えています.

奥野●覚醒時と睡眠時で起こりやすい運動が異なるのですね.ブラキシズムを覚醒と睡眠に分ける理由がわかったような気がします.続いて,睡眠時ブラキシズムについてご解説をお願いします.

鈴木●まずは使用する用語についてです.睡眠時ブラキシズムを現象名と病名と両方同じ用語を使用していることが,「睡眠時ブラキシズム(現象)が●回あるから,睡眠時ブラキシズム(病名)と診断しましょう!」と現場をよく混乱させ,問題となっています.睡眠中に起こるブラキシズムの現象名としては RMMA(Rhythmic Masticatory Muscle Activity),病名として睡眠時ブラキシズム,という用語を使い分ける必要があります.

奥野●共通言語である用語の定義,使い分けは重要ですよね.

鈴木●次に,病名としての睡眠時ブラキシズムの特徴について,**図 2** をご覧ください.

奥野●有病率 8% とは,かなり多いのですね.

鈴木●年齢によって分布は異なりますが,小児では多く,成人になると加齢とともに減少すると言われています.ただ,睡眠中の歯ぎしり(RMMA)自体は,健常者でも 1 晩に数回行っています.

奥野●顎口腔系の為害作用とは,具体的にどのようなことでしょうか.

鈴木●歯や補綴装置の破折や脱離,顎関節症状など,さまざまです.覚醒時の最大咬合力は自分の体重程度であると言われていますが,RMMA 時には,それ以上,つまり体重以上の力がかかることもあると言われています.

奥野●なるほど,イメージしやすく,患者さんへの説明時にも使えますね.全身的には機能的な働きをしているかもしれない,とありますが,具体的にはどういったことでしょうか.

鈴木●顎口腔系には,歯や顎関節に悪影響を及ぼす RMMA ですが,唾液の分泌や気道確保,ストレス発散など,全身的には良い意味での機能的な働きをしているのではないか,という仮説があります.

奥野●顎口腔系には悪者だが,全身的には良いものかもしれない,ということでしょうか.

鈴木●仮説ですので,まだどちらとも言えませんが,今後,研究で明らかになっていくと思います.

岡田●RMMA は,ある程度は誰にでもあります.ですので,「あったらダメ!　ゼロにしなきゃダメ!」ではなく,「患者自身が困っている症状は何

筋電図検査		臨床診断
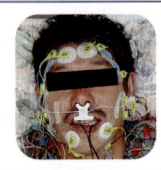	ポリソムノグラフ検査 RMMA ≧ 2/h	1. 睡眠中いつもあるいは頻繁に歯ぎしり音がある 2. 下記の1つ以上に当てはまる 　1）異常な咬耗 　2）起床時の一過性の顎筋に痛み，疲労，側頭部の頭痛，顎のロック
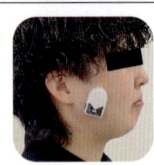	睡眠時歯科筋電図検査 RMMA ≧ 5.5/h （臨床的にはRMMA ≧ 4.1/h）	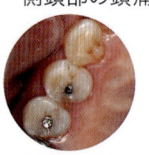 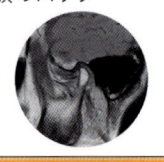

睡眠時ブラキシズム(SB)		
原発性SB （一次性SB）	**続発性SB （二次性SB）**	**修飾因子**
• 交感神経支配優位 • 睡眠が浅くなる時に生じやすい（大脳皮質の活動性上昇）	• 胃食道逆流症 • 不眠症 • REM睡眠行動異常症 • 注意欠如・多動性障害 • 閉塞性睡眠時無呼吸？	• カフェイン • アルコール • ニコチン

図3　睡眠時ブラキシズムの診断基準と原因

か？　それがRMMAから来る症状か？」に注目することが大切だと思います．

奥野●なるほど．次に診断について，鈴木先生から解説をお願いします．

鈴木●臨床診断と筋電図検査に基づく診断があります（**図3**）．理想は，診断のゴールドスタンダードであるポリソムノグラフ（PSG）検査ですが，検査機器・検査室・保険制度上の制限があることからも，実臨床では実施困難です．そこで，より臨床で使いやすいように開発されたのが，岡田先生が在籍されていた北海道大学の山口先生の研究グループが開発されたウェアラブル筋電計です．岡田先生から後にお話があると思いますが，本当に簡単に使用することができます．

　しかしながら，まだまだ一般的には普及の途中だと思われます．実際の臨床では，臨床的な所見や問診から行う，臨床診断が使われています．臨床所見から診断することができるので，開業されている先生方でも診断可能かと思います．歯ぎしり音だけでは診断できず，**図3**に示しているように咬耗もしく

は自覚症状も満たすことがポイントです．

奥野●歯ぎしり音（現象）だけではなく，困る症状にも注目せよ，というメッセージと受け止めました．逆に，歯ぎしり音だけで，特に困っていない方は，治療対象ではないとも読み解けますね．

鈴木●診断ができると，次になぜ睡眠時ブラキシズムが起こっているのか？　と，原因に注目します．睡眠時ブラキシズムは原発性（一次性）と続発性（二次性）に分類されます．特に続発性には，何らかの背景疾患があり，その症状として睡眠時ブラキシズムが生じています．ここが非常に重要で，睡眠時ブラキシズムから，他の全身疾患を疑うことができますし，実際に疾患が見つかった症例も経験しています．後に紹介させていただきます．

奥野●続発性の背景疾患のなかに，「閉塞性睡眠時無呼吸？」も入っているのが面白いところですよね．

鈴木●はい．これは，まだ議論されており結論は出ていないのですが，研究レベルでは，無呼吸イベントによる覚醒反応の後に，RMMAを認めると多くの論文で報告されています．また，OSAの治療とし

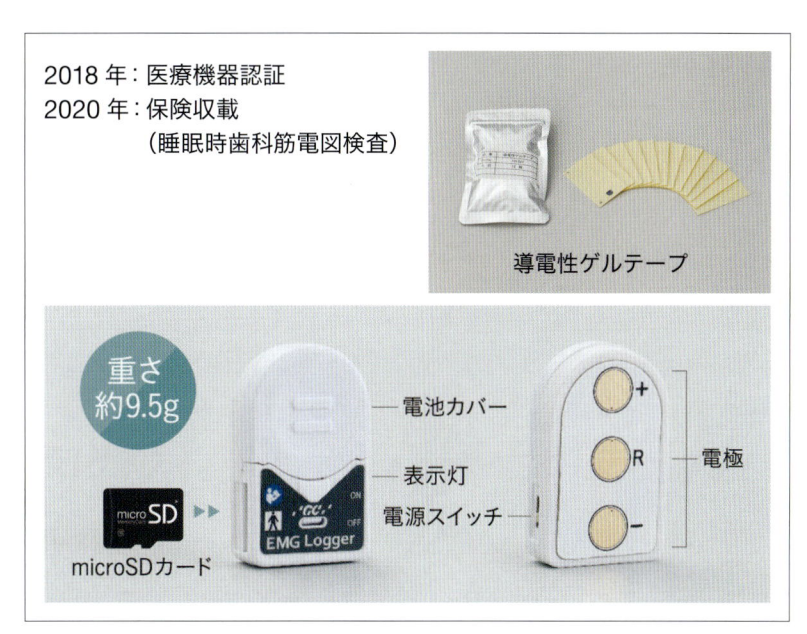

2018 年：医療機器認証
2020 年：保険収載
　　　　（睡眠時歯科筋電図検査）

導電性ゲルテープ

重さ
約9.5g

microSDカード

電池カバー

表示灯

電源スイッチ

電極

図4　ウェアラブル筋電計（写真引用元：株式会社ジーシー）

て口腔内装置を装着すると，RMMAが減少したという研究報告もあります．

奥野●なるほど，OSAと睡眠時ブラキシズムの合併がある方にとっては，OSAの口腔内装置が睡眠時ブラキシズムの治療にもなるかも，ということでしょうか．

鈴木●期待されていますが，まだ議論中ですね．

ウェアラブル筋電計

奥野●次に，近年保険に導入されましたウェアラブル筋電計について，開発にも関わられた岡田先生からお話をうかがいたいと思います．

岡田●まずは，開発の経緯について少しお話をさせてください．鈴木先生の解説の通り，睡眠時ブラキシズムの診断のゴールドスタンダードとしてPSG検査があるのですが，検査室，高額な機械，解析（大学時代に行っていましたが，とても大変でした）など，一般臨床で行うにはハードルが高すぎます．しかし，歯ぎしり音の指摘，臨床症状だけでは，RMMAの現場を押さえていないので，本当に今，睡眠時ブラキシズムがあるのかについて，知ることができません．

奥野●プロバブル，「多分あるんだろうね」で治療に進むことになりますよね．

岡田●その通りです．また，ベッドパートナーがいない方でしたら，歯ぎしり音が不明であることもありますし，そもそも歯ぎしり音がない睡眠時ブラキシズムも存在するので，音だけで診断するとなると，見落としが生じる（偽陰性）ことになります．逆に，咬耗などの臨床所見があったとしても，それが過去に生じたものか，現在進行形なのか，わかりません．また，顎筋の痛みといっても，日中の食いしばりの影響も関与しますので，これらの症状だけで診断すると，本当は病気ではないのに睡眠時ブラキシズムと診断する（偽陽性）ことになります．もしかしたら，必要のない治療，たとえばスプリント療法を生み出すことになり，そのような治療を開始したとしても，客観的な評価がされていないため，止めるタイミングも失います．やはり，偽陰性・偽陽性を生まないためにも，客観的な評価が必要だろうということで，このウェアラブル筋電計が開発されました．

奥野●まさに，睡眠時ブラキシズムの見える化ですね．私も臨床で使っていますが，本当にコンパクトで，解析も簡単，とても使いやすいです．ここに至

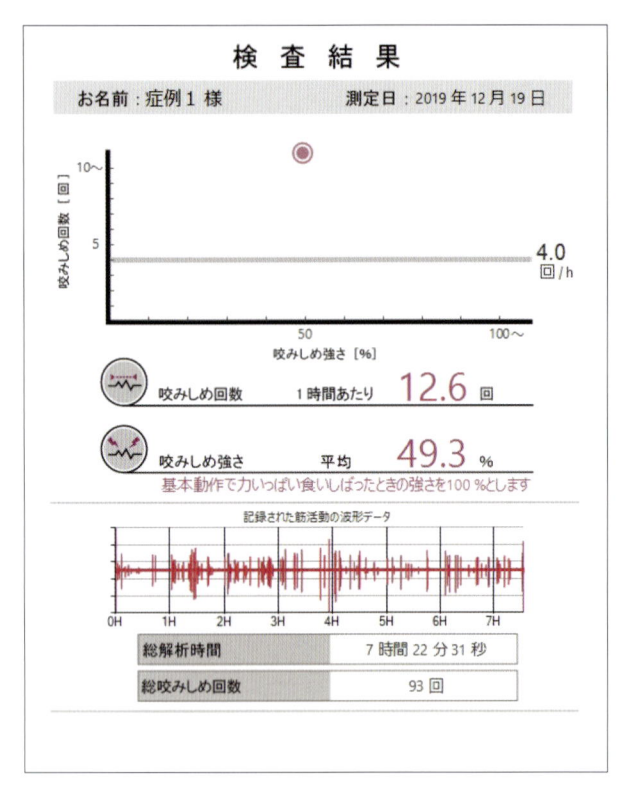

検 査 結 果

お名前：症例 1 様　　　　測定日：2019 年 12 月 19 日

咬みしめ回数　1 時間あたり　**12.6** 回

咬みしめ強さ　　平均　　**49.3** ％
基本動作で力いっぱい食いしばったときの強さを 100 ％とします

記録された筋活動の波形データ

総解析時間	7 時間 22 分 31 秒
総咬みしめ回数	93 回

図 5　ウェアラブル筋電計の検査結果

筋電計による歯ぎしり検査実施に当たっての基本的な考え方

（令和 2 年 3 月　日本歯科医学会）

Ⅰ．目的と概要
　歯ぎしりの診断・評価は，問診や咬耗などの臨床所見に基づいて行われてきたが，実際には歯ぎしりを行っていない患者が歯ぎしり患者と診断され[1]，歯ぎしりに対する口腔内装置による不要な治療などが施行される場合も少なくない．
　本検査は，携帯型筋電計を用いて咬筋相当部皮膚に表面電極を貼付し，夜間睡眠時の咀嚼筋活動時に発生する筋電位を筋電図として記録後，夜間睡眠時の筋活動を客観的に定量化し，得られた数値を基に歯ぎしりの有無，程度を評価するものである．

Ⅱ．筋電図検査の対象者
　臨床診断基準（睡眠障害国際分類　第 3 版　ICSD-3 の睡眠関連歯ぎしりの基準）[2]により歯ぎしりと診断された患者，および歯ぎしり疑いの患者．
　・歯ぎしり患者
　　　以下の A と B の条件を両方とも満たす患者
　　　A．睡眠中に，規則的あるいは頻繁に歯ぎしり音が認められる
　　　B．以下の臨床徴候が最低 1 つ認められる
　　　　　1．異常な咬耗が，上記の睡眠中の歯ぎしりの報告と一致してみられる
　　　　　2．朝の一過性の顎筋痛や疲労感，側頭痛，朝起床時の開口不能のいずれかが，上記の睡眠中の歯ぎしりの報告と一致してみられる
　・歯ぎしり疑いの患者：臨床診断の要件に完全には一致しないが，咬耗，歯ぎしりやくいしばりの自覚などがあり，歯ぎしりが疑われる場合

Ⅲ．実施方法
1．診療室で患者に筋電計の装着法やスイッチ操作法を十分に説明後，装置を貸し出す．
2．患者が自宅で装置を装着し，睡眠時の筋電図を記録する．
　　1）装着前に洗顔し，化粧や顔の汚れをしっかり落とす．
　　2）装置装着部（咬みしめて咬筋が膨らむ部分）を確認後，その部分をアルコール綿でよく清拭する．
　　3）スイッチをオンにしてから両面粘着シールと電極用の導電性ゲルシートを装置に張り付け，咬筋部へ粘着させる．
　　4）起床後，装置を外し，スイッチをオフにする．
　　5）装置を返却する．
3．保存された記録データを解析し，歯ぎしり波形群（歯ぎしりエピソード）を自動抽出し，1 時間当たりの歯ぎしりエピソードの数を算出する[2,3]．

Ⅳ．診断・評価方法
　1 時間当たりの歯ぎしりエピソード数が 4 以上の場合は，歯ぎしり患者の可能性が高い[4,5,6]と評価する．

図 6　筋電計による歯ぎしり検査実施に当たっての基本的な考え方

るまで，大変な苦労があったのではないでしょうか．

岡田●私は開発の一部にしか携わっておらず，本当に苦労されたのは山口先生です．開発を始めてから 10 年以上，2018 年に医療機器認証を受け，2020 年に保険収載され，睡眠時歯科筋電図検査として 580 点を算定することが可能となりました．ノイズ防止，軽量化，装着の安定性など，改良に改良を重ねて，現在の形になりました．データ記録メディア，電池など，すべて機器内に搭載されて，重さは何と 9.5 g です．最初の機器からは考えられないくらい軽量・コンパクト化が進みました（**図 4**）．

奥野●大学時代に PSG 検査による研究をされていた岡田先生から見て，ウェアラブル筋電計の波形データはどうでしょうか．

岡田●ノイズも少なく，波形はとてもきれいです．なかでも導電性ゲルテープが優秀で，接着力が良く，寝ているときに外れる感じはありません．もちろん，私も臨床でよく使っていますが，外れた経験は一度もありません．装着方法も患者フレンドリーで，電源オン，装着，タッピング動作，最大咬みし

め，タッピング動作，あとは寝て，起きたら電源オフ，これだけです．機械が苦手な患者さんでも，特に問題なく検査できています．

奥野●ジーシーのサイトに患者説明用の動画があり，私はチェアーサイドで，それを流して患者さんに見てもらっています．

岡田●歯科医師側の解析作業も，とても楽です．microSD カードからパソコンにデータを取り込んで，最大咬みしめの波形を選択すると，後は自動的に解析して検査結果が表示されます．結果には咬みしめ回数，咬みしめ強さが表示され，回数に関しては基準値の 4.0 回/h も表示されており，そのまま患者さんにもお渡しできるようになっています（**図 5**）．

奥野●この検査結果表も患者フレンドリーで見やすい仕様ですよね．私も説明後は，このまま患者さんにお渡ししています．

岡田●また，この機器の良いところは，原波形も見

ることができ，Phasic，Tonic，Mixed など RMMA
の細かな分析にも対応しています．エピソード検出
の閾値の設定を変えることも可能ですので，設定に
こだわりのある先生や，大学での研究にも対応可能
な仕様になっています．

奥野●診断基準に関して，この機器では 4.0/h 以上
となっていますが，PSG 検査の基準である 2.0 回/h
に相当する 5.5/h と解離があるのは，なぜでしょう
か．

岡田●山口先生らの一連の研究において，携帯型筋
電計単独による検査のカットオフ値（診断基準）を
5.5/h にした場合，PSG 検査による診断と同等の正
診率が得られるとしています．一方，「筋電計による
歯ぎしり検査実施に当たっての基本的な考え方」が，
日本歯科医学会から公表されています（**図6**）．これ
によると，"4.0/h 以上の場合には歯ぎしり患者の可
能性が高いと評価する" と記載されています．この
基準の違いについて，RMMA は日間変動があると
言われており，5.5/h という厳しい基準では，携帯
型筋電計による 1 回のみの検査の場合，取りこぼす
可能性があります．そこで，基準を 4.0/h 以上と少
し甘くして，病気をとりこぼさないようにしていま
す．

奥野●なるほど．よくわかりました．しかし，この
ウェアラブル筋電計は，本当に便利ですね．

岡田●開発に関わっているので自画自賛になります
が，本当に優れた機器です．ぜひ，これまでブラッ
クボックスであった患者さんの睡眠時ブラキシズム
を "見える化" するのに用いてほしいです．

睡眠時ブラキシズムの臨床フロー

奥野●次に，実際の睡眠時ブラキシズム臨床の流れ
について，お話をうかがいたいと思います．おそら
く大学病院と開業クリニックでは異なるのでは？
と思います．まずは大学病院でのお話を鈴木先生か
らうかがいたいと思います．

鈴木●特に徳島大学病院内で決められたフローがあ
るわけではないのですが，私の睡眠時ブラキシズム

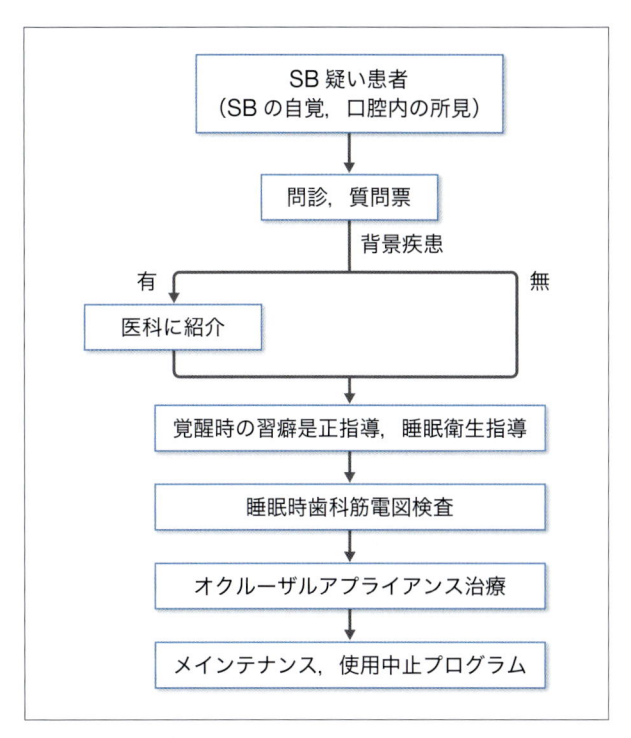

図7 睡眠時ブラキシズムの臨床の流れ

の臨床フローをお示しします（**図7**）．顎関節症，慢
性歯痛として，当科（補綴科）に紹介されてくる患
者さんが多いです．また，地域のかかりつけ歯科の
先生から，スプリント製作依頼という治療法が指定
されて紹介されてくるケースもあります．

奥野●なるほど，最初から "睡眠時ブラキシズム"
疑いで患者さんが来院されたり，紹介されるのでは
なく，入口は "顎関節症" "慢性歯痛" といった症状
名から，原因疾患として，歯科医師側が "睡眠時ブ
ラキシズム" を疑うという流れが多いということで
しょうか．

鈴木●その通りです．そこで睡眠時ブラキシズムを
疑い，臨床診断の項目である，"歯ぎしり音の指摘"
や "口腔内所見（咬耗）" "自覚症状（筋痛，顎関節
症状）" などを評価します．次に，原因を考え，背景
疾患や症状について問診し，原発性か続発性か，考
察します．

奥野●睡眠時ブラキシズムの診断をつけて終わりで
はなく，原因についても探索することがポイントで
すね．

鈴木●はい．続発性に関わる背景疾患（胃食道逆流，

不眠症，OSA など）が疑われた際には，院内の医科へ紹介します．この連携ができるのは，医科・歯科がある総合病院の強みですね．背景疾患の改善に伴い，睡眠時ブラキシズムが改善する症例もありますし，何より患者さんが気づいていなかった全身疾患を発見する視点は重要です．

奥野●歯科が背景疾患の第一発見者になるかもしれない．続発性が疑われた際には，睡眠時ブラキシズムで止めない，その背景疾患まで探って，医科につなげる視点が大切ですよね．

鈴木●また，このときに生活歴を詳しく聞き出し，修飾因子の存在についても評価します．これらの情報を元に，生活習慣の指導，具体的には覚醒時の習癖是正指導〔頬杖，食べ方，歯列接触癖（TCH：Tooth Contacting Habit）など〕，食生活習慣（カフェイン，アルコール，ニコチン），睡眠衛生指導（睡眠の質を上げる）を行います．

奥野●昼の指導と夜の指導の両方が大切ということですね．

鈴木●そのうえで症状が改善しない場合に，睡眠時歯科筋電図検査を行います．検査の結果，睡眠時ブラキシズムが症状の原因になっていると判断したら，オクルーザルアプライアンス治療（いわゆるスプリント治療）を行います．大切なことは，メインテナンスしながら，アプライアンス治療の中止プログラムを考えることです．少ないながらも，長期使用で開咬になるなどの副作用がゼロではないので，アプライアンス装着の卒業に向けたプログラム（使用頻度を少なくしていく，休止期間を徐々に増やし，症状再燃がないか経過をみて中止にもっていく）も大切です．

奥野●どれくらいの方がアプライアンスを卒業できるのでしょうか．

鈴木●アプライアンス治療の目的によりますが，咬耗予防や歯や補綴装置を守ることが目的の場合には，卒業が難しいです．顎関節症状や，筋痛などの改善目的でしたら，中止プログラムを適応し，自覚症状の再燃がないことを目安に卒業できる方も多いですね．また，昼の食いしばりの改善が，夜の

RMMA を減らす効果があると報告されており，アプライアンス装着後に，昼間の指導（覚醒時の食いしばりや悪習癖の指導）の効果が出て，卒業できる方もおられます．また，皆さん経験するところかと思いますが，プログラムを組まずとも，患者さんが自然とアプライアンス装着をさぼったけど，症状ないので最終的に装着を止めました，というケースもあります．

岡田●睡眠時ブラキシズムは多因子で発症しており，その因子がお互い刺激をし合って負のループに陥っているようなイメージです．アプライアンス装着により，その刺激を遮断し，負のループのサイクルを止めてあげると，ほぐれていくようなイメージをもっています．エビデンスは出しにくいですが，そのような臨床イメージをもっています．

奥野●岡田先生のクリニックでの臨床フローを教えてください．

岡田●私のクリニックでは，"歯ぎしりを指摘された"ことを主訴に来られる方が圧倒的に多いです．なかには，"歯ぎしりを指摘されたからマウスピースを作ってほしい"と，アプライアンス製作まで希望される方もおられるくらいです．

奥野●これは鈴木先生の大学病院と大きく違う点ですね．

岡田●顎関節症を専門としていますが，筋痛や顎関節の痛みの方に対して，顎関節症の診断となっても治療は理学療法主体で改善する方が多く，そこから睡眠時ブラキシズムの臨床フローに乗る方は少ないですね．あとは開業医では，続発性の背景疾患の探索は難しいですね．疑った場合には，大学病院などへ紹介するといった連携が良いかと思います．

　睡眠時ブラキシズムが疑われ，対応が必要となった場合は，睡眠時歯科筋電図検査を行い，必要に応じてオクルーザルアプライアンス治療を適応します．さきほども強調しましたが，とにかくウェアラブル筋電計は簡単です．患者さんも結果をみて納得できますし，治療の目的がはっきりします．何より不必要なオクルーザルアプライアンス治療をしなくてよいです．この検査なしでアプライアンス治療を

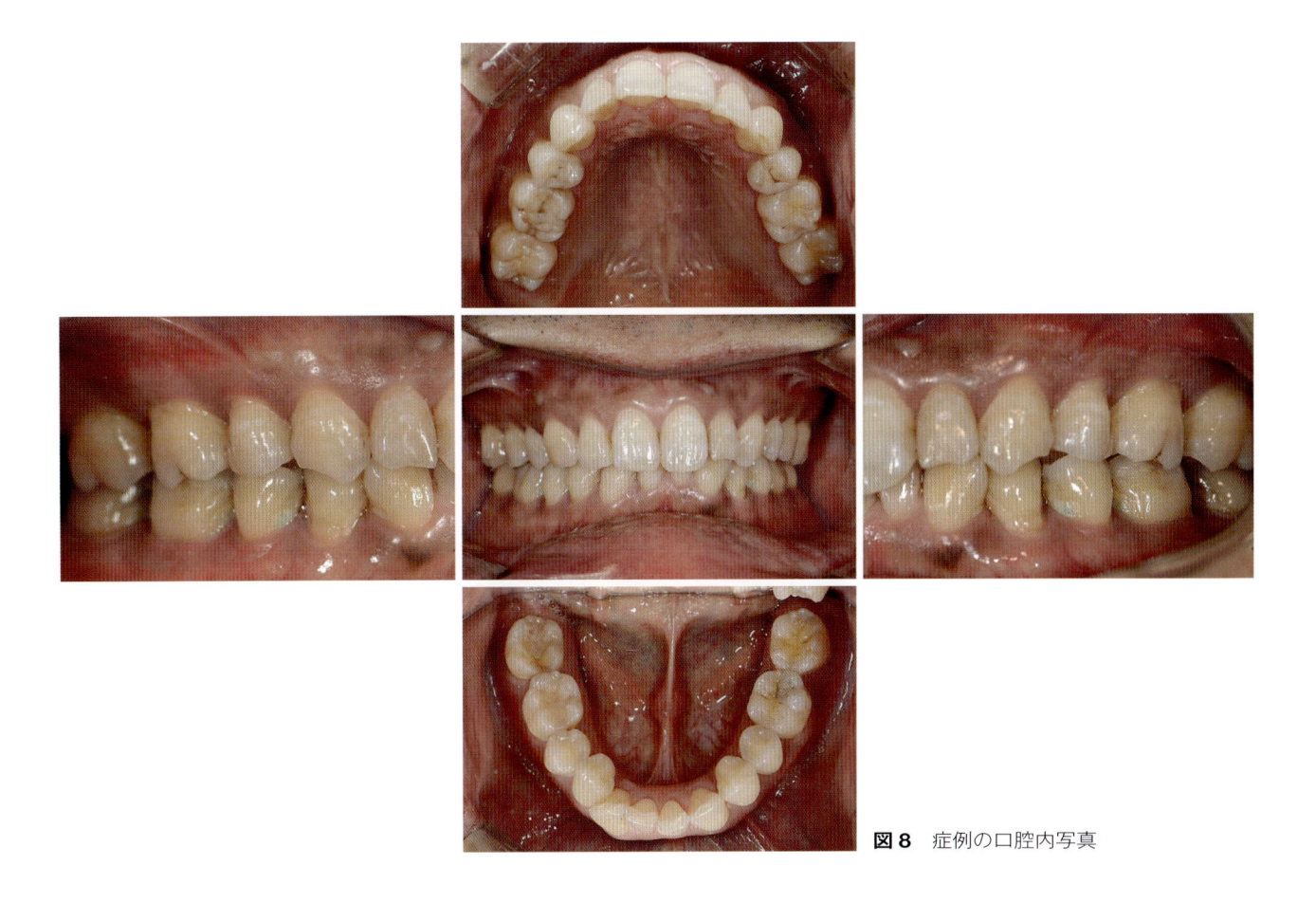

図8 症例の口腔内写真

始めると，止めどきがわからなくなってしまい，結果的に患者さんはもちろんのこと，歯科医師としてもつらい状況になります．

奥野●鈴木先生と共通することは，アプライアンスの中止・卒業を想定しておくことですね．そのためにも，最初に睡眠時歯科筋電図検査を行い，客観的評価を行っておくことが重要ですね．岡田先生は，顎関節症の専門医でもあり，顎関節症の患者さんも多く来院されると思います．睡眠時歯科筋電図検査を行う方の割合としては，顎関節症の背景に歯ぎしりを疑い検査するケースと，歯ぎしり主訴で来院された患者さんに検査するケースと，どちらが多いですか．

岡田●圧倒的に，歯ぎしり主訴で来院された患者さんに検査するケースが多いですね．顎関節症の原因は，歯ぎしり以外の要因の占める割合も大きく，理学療法や日中の咬みしめ防止などの指導で軽快するケースがほとんどです．結果的には，睡眠時歯科筋電図検査の実施に至らないケースが多いですね．

睡眠時ブラキシズムの具体的な症例

奥野●次に具体的な症例をご提示いただきたいと思います．

岡田●睡眠時ブラキシズムの典型症例は，「歯ぎしり主訴で来院，睡眠時歯科筋電図検査で診断，オクルーザルアプライアンス治療を適応して経過良好」のような症例だと思うのですが，今回は，睡眠時歯科筋電図検査の有用性がより発揮された症例をもってきました（**図8**）．

37歳の男性で，主訴は顎のだるさ，痛みです．現病歴のポイントは，他院で歯の咬耗から睡眠時ブラキシズムを指摘されるも，患者自身は全く自覚症状がなく，歯ぎしり音も指摘された経験もないが，他院でスプリントを製作され装着していることです．当院には，スプリント装着して3年経過してから，

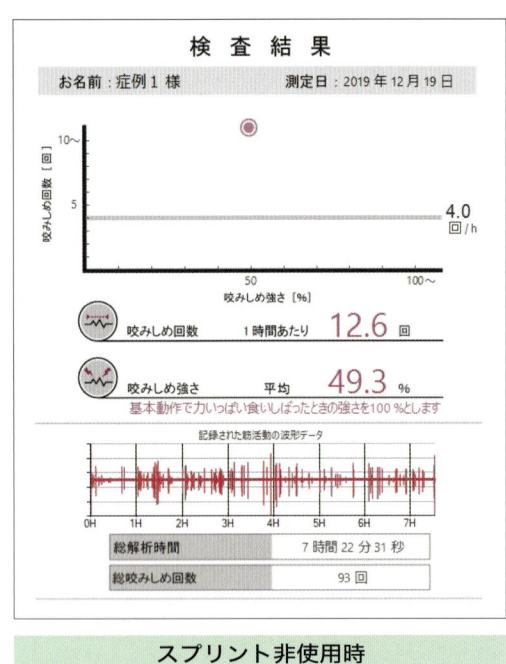
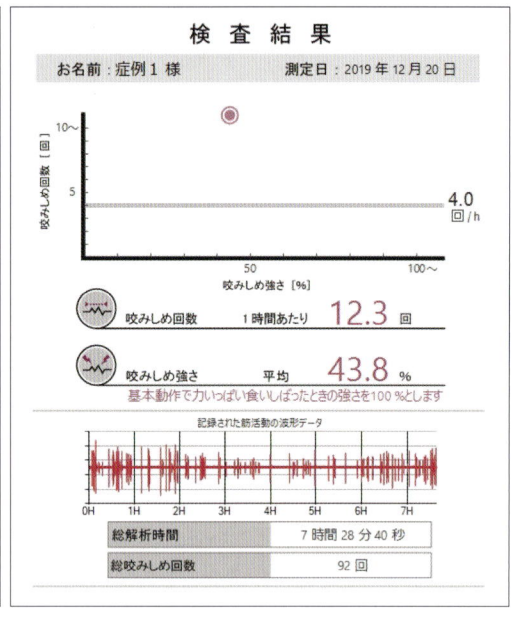

スプリント非使用時	スプリント使用時

図9 スプリント有/無での検査結果

顎のだるさ，痛みが出てきたという主訴で来院されました．

奥野●歯ぎしりの指摘がないので，睡眠時ブラキシズムの臨床診断基準を満たしていないですね．

岡田●その通りです．口腔内写真を見ると，たしかに $\underline{4\ 3|3\ 4}$ の咬頭に咬耗を認めます（**図8**）．しかし，咬耗所見だけで，今も睡眠時ブラキシズムが存在するように見えますでしょうか？　現在の顎のだるさ，痛みは，睡眠時ブラキシズムが原因となっているのでしょうか？　スプリント治療は効果があるのでしょうか？

奥野●やはり，睡眠時歯科筋電図検査で評価しないと治療計画は立てられないですよね．

岡田●そうですよね．このような症例こそ，睡眠時歯科筋電図検査での評価が必要です．検査の結果，スプリント装着の有無にかかわらず，咬みしめ回数・強さは変わりませんでした（**図9**）．結果の解釈としては，現在も睡眠時ブラキシズムは存在する，スプリントによる睡眠時ブラキシズムの抑制効果はないが，咬みしめ強さが50%であり，歯への負担は大きいと考えます．治療方針としては，咬耗進行の防止，歯を守る目的で，スプリント治療の継続とな

りました．また，主訴の顎のだるさ，痛みに関しては，顎関節症の検査・診査の結果，日中の食いしばりの影響も考えられ，理学療法，下顎の安静にて症状は軽減しています．

奥野●ただ漠然とスプリント装着を継続するのではなく，睡眠時歯科筋電図検査の結果から，歯を守ることが目的として明確化され，患者さんと共有できた症例ですね．

岡田●はい．やはり開業医ですと，地域の方をずっと診ていくことになりますので，同じスプリント装着の継続であっても，納得され目的が共有されることが何より大切だと考えています．

奥野●今回の症例でしたら，スプリント装着でRMMAの抑制効果はなかったのですが，RMMA回数が減少する症例もあるのでしょうか．

岡田●スプリントの効果として，パターンとしては減る，変わらない，増えるが存在しますが，実際の臨床の肌感覚では，短期では減る・変わらない方が多く，増える方は少ないという実感です．

奥野●なるほど．続いて，鈴木先生から症例を提示いただきます．

鈴木●75歳の女性で，肩こりがありマウスピース

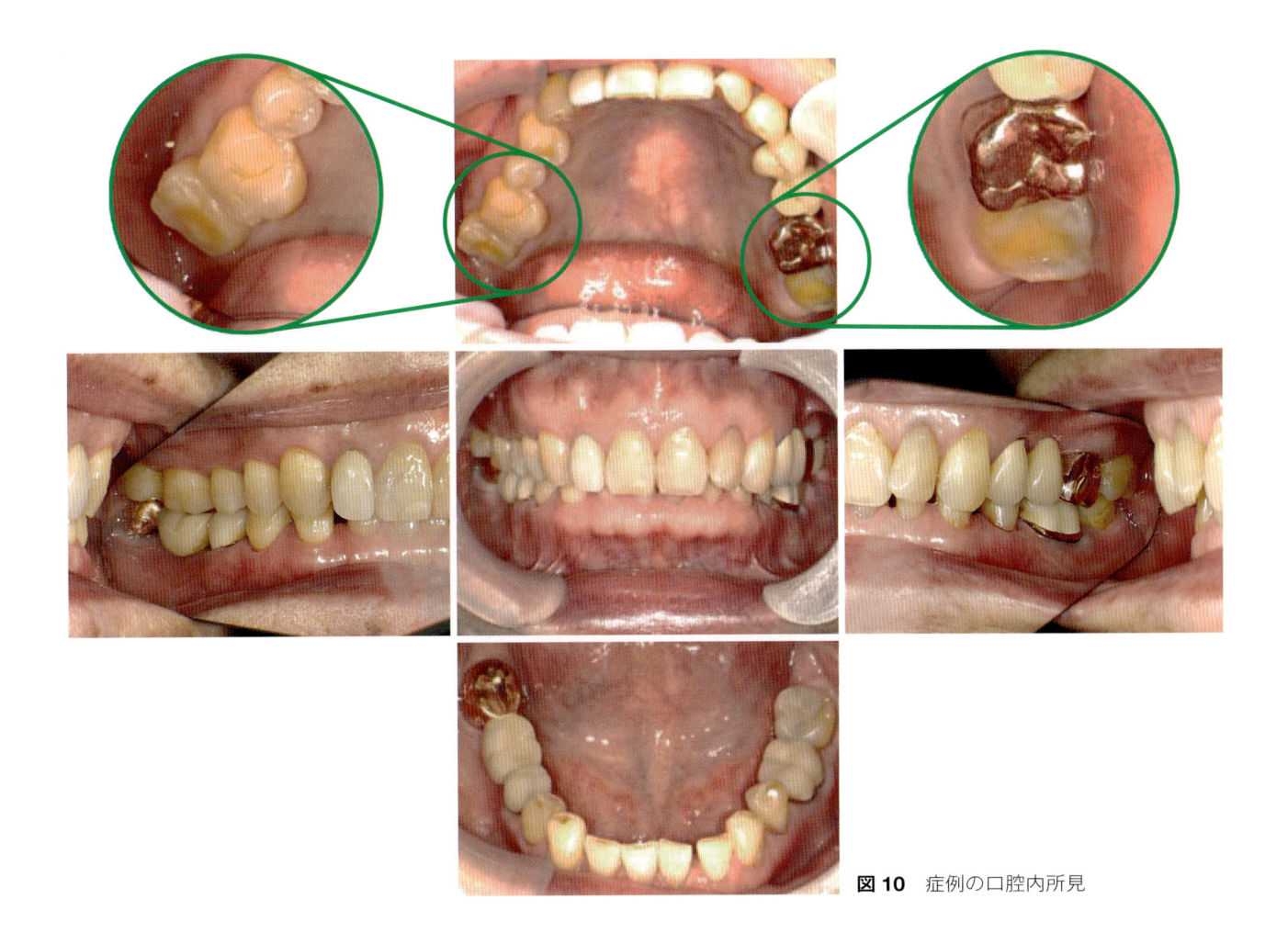

図10 症例の口腔内所見

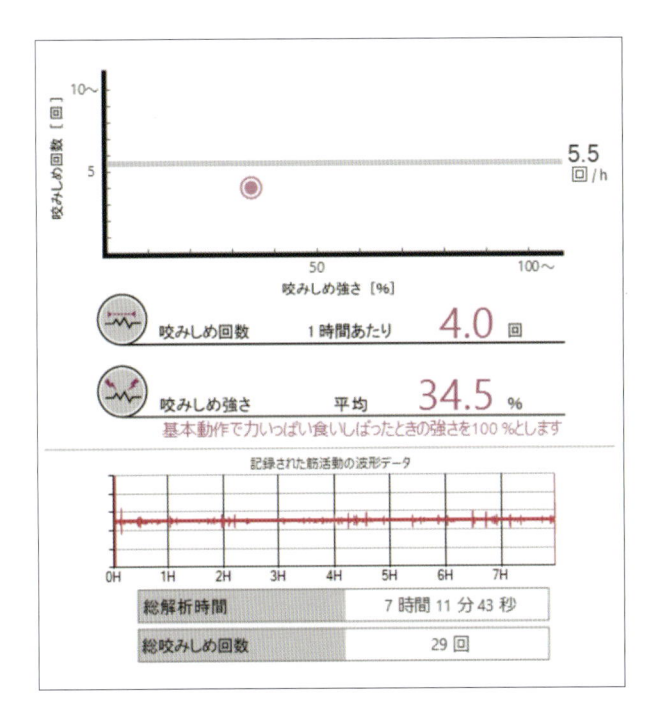

図11 ウェアラブル筋電計の検査結果

を作りたいという主訴にて院内紹介で来院された患者さんです．口腔内写真（**図10**）をご覧いただくと，<u>7|7</u> の咬合面に咬耗所見を認めます．

岡田●睡眠時ブラキシズムで削れる場所ではないですね．

鈴木●その通りです．通常，睡眠時ブラキシズムでは，岡田先生がさきほど提示されていた症例のように，<u>4 3|3 4</u> の頬側咬頭の咬耗が特徴的です．本症例のように大臼歯の咬合面に限局した咬耗所見の場合には，睡眠時ブラキシズム以外の原因も疑われますよね．除外診断を目的として，睡眠時歯科筋電図検査したところ，咬みしめ回数 4.0 回と基準を満たさず（徳島大学では基準値を 5.5 回に設定している），睡眠時ブラキシズムは除外できました（**図11**）．

　われわれは，睡眠時ブラキシズムを疑った際には，必ず背景疾患の探索も同時に行っているのですが，その際に F スケールという胃食道逆流症の問診

票で疑いありとなり，7|7 の咬合面の咬耗所見から酸蝕症も疑い，消化器内科へ院内紹介したところ，胃食道逆流症と食道裂孔ヘルニアの診断が下りました．最終的には，消化器内科で治療を受け，それに伴い主訴であった肩こりも気にならなくなりました．

奥野●睡眠時ブラキシズムに関する診察から，医科疾患の発見につながった症例ですね．

鈴木●はい．睡眠時ブラキシズムの治療典型例ではないのですが，背景疾患についても知識をもって探索することの重要性，また鑑別診断のための睡眠時歯科筋電図検査の必要性を感じた症例でした．本患者の咬耗所見だけで，オクルーザルアプライアンスを適応してしまっていたら，もはや何のために装着しているかわからなくなっていたと思います．

OSA と睡眠時ブラキシズムの関連

奥野●続いて，OSA と睡眠時ブラキシズムとの関連性について，お話をうかがいたいと思います．

鈴木● OSA と睡眠時ブラキシズムとの関連性については，まだ議論の余地があるトピックスです．私の実際の臨床経験として，睡眠時ブラキシズムの症状から，OSA を疑い発見された例も多く経験しております．また，OSA の方は，睡眠の質の低下から疼痛閾値が低下しており，顎関節症を合併する場合には，その痛みを感じやすくなって，発症している場合があるといえます．さらに，OSA は胃食道逆流症のリスクファクターにもなっています．睡眠時ブラキシズム，OSA，顎関節痛，胃食道逆流症，これらのキーワードは密接に関連していると，個人的には実感しております．

奥野● OSA が睡眠時ブラキシズムの原因になっているような症例はありますか．

岡田●大学時代の臨床研究のデータを紹介します．OSA と睡眠時ブラキシズムを合併している 10 名を対象に，睡眠中の無呼吸・ブラキシズムの現象を調査しました．その結果，無呼吸が生じた後にブラキシズムが発生している例が多かったのです．無呼吸

から呼吸再開する際に生じる，覚醒反応がブラキシズムのトリガーになっているのでは，と考察しています．

鈴木● OSA 患者を対象にした研究ではないのですが，OSA 治療用の口腔内装置（OA）を装着すると，RMMAが減少するという結果が報告されています．

奥野●まだ不明な点が多いですが，OSA の治療（OAを含む）が，睡眠時ブラキシズムを軽減できそうな方向を感じますね．

鈴木●逆に，睡眠時ブラキシズムの患者さんに対して，オクルーザルアプライアンスを適用する際には，OSA の合併の有無を確認しておく必要があります．

奥野●なぜでしょうか？

鈴木●オクルーザルアプライアンスは，装着により咬合が挙上し，開口させ，睡眠中には下顎位が下がりやすいデザインです．装着により，上気道としては狭小化させるリスクがあります．もし，潜在的にOSA をもっている患者さんでは，オクルーザルアプライアンスにより無呼吸が悪化する可能性もあり，実際にそのような研究報告もあります．

奥野● OSA の OA 治療の際に，睡眠時ブラキシズムのことも配慮する，また，睡眠時ブラキシズムの治療（オクルーザルアプライアンス）のときにも，OSAの合併の有無を確認しておく，両方からの視点が重要ですね．

睡眠時ブラキシズムの病診連携

奥野●睡眠時ブラキシズムの病診連携について，お互いの立場（大学・開業）から連携の際に求めることについて，お話をうかがいたいと思います．

岡田●咬耗が非常にヘビーで，オクルーザルアプライアンスもすぐに壊れてしまうような症例や，続発性の睡眠時ブラキシズムを疑う症例などは，大学病院に相談したいケースですね．後は，まだまだ不明なことが多い睡眠時ブラキシズムについて，研究で明らかにしてほしいです．

鈴木●続発性の睡眠時ブラキシズムを疑う場合に

は，ぜひ大学病院へご紹介ください．その際に，いびきがあるかも，などの情報も付けていただけるとありがたいですね．また，オクルーザルアプライアンス治療をされている開業クリニックの先生方も多いと思いますが，治療の際には，ぜひ日本補綴歯科学会から公表されている提案書などを参考にして，できるだけハードタイプで咬合調整がしっかりなされているオクルーザルアプライアンスを使用していただければと思います．

これから睡眠時ブラキシズムの診療を始める先生に

奥野●最後に，これから睡眠時ブラキシズムの診療を取り入れよう！　と思っている先生方へのメッセージをお願いします．

岡田●保険収載された「睡眠時歯科筋電図検査」は，本当に簡便に実施できるので，活用していただきたいです．これまで見えなかった「睡眠時ブラキシズム」を見える化して，臨床に役立てて，患者さんに還元してほしいです．

鈴木●私も含めて，睡眠時ブラキシズムは，日本だけではなく，全世界で研究されているテーマです．それだけ，いまだに不明な点が多く，また困っている患者さんが多いことを意味していると思います．研究者として，睡眠時ブラキシズムの根本的な治療に向かえるように頑張ります．研究で得た知見を書籍や学会などで先生方にお伝えしたいので，随時アップデートしていただけるようよろしくお願いします．

奥野●岡田先生からは，「睡眠時歯科筋電図検査」で睡眠時ブラキシズムの見える化！　鈴木先生からは，最新知見を得るため学会に来て下さい！　というメッセージをいただきました．睡眠時ブラキシズムの診療は，きっと先生方の武器になると思います．さあ，睡眠歯科をはじめましょう！

第10章 | 睡眠×スポーツ歯科

アスリートに提供できる睡眠歯科とは？

鈴木　浩司
Hiroshi Suzuki
日本大学松戸歯学部　クラウン
ブリッジ補綴学講座

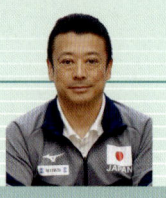

藤巻弘太郎
Kotaro Fujimaki
東京都・ぶばいオハナ歯科

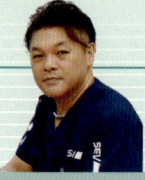

奥野健太郎
Kentaro Okuno
大阪歯科大学附属病院
睡眠歯科センター

はじめに

奥野●閉塞性睡眠時無呼吸（OSA）のような疾患によって，睡眠が著しく障害されることもありますが，健康な方にとっても睡眠は身近です．病気としての睡眠障害はなくとも，より良い睡眠が日中のパフォーマンスを向上させるといったことは，誰しも経験があることだと思います．ここでは，そのパフォーマンスが高いレベルで求められるアスリートの方に注目し，スポーツ歯科として，日々アスリートの睡眠サポートを行っているエキスパートのお2人の先生から，お話をうかがいたいと思います．

鈴木●私の研究は，補綴分野の研究，特にスポーツ選手の顎の動きや咀嚼筋の使い方などを調べるのが専門分野です．日本大学松戸歯学部付属病院では，健康増進歯科（スポーツ歯科外来，いびき外来）を担当しております．スポーツ歯科の大学外の活動としては，全日本空手道連盟医科学委員会委員長を務めております．最近では，スポーツ選手の競技力向上に対して，夜の睡眠の質，夜間ブラキシズム，日中の呼吸を整える（口呼吸→鼻呼吸），そのための舌の位置などに注目して，臨床・研究を行っています．

藤巻●府中市の分倍河原（分梅町）に開業して8年，クリニックのコンセプトは，運動・栄養・睡眠です．「いつ来てもよいよ」と，アスリート・フレンドリーなスタイルで開業医をしています．クリニックには，管理栄養士が常勤しており，他にも，院外連携として，医師だけでなく，スポーツファーマシスト，臨床心理士，柔道整復師，理学療法士の方とも連携

しています．日本スポーツ歯科医学会の認定マウスガード研修施設，ジャパンオーラルヘルス学会の歯科ドック認定施設でもあります．クリニック以外の活動としては，日本テニス協会アンチ・ドーピング委員，ルイ・パストゥール医学研究センター研究員，東海大学特任研究員を兼任しています．スポーツは競技だけではなく，広義の意味ではウォーキング，つまり歩くことも含まれます．高齢者の歩行サポートや，転倒防止などにも活かされる専門性があると思っています．

スポーツ歯科とは

奥野●まず，スポーツ歯科についておうかがいしたいと思います．

鈴木●スポーツ歯科とは，何か特別な治療技術を用いるわけではありません．たまたま患者さんがスポーツをしている背景をもっており，そのスポーツや選手の特性に合わせた歯科治療を提供することがスポーツ歯科です．"スポーツ歯科"という言葉が注目を集めるようになった一つのきっかけに，2020東京五輪を見据えて制定されたスポーツ基本法のなかに，医学に並んで"歯学"の文言が入ったことがあげられると思います（**図1**）．

　日本スポーツ協会は，"スポーツデンティスト"いわゆるスポーツドクターの歯科版をつくりました．このような背景のなかで，日本スポーツ歯科医学会は，スポーツ歯学のエビデンス構築のための研究を推進しているのが現状です．スポーツ歯学の目的としては，従来通り，スポーツ選手や愛好家の口腔衛

スポーツ基本法
（スポーツに関する科学的研究の推進等）

第十六条　国は，医学，**歯学**，生理学，心理学，力学等のスポーツに関する諸科学を総合して実際的及び基礎的な研究を推進し，これらの研究の成果を活用してスポーツに関する施策の効果的な推進を図るものとする．この場合において，研究体制の整備，国，独立行政法人，大学，スポーツ団体，民間事業者等の間の連携の強化その他の必要な施策を講ずるものとする．

2　国は，我が国のスポーツの推進を図るため，スポーツの実施状況並びに競技水準の向上を図るための調査研究の成果及び取組の状況に関する情報その他のスポーツに関する国の内外の情報の収集，整理及び活用について必要な施策を講ずるものとする．

> **歯科医療は，スポーツ選手・スポーツ愛好家に対し，何らかの貢献をすべきと法律に明記された．**

図1　スポーツ基本法（抜粋）

スポーツ歯科医学は「歯科医学領域からスポーツを支援する科学と技術」

1. スポーツによる国民の健康・安全づくりを支援する
   歯科医学的配慮（子供から高齢者まで）
   ➡ **咬合支持の確立**
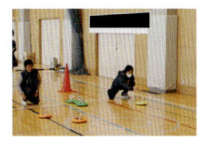

2. 顎顔面口腔領域でのスポーツ外傷を予防するための
   サポート（アスリートだけでなく愛好家へも）
   ➡ **外傷予防**
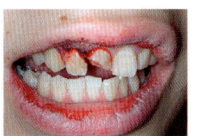

3. スポーツ競技力の維持・向上を支援するための
   歯科医学的配慮（東京オリンピックを終えて）
   ➡ **研究成果のフィードバック**
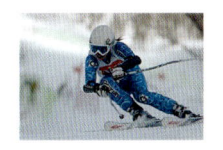

図2　スポーツ歯科の役割

生の維持安定や口腔外傷予防を目的としたマウスガードの装着がありますが，最近では，競技力向上のための口腔へのアプローチも模索されています（**図2**）．

また，最近の傾向としては，これまではスポーツ選手が歯・口のことで困ってから，歯科クリニックを受診するケースがほとんどでしたが，今はスポーツ選手が活動しているフィールド（現場）にわれわれ歯科医師が訪問して，いろいろなサポートを行うことも多くなってきました．

奥野●ありがとうございます．後ほど，フィールドワークでの研究結果も紹介いただく予定です．

藤巻●スポーツ歯科は，とにかく選手に寄り添います．特にトップアスリートでは，合宿，遠征，試合など，生活が競技中心ですので，たとえば一般的な歯科治療においても，通院のタイミングや長期の治療計画においても，その生活事情に合わせたプランニングが必要です．

とにかくアスリートは自身の健康を削ってパフォーマンスを発揮しており，なかには選手寿命が短い競技もあり，引退後の健康維持も需要なテーマです．競技においては，服用する薬剤がアンチドーピングに関わることもあり，特に女性の場合には，妊娠活動と競技活動の両立が難しいケースもあり，医学的な知識サポートが必要となる場合もあります．選手に寄り添うためには，その選手の競技特性を知ることがとても重要だと思っており，それもスポーツ歯科の特殊性，面白さですね．

奥野●なるほど．各種スポーツの特性や，服用する薬剤とアンチドーピングの関連性など，専門性が高い知識が必要とされますね．

スポーツ歯科と睡眠

奥野●次に，スポーツ歯科と睡眠についてご解説いただけますでしょうか？

鈴木●スポーツ選手に歯科として何ができるのか，大学の研究者として，これまでスポーツ歯科としては，運動時の顎位の安定化と外傷予防の研究を行ってきました．同時に，私はOSAの研究も行っております．スポーツと睡眠，この2つの研究分野のハイブリットを考えるようになったのは必然です．意外と，スポーツ選手の睡眠研究は少ないです．

奥野●鈴木先生は，"スポーツ"と"睡眠"2つの研究のハイブリットから，スポーツ歯科としての睡眠歯科に注目するようになったのですね．

鈴木●そこで興味をもって，まず調べたのが，あるラグビーチームの協力を得て，チーム内42人の選手を対象に睡眠検査を行いました．すると非常に面白い結果が出て，フォワード・バックスとポジションによっても，OSAの程度が違いました．ポジションによって，鍛える・鍛えられる首の太さの違いが関係していると推察されますが，まさに競技特性の違いが睡眠に影響していると言えます．残念ながら，選手個人は，自分の睡眠が悪いとは思っていませんでした．一般的に，多くの選手は"昼間眠い"のは昼にトレーニングをしていることが原因だと思い込んでおり，まさか夜の睡眠が悪いとは考えてもいないようです．クリニックで待っていても，このような選手へアプローチすることはできませんので，やはり選手が活動している"現場"にわれわれが訪ねて，隠れた睡眠の問題をチェックすることが大切かと思います．

奥野●なるほど．選手の活動しているフィールドに出向くことが大切ですね．

藤巻●私もスポーツ歯科に取り組んでいくなかから，睡眠歯科にも取り組むようになった流れです．

2004年からクリニックでスポーツ歯科を始めました．そうするとアスリートから，夜に眠れない，起床時に顎が痛い，などの相談が多かったんですね．そこで，睡眠医学を勉強しようと思って，日本睡眠学会や日本睡眠歯科学会，関連書籍などを読んで勉強するようになって，徐々にスポーツ歯科のなかに睡眠歯科を導入するようになりました．

奥野●藤巻先生は，スポーツ歯科の現場のニーズから睡眠歯科に取り組むようになったわけですね．

藤巻●人間の健康回復は栄養と睡眠に支えられていますよね．アスリートは栄養面のことをすごくよく考えていて，競技によっては必要摂取カロリーも一般人の2倍だったりします．でも睡眠は2倍とることはできないですよね．なので，やはり睡眠の質を上げることが必要になります．最低限，睡眠に悪影響を及ぼしているかもしれない，OSAや睡眠時ブラキシズムは治療介入することが大事だと考えています．

奥野●お二人の話を聞いて，スポーツ歯科→睡眠歯科の流れは必然であるように感じました．

スポーツ歯科の臨床

奥野●スポーツ歯科の取り組みの具体例を，ご紹介いただけますか．

鈴木●対象は，選手個人の場合もありますし，チーム全体にする場合もあります．内容としては，まずは，一般的な歯科検診を行います．治療が必要な場合には，もちろん当院で治療するケースもありますが，地域で熱心にスポーツ選手の歯科治療を担当されている開業クリニックの方に担当してもらう場合もあります．その際に，「いついつまでに治療を完了して下さい」など，試合や遠征などの都合を考慮した簡単な治療計画を依頼することもあります．

選手個人の対象としては，口腔外傷を受傷する人は繰り返すケースが多いので，外傷予防のマウスガードを製作したり，競技特性に合わせて調整し，併せて口腔衛生指導を行います．

プラスαとして，研究的な関わりもしています．

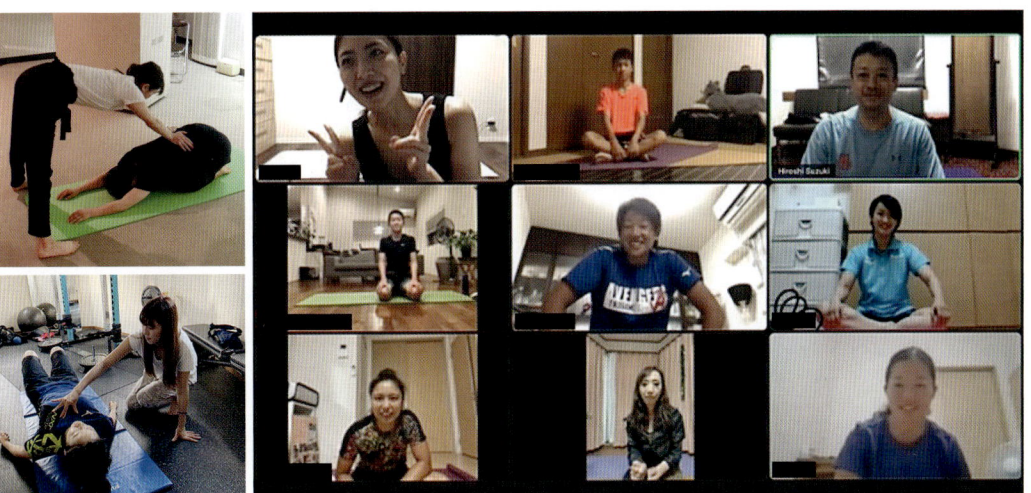

図3 ヨガを用いた呼吸法へのアプローチ
コロナ禍では Zoom を利用して実施した

Q1. スポーツ歯科を知っていますか？　　　　A1. 知っている　　　2. 知らない
Q2. スポーツ歯科に興味はありますか？　　　A1. 興味ある　　　　2. 興味はない
Q3. 睡眠歯科を知っていますか？　　　　　　A1. 知っている　　　2. 知らない
Q4. 睡眠歯科に興味はありますか？　　　　　A1. 興味ある　　　　2. 興味はない
Q5. 1日の運動時間を教えてください　　　　A1. （　　　　　　　　　　　）時間以上
Q6. 1週間の運動時間を教えてください　　　A1. （　　　　　　　　　　　）時間以上
Q7. 1日の睡眠時間を教えてください　　　　A1. （　　　　　　　　　　　）時間以上
Q8. 寝る時間と起きる時間は大体決まっていますか？
　　A1. 大体決まっている　2. 30分〜1時間のずれがある　3. 1〜2時間のずれがある　4. 3時間以上のずれがある　5. 不規則である
Q9. 昼間に眠くなることがありますか？
　　A1. よくある　　　2. たまにある　　　3. 昼寝を必ずする　4. ほとんどない　　　5. 全くない
Q10. 睡眠時無呼吸症候群など何かしら睡眠関連の病名を告げられたことはありますか？
　　A1. ある（病名：　　　　　　　　）　　2. ない
Q11. 歯ぎしりや食いしばりがあると言われたことはありますか？
　　A1. ある（家族に・歯科医に・友人に）　　2. ない
Q12. バスケでマウスガードは使用したことがありますか？
　　A1. 使用したことがある　　　2. 使用したことがない
Q13. 睡眠中にナイトガードは使用したことがありますか？
　　A1. 使用したことがある　　　2. 使用したことがない
Q14. パフォーマンスが変化する可能性があるとしてマウスガードを使用してみたいですか？
　　A1. 変化があるなら使用してみたい　　　2. 使用したくない
Q15. 睡眠の質が変化する可能性があるとしてナイトガードを使用してみたいですか？
　　A1. 変化があるなら使用してみたい　　　2. 使用したくない

図4 睡眠に関する問診

これは大学ならではのアプローチですね．先ほどのラグビーチームのメンバーの睡眠を評価したり，口呼吸者へのヨガを用いた呼吸法のアプローチをしたり，チーム合宿の昼寝時間に，いびきをかいてないか見にいくようなフィールドワークもしています（**図3**）．

藤巻●当クリニックでは，スポーツ歯科検診という名称で，さまざまな項目を評価しています．口腔内の齲蝕・歯周病の評価はもちろんのこと，睡眠に関する問診（**図4**），重心の位置と動揺（**図5**），唾液の質の評価（**図6**），栄養・体組成（**図7**）なども評価しています．そこから，プロブレムリストを作成し，選手の活動予定に合わせた（遠征中は避ける，シーズンオフのときに治療を進めるなど）治療計画を立てます．活動の場所は，選手自身がクリニックを受診されるケースもあり，また選手の活動場所に訪問することも多いです．この前は，選手たちがいるアリーナで，マウスガードの調整を行ってきまし

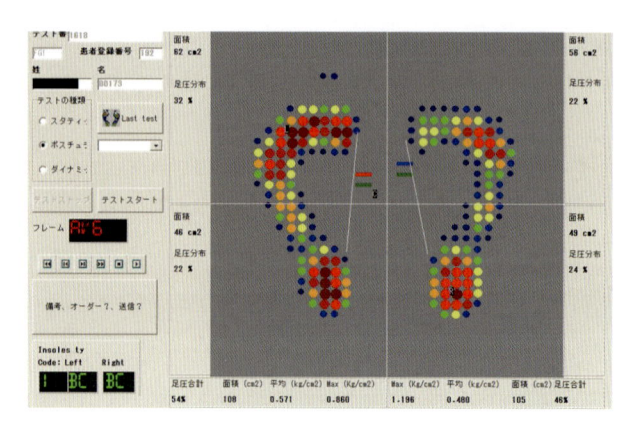

図5 重心の位置と動揺の評価

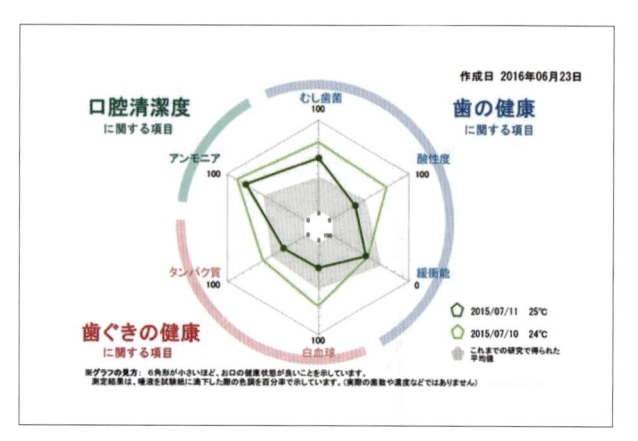

図6 唾液の質の評価

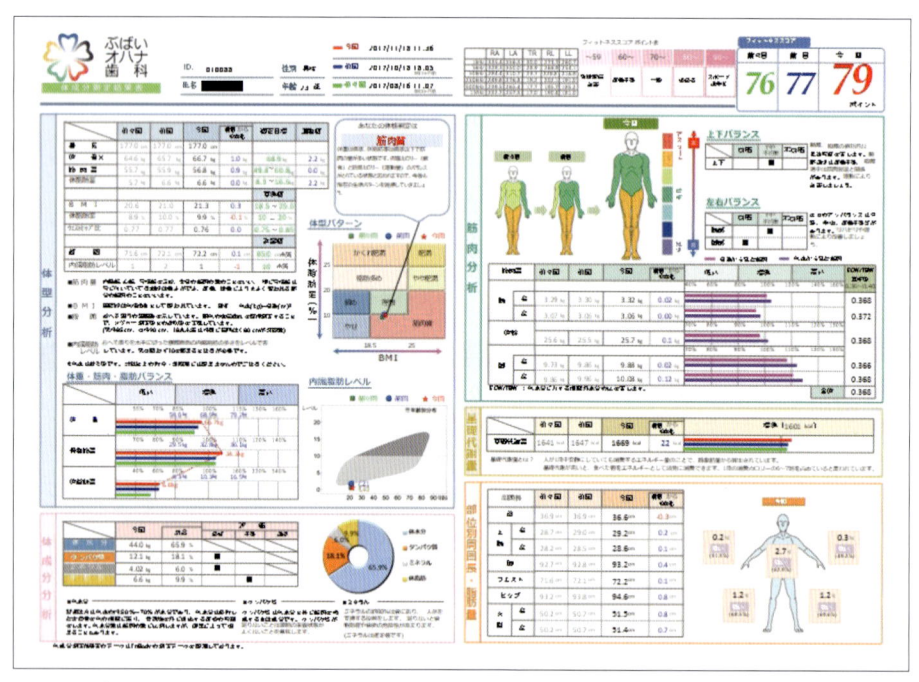

図7 栄養・体組成の評価

た.

奥野●スポーツ歯科も訪問診療という概念が必要かもしれませんね.

藤巻●スポーツ歯科をするようになった初期から今も,営業活動に力を入れています.SNSを活用するのはもちろんのこと,地域のスポーツチームに営業に行ったり,競技協会に話をもっていったりなどです.私は子供のころからテニスをしているのですが,やはり自分の好きな,ずっとやっているスポーツから入ると良いと思います.昔からのテニス仲間がご縁をつないでくれることは多々あります.

スポーツ歯科として睡眠へ
アプローチした症例

奥野●次に,具体的な症例の提示をお願いいたします.

鈴木●まずはチームへのアプローチです.たびたび登場したラグビーチームの例を紹介します.42名の社会人ラグビーチームの全選手に無呼吸簡易検査を行った結果,65%の方にOSAを認めました.アメリカのNFL選手を対象にした研究結果のOSA有病

65%の選手が睡眠時無呼吸！

	正常：15人			軽症：16人			中程度：9人			重症：2人			F	P	多重比較
	N	Mean	SD	N	Mean	SD	N	Mean	SD	N	Mean	SD			
年齢	15	24.9	2.4	16	26.6	3.9	9	26.7	3.7	2	33.5	0.7	4.1	.013	正常＜重症
身長	15	176.3	5.6	16	176.4	5.7	9	175.2	6.3	2	180.5	9.2	0.4	.730	
体重	15	85.0	11.1	16	89.8	12.0	9	94.1	12.5	2	100.4	3.4	1.8	.164	
BMI	15	27.3	2.1	16	28.8	3.1	9	30.6	3.9	2	31.0	4.2	2.8	.053	
首周囲径	15	40.2	1.6	16	41.7	1.6	9	42.6	2.6	2	44.2	0.6	4.9	.006	正常＜中程度・重症
ESS	15	9.7	3.7	16	9.6	4.3	9	10.0	4.0	2	8.0	1.4	0.1	.935	
PSQI	15	6.3	2.0	16	6.7	2.4	9	7.9	2.4	2	6.0	2.8	1.0	.386	
REI	15	2.8	1.0	16	9.4	2.2	9	20.6	4.1	2	37.4	2.1	182.8	<.001	正常＜軽症＜中程度＜重症
最低酸素飽和度	15	92.3	2.0	16	86.1	3.7	9	84.2	4.4	2	75.0	1.4	23.9	<.001	正常＞軽症・中程度・重症，軽症＞重症，中程度＞重症

図8 社会人ラグビー選手 42 名の OSA の状況

率19％と比べても高い結果でした．白人と比較して，日本人では顎が小さい傾向があります．ラグビーといった重量系スポーツでは，小さい顎に大きな肉が入るので，気道がより狭くなります．それが顕著に現れているのかもしれません．

奥野●スポーツの種類によっては，OSA 有病率が高い可能性があるということですね．

鈴木●また，年齢が上がるに従い，OSA 重症度が増す傾向があり，OSA 重症群では首の周囲径が有意に太い結果となりました（**図8**）．ベテラン選手や，急に首周りが太くなった選手では，注意が必要と言えます．

治療希望があった 6 名の選手に対して口腔内装置（OA）を装着すると，いびきや無呼吸が改善するだけでなく，起床時の動体視力を測るスマホのアプリで測定したら，リアクションタイムが改善しました（**図9**）．競技パフォーマンスそのものを評価したわけではないですが，競技全般に影響するリアクションタイムの向上は，競技力向上にもつながるのでは？　と期待しています．

奥野●やはりアスリートでも，昼間のパフォーマンスには夜間の睡眠が重要であるということですね．OSA リスクが高いスポーツ種別がわかってくると，

積極的な睡眠検診とその治療が有効かもしれませんね．

鈴木●次は空手のトップアスリートの症例です．東京 2020 直前の国際大会で呼吸音が大きかったことが減点対象となり，0.2 点の僅差で 2 位となったことをきっかけに，競技中の呼吸音改善を主訴に来院されました．口腔に関連する器質的・機能的問題を疑い，形態的評価として行ったセファログラムでは，基準値を超えた舌骨低位が，機能検査として舌圧低値，鼻呼吸機能の指標となる PNIF の低値を認めました．また，簡易検査にて REI＝20.1/h，Lowest SpO$_2$＝81％と，軽度 OSA を疑う結果でした（**図10**）．

奥野●トップアスリートで舌圧低値，舌骨低位は意外な結果ですね．その点に呼吸音が関わっているのでしょうか．

鈴木●低位舌と口呼吸が問題であると考え，覚醒時にヨガを用いた鼻呼吸訓練と，睡眠時には舌位の矯正が期待できるタイプの無呼吸用口腔内装置（TRP）を適応しました．治療により，PNIF，REI，Lowest SpO$_2$の改善，舌圧の上昇，そして，舌骨位置の変化といった舌の機能・形態的な向上を認めました（**図11，12**）．何より，競技において，呼吸音の減点は

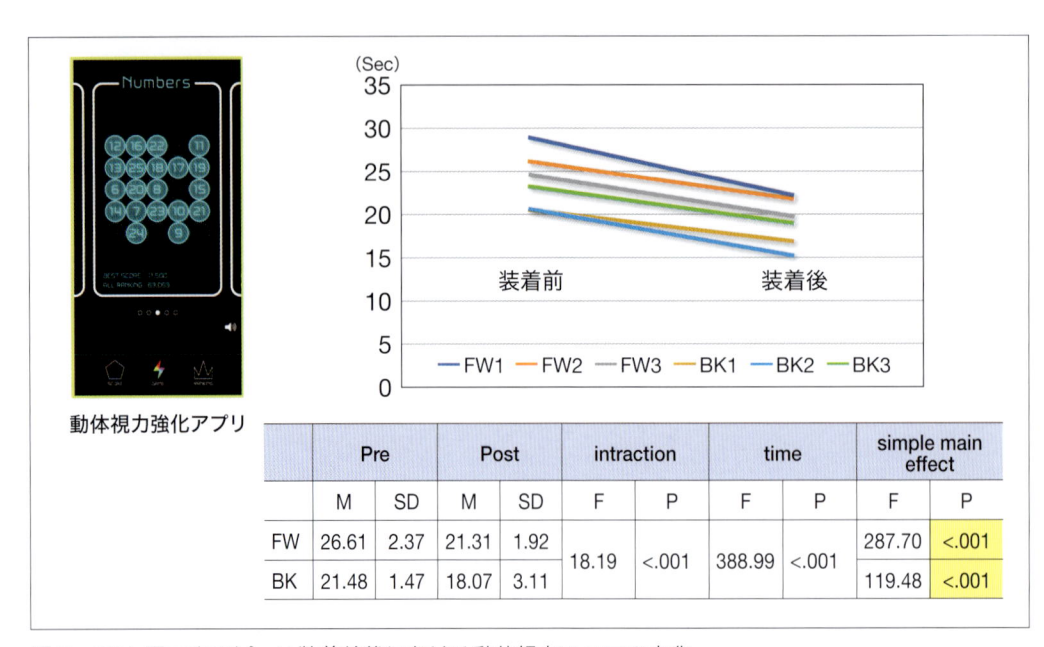

図9 OSA 用マウスピース装着前後における動体視力スコアの変化

		Pre		Post		intraction		time		simple main effect	
		M	SD	M	SD	F	P	F	P	F	P
FW		26.61	2.37	21.31	1.92	18.19	<.001	388.99	<.001	287.70	<.001
BK		21.48	1.47	18.07	3.11					119.48	<.001

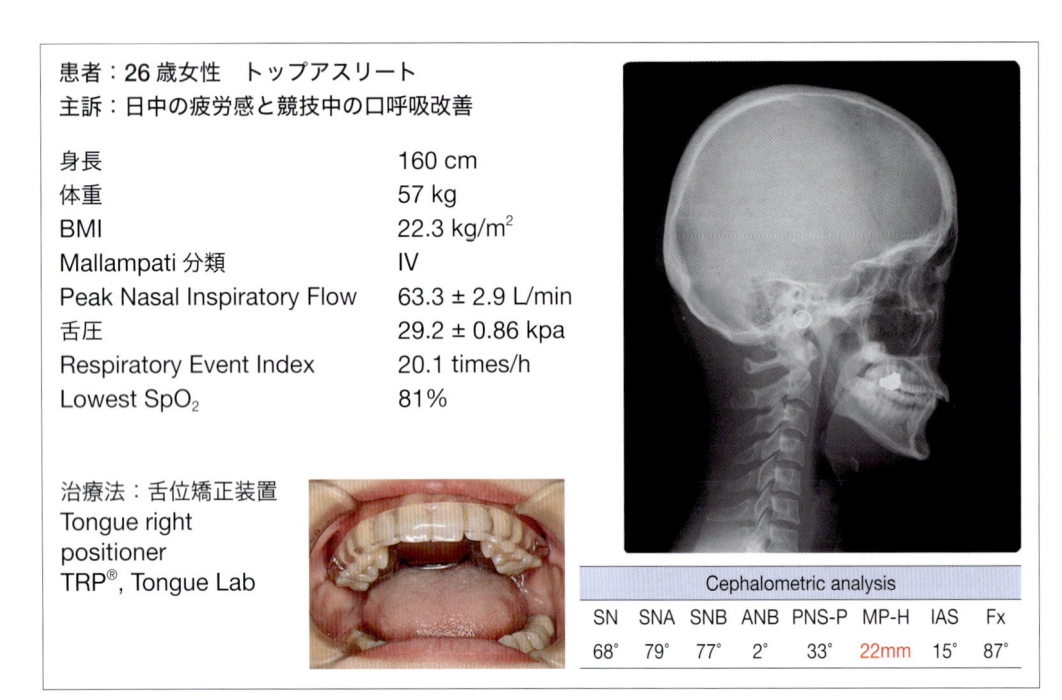

患者：26 歳女性　トップアスリート
主訴：日中の疲労感と競技中の口呼吸改善

身長	160 cm
体重	57 kg
BMI	22.3 kg/m^2
Mallampati 分類	IV
Peak Nasal Inspiratory Flow	63.3 ± 2.9 L/min
舌圧	29.2 ± 0.86 kpa
Respiratory Event Index	20.1 times/h
Lowest SpO$_2$	81%

治療法：舌位矯正装置
Tongue right positioner
TRP®, Tongue Lab

Cephalometric analysis							
SN	SNA	SNB	ANB	PNS-P	MP-H	IAS	Fx
68°	79°	77°	2°	33°	22mm	15°	87°

図10　症例の基本情報

なくなり，東京 2020 オリンピックでは堂々の銀メダルの快挙となりました（**図 13**）．もちろん，この治療だけの成果ではなく，選手のさまざまな努力の結果であることは言うまでもありませんが，自身の弱点と自覚していた"呼吸音"に対して，スポーツ歯科として良いサポートができたと思っています．
奥野●すばらしい結果ですね．スポーツ歯科の観点

がなければ，舌と呼吸音の関連性にも気付かなかったでしょうし，OSA だけ治しても，競技中の呼吸音は改善しなかったと思います．まさに，スポーツ歯科と睡眠歯科によって改善した症例ですね．
藤巻●私はモーグルの元五輪選手である星野純子さんの例を，ご本人の許可も得ておりますので，ご紹介させていただきます（**図 14**）．スポーツ歯科とし

Status	PNIF without TRP (L/min)	PNIF with TRP (L/min)	Sleep status		Tongue Pressure (kPa)	Cephalometric analysis							
			RDI (times/h)	Min SpO₂ (%)		SN	SNA	SNB	ANB	PNS-P	MP-H (mm)	IAS	Fx
初診時	63.3±2.89	—	20.1	81	29.2±0.86	68	79	77	2	33	22	15	87
First TRP	100	153.3±5.77	13.4	94	—	—	—	—	—	—	—	—	—
4 months	96.7±5.77	113.3±5.77	9.9	90	—	68	79	77	2	32	23	12	87
1 year	116.7±5.77 *	126.7±5.77	6.6 *	94 *	31.4±0.36 *	68	79	77	2	34	16 *	11	85
2 years	115±15 *	123.3±11.6	8.8 *	94 *	33.9±0.43 *	68	79	77	2	33	15 *	10	85

図 11　治療開始後の変化　　　　　　　　　　　　　　　　　　　　　　　　　　　　　*p<0.01

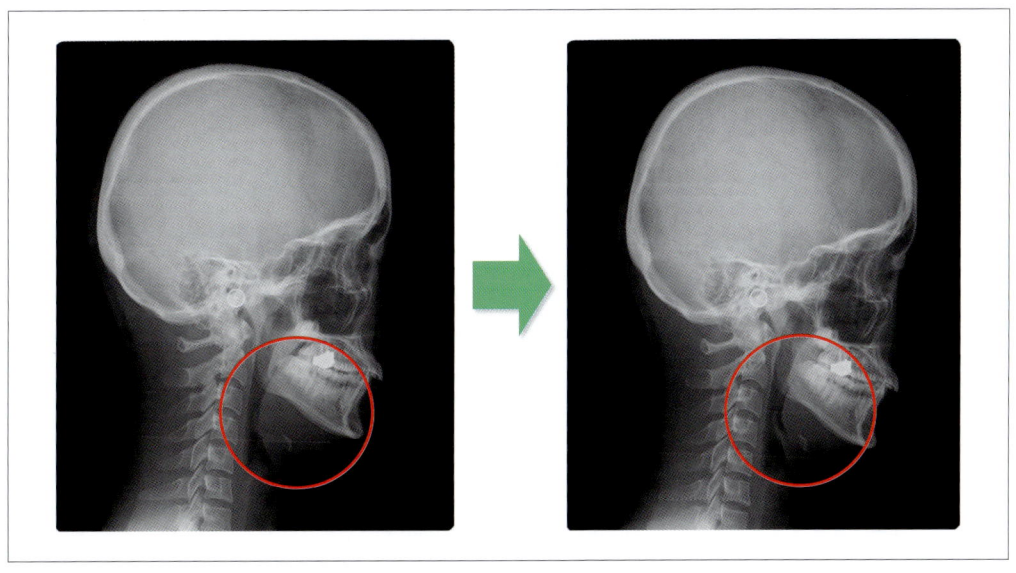

図 12　治療開始後のセファログラム上の変化

て，競技中に使用するマウスガードを製作している
なかで，睡眠中の歯ぎしりの自覚があると相談を受
けました．睡眠時歯科筋電図検査（ウェアラブル筋
電計）を左右咬筋に装着して検査したところ，左右
ともに咬みしめ回数が基準値以上であり，咬みしめ
強さはかなり高い数値であったため，夜間にかかる
咬合力から歯・口腔，そして睡眠の状態を守るため
にもナイトガードを製作しました（**図 15**）．スポー
ツ歯科としては，このようなマウスピースによる昼
も夜も顎口腔にかかる「力」をコントロールするこ
と，管理することが必要です．またトップアスリー

トは，咬合の感触にも繊細であり，細かな咬合調整
が必要です．現役中は，遠方から東京にある当院に
通っていただき，サポートを続けました．
奥野●「とにかく選手に寄り添う」先生のクリニッ
クだからこそ，サポートできるのだと感じました．
藤巻●もう一つはジュニアアスリート，当時 14 歳
のテニスプレイヤーの症例です．起床時の顎の痛み
の症状があり，昼間スポーツ時にはマウスピース，
夜間睡眠時にはナイトガードを装着しています．
奥野● 14 歳！　なるほど，アスリートは成人だけ
ではないですよね．

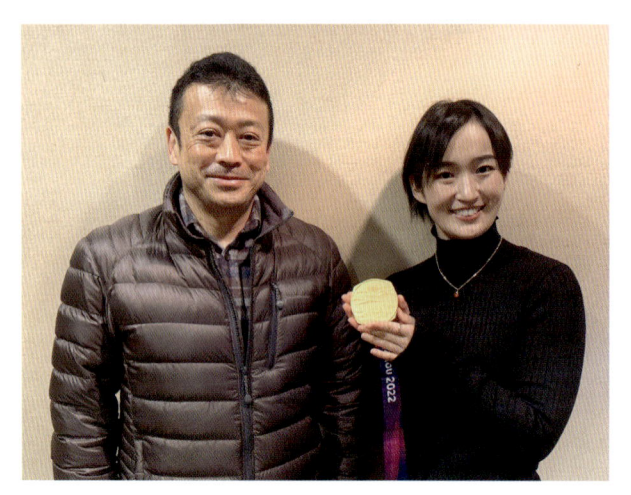

図 13 2023 アジア大会の清水希容選手の 3 連覇

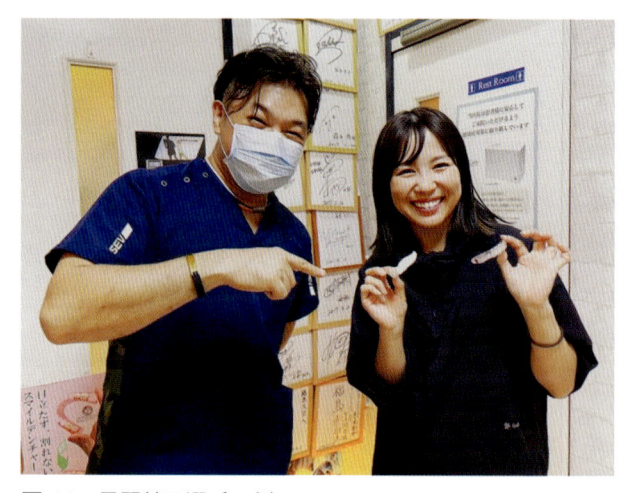

図 14 星野純子選手の例

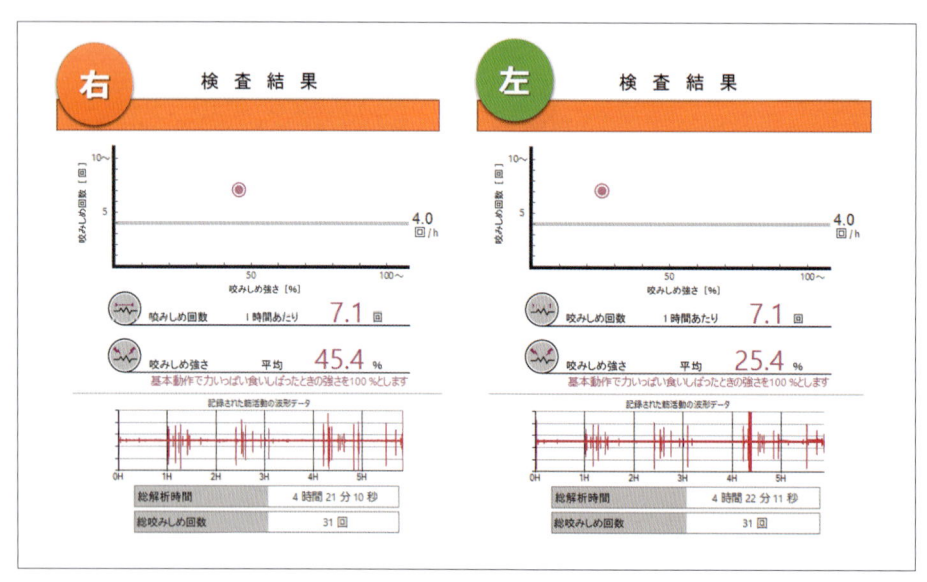

図 15 ウェアラブル筋電計の検査. 左右の結果

藤巻●夜間のナイトガード有/無でのウェアラブル筋電計の結果です. ナイトガードの装着により, 咬みしめ回数は 14.7→8.1 回/時, 咬みしめ強さは 18.9→6.5％と軽減しました (**図 16**).

　昼間スポーツ時のマウスピースにも, 工夫が必要でした. テニスのダブルスのときには, ペアを組む選手同士で会話によるコミュニケーションや連携が必須となります. その際に, マウスピースの舌側が, 舌に触れて会話に支障がでないように, 舌側をくり抜いたマウスピースをダブルス用に製作しました. シングルス用のマウスピースとダブルス用のマウスピースを使い分けています (**図 17**).

奥野●ダブルスで会話が必要であることは知りませんでした. そこにニーズがあることは, やはりスポーツの特性を深く知ってこそ, 気付くことができるのだと思いました. スポーツ歯科の真骨頂ですね.

藤巻●このように, スポーツ歯科では, 選手の細かな要望に合わせたサポートが重要です. 「起きた時やプレー後の顎の痛みはなくなった」「よく眠れているので集中が切れなくなった」「イライラすることが減った」「サーブやストロークの安定度が増した」など, 選手本人から感想をいただいています.

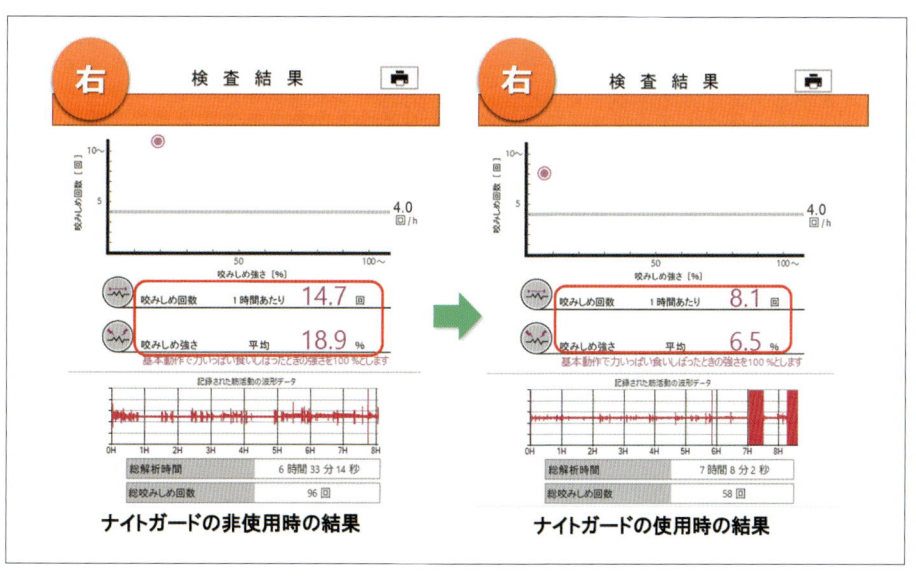

図16　ナイトガード有無でのウェアラブル筋電計の検査結果

スポーツ歯科・睡眠歯科を始める先生方へ

奥野●最後に，これからスポーツ歯科や睡眠歯科を始める先生へメッセージをいただけますか．

鈴木●人生の1/3は睡眠です．医科的な観点のみではなく，歯科で変えられることも多いのが，睡眠分野の面白いところです．スポーツも睡眠に支えられており，睡眠が改善することで，選手の見える景色が変わります．そのサポートができる，スポーツ歯科，睡眠歯科は本当にやりがいがあり，面白いので，ぜひ皆さんはじめましょう！

藤巻●アスリートは自己の健康を削ってパフォーマンスを発揮しています．その姿に，われわれは勇気や感動をもらっているのだと思います．そのような選手に，少しでも健康を維持して過ごしてほしい．睡眠歯科で，そのサポートをしたい．病気治療だけではなく，健康をサポートすることも，歯科として大切な仕事だと思っています．スポーツ歯科，睡眠歯科をはじめると，健康サポートの意識が強くなると思います．

奥野●今回の，睡眠×スポーツ歯科での学び，「日中のパフォーマンス」「とにかく選手に寄り添う」「健康サポート」は，アスリートのみならず，われわれが普段みている患者さんに対しても，当てはまるこ

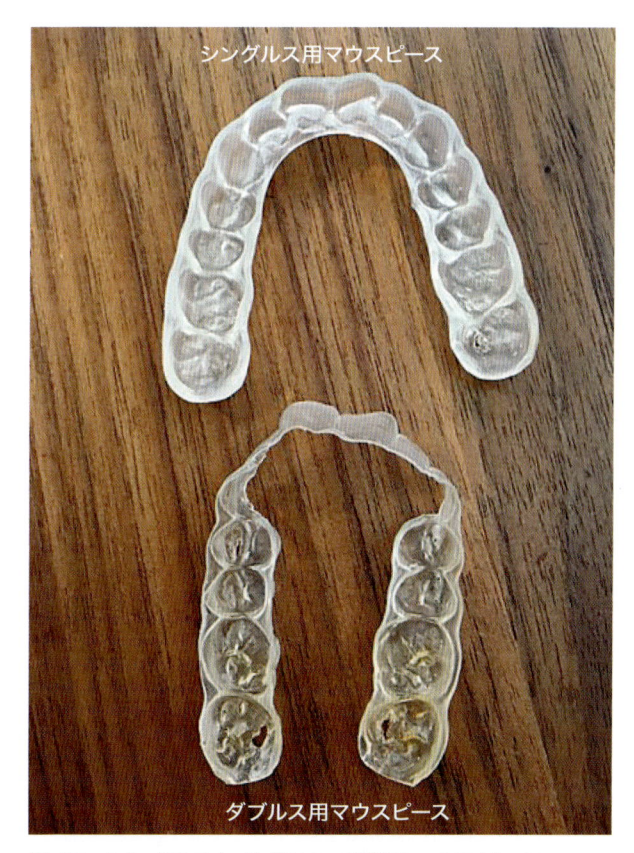

図17　シングルスとダブルス2種類のマウスピース

とだと感じました．スポーツ歯科を通じて，通常の歯科診療にも生きる知識を学ぶことができると思います．さあ皆さん，睡眠×スポーツ歯科をはじめましょう！

第11章｜睡眠×嚥下

嚥下専門医からみた睡眠時無呼吸
～嚥下と無呼吸の接点～

梅本　丈二
George Umemoto
福岡大学病院
摂食嚥下センター

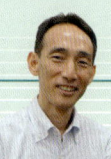

山口　浩平
Kohei Yamaguchi
東京科学大学大学院　医歯学総合研究科
摂食嚥下リハビリテーション学分野

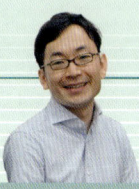

奥野健太郎
Kentaro Okuno
大阪歯科大学附属病院
睡眠歯科センター

はじめに

奥野●閉塞性睡眠時無呼吸（OSA）は小児や成人だけではなく，高齢者にも一般的な病気です．年齢に伴い，OSA患者は増えると報告されており，これには加齢変化や併存疾患，服用薬剤などが影響するといわれています．また，高齢者では嚥下障害の方も多くおられ，各大学や病院で，摂食嚥下を専門とする歯科医師が活躍しています．睡眠呼吸障害も，嚥下障害も，同じ咽頭で生じている病態です．嚥下障害の知識は，睡眠呼吸障害の臨床に役立つことが多く，また睡眠呼吸障害の知識も同じく，嚥下障害の臨床に役立つことも多いと思われます．さらに，今後，高齢化がますます進む日本では，睡眠呼吸障害と嚥下障害を合併する高齢者が多くなることも想定されます．

そこで，今回は摂食嚥下分野の臨床家のお2人の先生に，嚥下専門医からみた，OSAについてお話をうかがうとともに，嚥下と無呼吸との接点についても探ってみたいと思います．

梅本●私は，福岡大学病院の歯科・口腔外科に所属しながら，摂食嚥下センターにて嚥下障害の臨床をしています．摂食嚥下センターは2019年に発足し，歯科医師である私をセンター長として，歯科口腔外科の大学院生，歯科衛生士，嚥下認定看護師，耳鼻咽喉科の言語聴覚士，リハビリテーション科の言語聴覚士，管理栄養士がメンバーです．

奥野●多職種で構成されているチームですね．

梅本●はい．嚥下障害の臨床は，多職種連携のうえで成り立つ分野ですので，このようなメンバー構成です．週に1回，嚥下カンファレンスを行っています．嚥下診療の対象患者さんは，福岡大学病院の院内患者です．入院中の患者さんや，神経変性疾患で外来通院している患者さんになります．**図1**は院内連携のフロー図です．このように，各病棟で咀嚼・嚥下アセスメントされ，各病棟の科の担当医から，摂食嚥下センターにコンサルテーションが入ります．その後，われわれがVF（嚥下造影検査）・VE（嚥下内視鏡検査）検査などで精査をして，食形態の調整など食環境を整える指導や，摂食機能療法（いわゆる嚥下のリハビリ）を処方するといった流れです（**図2**）．

奥野●実際の摂食機能療法は，どなたが担当されるのでしょうか．

梅本●入院している診療科によって異なるのですが，言語聴覚士の方や，歯科衛生士が担当します．

奥野●梅本先生は，歯科口腔外科所属でもありますが，実際の臨床の中で，嚥下，睡眠，一般歯科，口腔外科など，どのような割合でしょうか．

梅本●現在は，嚥下80％，睡眠20％です．

奥野●嚥下や睡眠という，専門領域に専念されているのですね．それだけ，病院内でのニーズが大きい表れかと感じました．

山口先生はいかがでしょうか．

山口●私は東京科学大学の摂食嚥下に特化した分野，摂食嚥下リハビリテーション学分野に所属しております（**図3**）．

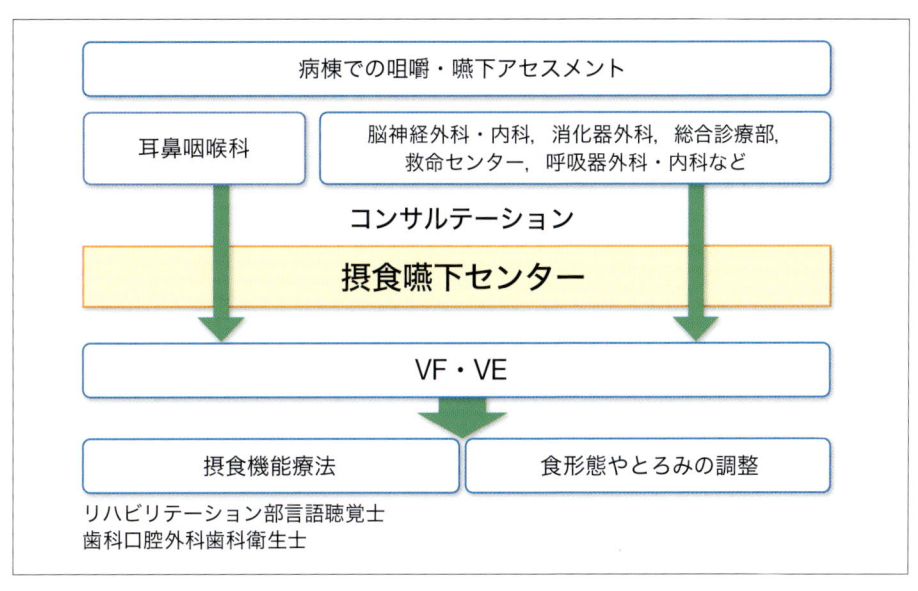

図1 福岡大学病院摂食嚥下センター院内連携フロー

（図内テキスト）

病棟での咀嚼・嚥下アセスメント

耳鼻咽喉科

脳神経外科・内科，消化器外科，総合診療部，救命センター，呼吸器外科・内科など

コンサルテーション

摂食嚥下センター

VF・VE

摂食機能療法

食形態やとろみの調整

リハビリテーション部言語聴覚士
歯科口腔外科歯科衛生士

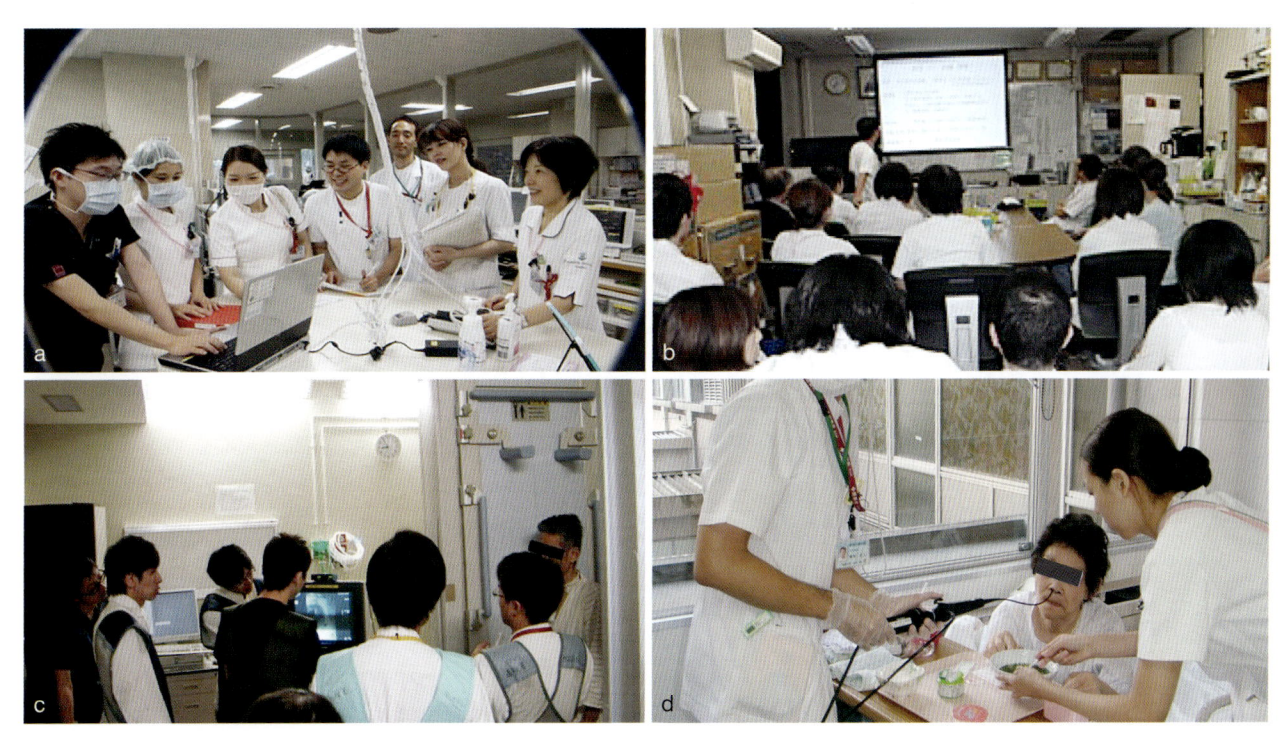

図2 福岡大学病院摂食嚥下センターの診療
a：嚥下回診，b：摂食嚥下カンファ，c：VF，d：VE

奥野●近年，嚥下の専門外来は歯学部附属病院の中で見るようになりましたが，嚥下に特化した大学分野は，全国歯学部のなかでも珍しいと思います．
山口●嚥下の診療内容としては，外来診療20％，訪問診療70％，オンライン診療10％です．外来では，

当院口腔外科での口腔癌術後の嚥下障害患者が多く，また患者さんの家族がホームページをみて，外来受診されるケースもあります．比率として多いのは，訪問診療です．嚥下障害の方，特に重症の嚥下障害の方は，外来受診ができない方が多く，訪問診

療という形で，自宅や入所されている施設にわれわれがうかがいます．訪問可能範囲は拠点から 16 km 圏内というルールがあります．幸い，当院は東京の真ん中に位置しているので，東京 23 区は大体が診療圏内になります．毎日，7 チームがそれぞれ訪問診療に出かけています（**図 4**）．

奥野●毎日 7 チームとは，すごいですね．食べることは生活そのものですので，生活の場である自宅や施設にこそ嚥下診療のニーズがあると感じました．入院中患者を対象とする梅本先生と訪問診療の山口先生で，診ている患者層と病期のステージが異なる点も興味深いです．

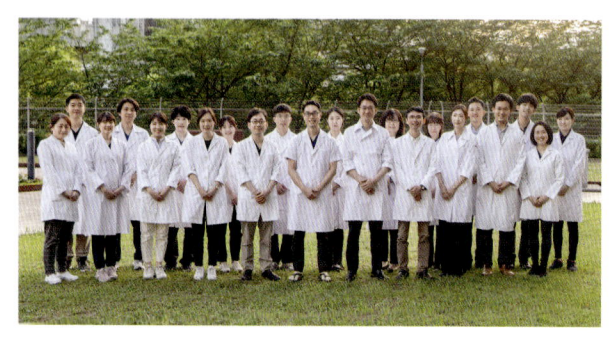

図 3　東京科学大学大学院摂食嚥下リハビリテーション学分野

山口先生のお話にありましたオンライン診療は，とてもユニークな診療ですね．

山口●はい．訪問診療は保険制度ルールで，どうしても 16 km 圏外の方は難しくなります．そこで，オンライン診療で，現地の歯科医師・医師の立ち合いのもと，食事観察や嚥下内視鏡所見をリアルタイムで共観し，その所見から適切な訓練や食事環境指導を行う取り組みを行っています．

遠隔診療モデルとしては，Dentist to Patient with Dentist or Medical Doctor and Multiple Medical Staff です．

嚥下臨床と OSA の接点

奥野●嚥下専門医である先生方が，睡眠臨床を始めるようになったきっかけについて教えてください．

梅本●福岡大学病院では，もともと OSA 臨床を積極的にされていた呼吸器内科の吉村力先生がおられました．CPAP 治療だけではすべての患者さんに対応することは難しいという限界を感じられており，口腔内装置（OA）治療を行ってくれる歯科医師を探しておられ，私に声がかかりました．

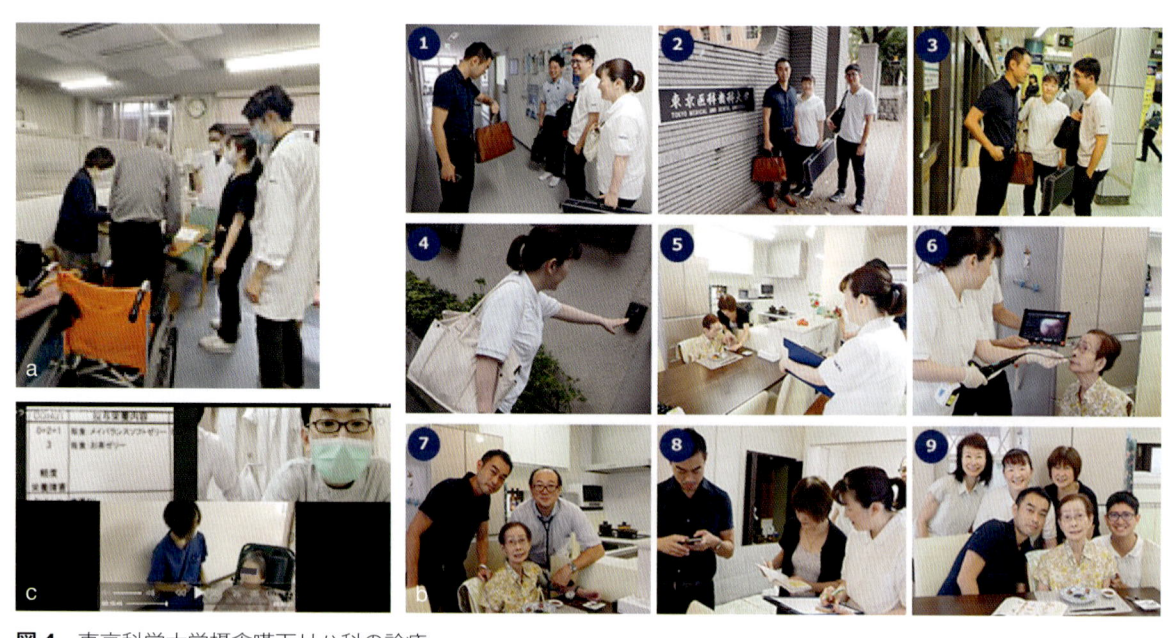

図 4　東京科学大学摂食嚥下リハ科の診療
a：外来診療，b：歯科訪問診療（https://www.tmd.ac.jp/dent_hospital/medical/sesshoku.html），c：オンライン診療

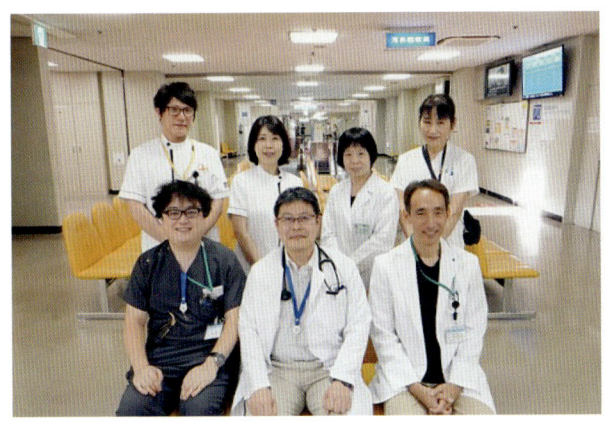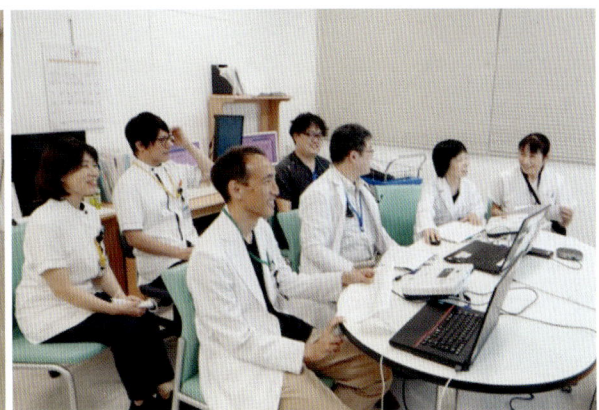

図 5 福岡大学病院睡眠センター

奥野●大学病院内での現場ニーズがあり，先生に声がかかったのがきっかけですね．先生はそれまで睡眠歯科の臨床実績があったのでしょうか？

梅本●恥ずかしながら，睡眠歯科の臨床は全く行っていませんでした．おそらく，私が嚥下診療や顎補綴など，歯科としてはユニークな分野での診療・研究実績があったので，声がかかったのだと思います．

奥野●福岡大学病院でのOSA診療について教えてください．

梅本●福岡大学病院には，吉村力先生が立ち上げた睡眠センターがあります．呼吸器内科，循環器内科，歯科，臨床検査技師で構成されている多職種チームです．月に1回，院内カンファレンスを行っており，1カ月間で施行したPSG検査のサマリー，CPAP・OA治療法選択，経過などを共有しています（**図5**）．

奥野●医学部での睡眠センターの一員としての歯科医師ですが，梅本先生が診るOSA患者は院内紹介のみでしょうか．院外からの紹介もありますか．

梅本●当初は院内紹介のみでしたが，現在は院外からの紹介も多くなってきました．院内カンファレンス以外にも，院外での勉強会グループがあり，参加しております．福岡大学からは，吉村力先生，歯科から私と大学院生，ほかに市中病院や睡眠クリニックの先生方が参加し，毎月，論文抄読会や学会リハーサルなどを行っています．呼吸器内科，神経内科，循環器内科など，さまざまな診療科の先生が参加されており，毎月情報交換，密なコミュニケー

ションがとれます．必然的に地域でのネットワークができ，本勉強会に参加されている院外の先生から，OAの紹介を受けるようになりました．

奥野●なるほど．地域でのクローズドな研究会，勉強会は睡眠ネットワーキングに有効ですよね．私も，ローカル研究会には3つほど関わっていますが，学会とは異なる情報が得られ，また地域ネットワークが非常に広がる実感です．これから睡眠歯科を始める先生に，とても参考になるエピソードですね．

梅本●このような院内・院外でのカンファレンスでは，それぞれの専門領域の視点から，さまざまな意見が出るのでとても勉強になりますし，そこで歯科からの視点でのコメント（嚥下やブラキシズムなど）が求められ，また重宝されます．

奥野●多職種からも歯科の視点はニーズがあるということですね．励みになります．

山口先生にも，嚥下と睡眠の接点についてお話しいただけますか．

山口●私は歯科医師になってから，ずっと嚥下を専門にしてきたのですが，常に自分の診療と研究の幅を広げたい！　という視点をもっています．ここ数年は，研究テーマとして，嚥下・感覚・時間というキーワードを掲げており，時間→睡眠という連想で，"嚥下"と"睡眠"という単語で論文を探索していたところ，奥野先生のOSA患者の内視鏡研究[1]がヒットしました．それが，私と睡眠とのファースト

タッチです.

　内視鏡検査は嚥下臨床で活用するツールです．"睡眠"が，自分の臨床や研究に生かすことができるのではと考え，幸い東京科学大学には快眠歯科センターという専門外来がありますので，見学に行き，今は月曜日の午前中にOSA診療を担当させていただいています．

奥野●私の研究論文がきっかけとは，初めて知りました．恐縮で恥ずかしいのですが，研究者冥利につきます．とても嬉しいです．普段，内視鏡検査で咽頭機能を診ている嚥下専門医だからこそ，睡眠歯科に生かせる視点がある！　この座談会のコンセプトです．

山口●まさに内視鏡検査は嚥下でも睡眠でも生かすことができる検査だと思っています．東京科学大学では，快眠センターという医科（呼吸器内科・精神科）センターがあり，現在，共同研究として，OSA患者の内視鏡検査による咽頭所見を研究データとして蓄積しています．

　先ほど，梅本先生より医科とのカンファレンスで歯科視点でのコメントを求められるというお話がありましたが，まさに，私も同じ経験をしています．快眠センター（医科歯科合同）では，月に1回，全体ミーティングがあり，そこで論文抄読会もあり，各先生いろいろな研究論文を紹介されます．その際に，嚥下専門医である自分が得意とする舌エコーや嚥下内視鏡の見方などの意見は，とても重宝されます．

奥野●なるほど．私も医科との合同カンファレンスで同じことを感じます．精神科は睡眠脳波，呼吸器は呼吸フロー，循環器は無呼吸の結果として起こる血圧・心臓評価，それぞれ専門領域からの意見が勉強になります．歯科は，OSAの原因因子としての上気道形態の見方，またその気道に影響する顎顔面形態について意見を求められ，セファロや内視鏡や口腔，咽頭所見について意見することが多いです．

OSA の視点から嚥下障害を考える

奥野●実際の臨床について，おうかがいしていきたいと思います．梅本先生は，多くのOSA患者を診るなかで，嚥下障害が併存している症例，もしくは嚥下障害を疑うような症例の経験はありますか．

梅本●院外からの紹介患者は，日常生活に支障がないような，比較的健康な中高年の方がほとんどであり，これまで嚥下障害を疑うような方はいませんでした．

　一方，院内からの紹介では，背景に嚥下障害を合併してもおかしくない，もしくはすでに嚥下障害が併存しているような患者さんもおられます．具体的には，認知症，パーキンソン病，多系統萎縮症などの神経変性疾患をもっているOSA患者です．

奥野●具体的な症例をご提示いただけますか．

梅本●1症例目は，52歳のMSA-C（多系統萎縮症-小脳型）の患者さんです．PSG検査の結果，AHI＝14/hと軽度の無呼吸でしたので，OA治療を導入し，AHI＝8/hまで改善しました．

奥野●多系統萎縮症は嚥下障害も高頻度で合併する疾患ですね．本症例では嚥下障害の合併はあったのでしょうか．

梅本●多系統萎縮症の発症まもない時期でしたので，嚥下障害の症状はほとんどなく，ADLも比較的保てていました．そのような状態でしたので，OA治療がスムーズにいったのだと思います．

　別の症例を提示します．同じ多系統萎縮症でも自律神経障害が強く出るシャイ・ドレーガー症候群タイプの患者さんです．PSG検査では，AHI＝66.6/hと重度OSA，ブラキシズムも合併していました．シャイ・ドレーガー症候群で気をつけるべき所見として，声帯の外転障害から声門レベルでの気道閉塞が生じる可能性があることです．その際は，高い周波数帯でのイビキ（Stridor）が出現することが特徴的で，軟口蓋や舌根での閉塞とは病態が異なるため，鑑別する必要があります．本患者では，耳鼻咽喉科での喉頭ファイバーにて，左側の声帯麻痺の所

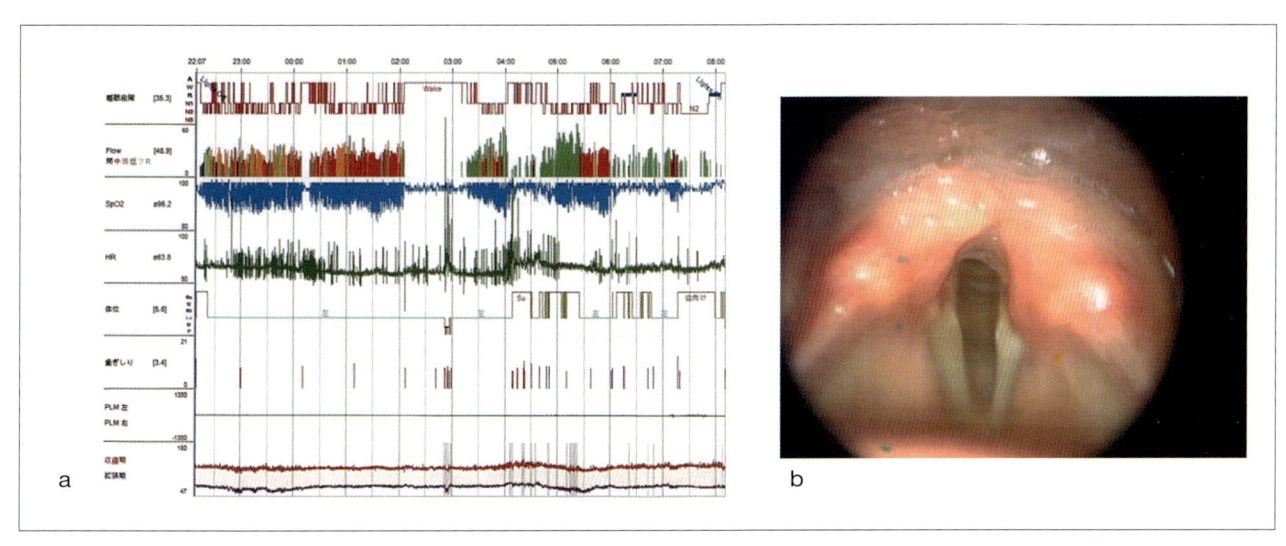

図6 多系統萎縮症（シャイ・ドレーガー症候群）
a：PSG 検査結果，b：左声帯麻痺（耳鼻科ストロボにて）

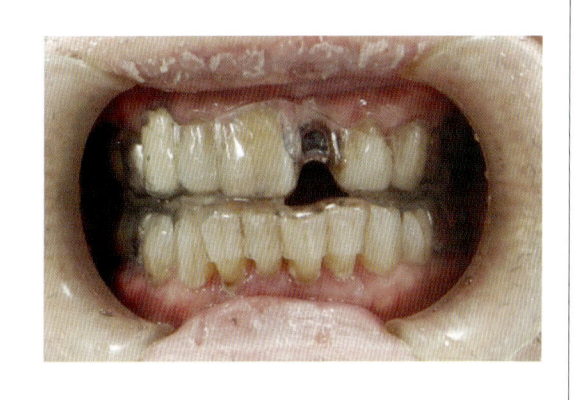

	Baseline	With OA
Apnea-hypopnea index（AHI）（/hr）	**18.2**	**16.4**
Lowest SpO$_2$（%）	80.0	78.0
Desaturation（SpO$_2$<90%）（%）	12.1	12.6
Arousal index（/hr）	11.4	14.4
Snore index（/hr）	190.5	46.2
Periodic leg movement index（/hr）	0	3.2
Sleep efficiency（SE）（%）	76.9	50.5
Stage 1（%）	23.1	22.0
Stage 2（%）	62.3	69.3
Slow wave sleep（%）	0.0	0.0
REM（%）	14.6	8.7
Sleep Bruxism（/hr）	**31.6**	**22.9**

図7 OSA を合併するパーキンソン病患者に対する OA 装着前後の PSG 検査所見
（梅本丈二．パーキンソン病における睡眠障害．老年歯学．2023；38：28-31）

見を認めました．多系統萎縮症の進行とともに声帯閉塞による突然死リスクも高いので，本患者では気管切開となりました（**図6**）．

奥野●シャイ・ドレーガー症候群の声帯閉塞については，教科書で見たことがありますが，実際の症例を経験した歯科医師は少ないと思います．このような患者さんでは，AHI という表面上の数値だけで判断し，OA を適応するのは危険ですね．やはり，背景疾患の知識や病態を把握することが大事だと感じました．

梅本●最後に，パーキンソン病と OSA との合併症例を提示します．PSG 検査上，AHI＝18.2/h と中程度 OSA を認め，CPAP 適応基準に満たないため，歯科へ OA の依頼があった方です（**図7**）．

奥野●パーキンソン病の方ですと，固縮，振戦など，手指の運動障害があるので，OA の着脱が難しくなるのではないでしょうか．

梅本●その通りです．実際に，本患者でも固縮，振戦などのパーキンソニズムがあり，着脱が容易に行えるようにハードタイプではなくソフトタイプの一

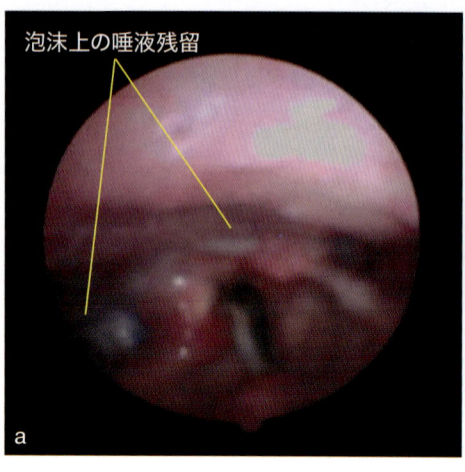
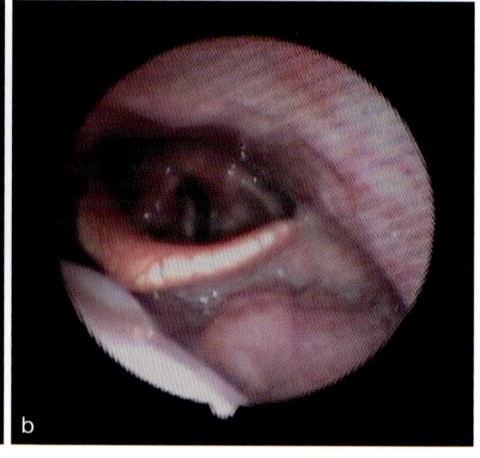

泡沫上の唾液残留

図8 ワーレンベルグ症候群を合併する OSA の症例
a：麻痺側である右側に唾液残留を認める
b：OA 装着下での嚥下後．唾液残留は消失．唾液嚥下問題なしと判断

体型 OA を適応しました．治療後は AHI＝16.4/h と治療効果は不十分な結果でした．経過観察時に，よくよく OA を確認すると，装置の下顎舌側部分が内側に完全に折れ込んで変形しており，不適合が生じていました．おそらく，装着時には噛み込むことにより一見装着できているように見えるのですが，夜間には外れてしまっていることが予想されました．

奥野● OA は，ある程度の装置自己管理能力が求められると思いますので，パーキンソン病の患者さんでは難しい方もおられるということですね．

梅本● はい．認知症と OSA 合併の方も同じことが言えると思います．また，ほかの注意点としては，このような神経変性疾患は進行するということです．多系統萎縮症の方は，個人差もありますが，発症後 10 年以内で亡くなる方もおられる疾患です．ですので，いったん OA が適応できたとしても，背景疾患の進行とともに，早期に使用できなくなる時期がくることは，知っておくべき知識だと思います．

奥野● なるほど．背景疾患についての知識から，予後予測をすることが重要ですね．嚥下障害の臨床では非常に重視される考え方ですが，このような背景疾患をもつ OSA 患者にも通じると思いました．

梅本● 奥野先生は，嚥下障害も診られていますよね．嚥下障害と OSA の合併症例の経験はありますか．

奥野● はい．2 症例ほど紹介させていただきます．2 症例ともワーレンベルグ症候群という延髄外側の脳梗塞という特殊な症例です．

山口● ワーレンベルグ症候群は，嚥下に重要な舌咽神経・迷走神経の運動核が障害されることで，嚥下障害が生じる疾患ですよね．

奥野● 1 症例目は，66 歳の男性です．延髄梗塞後の入院中にイビキを指摘され，簡易検査の結果 REI＝57.4/h と重度 OSA を認めたため，CPAP 治療導入となるも違和感のため中断になりました．退院後に，OA 治療のため歯科を受診された方です．嚥下障害の程度はごく軽度であり，水分の嚥下困難感はあるものの，常食を食べており，日常生活では何も困らない程度の方でした．

OA を導入する際に注意した点は，「下顎前方で気道を開大させると，夜間に唾液の嚥下がしにくくなり，唾液誤嚥が出現しないか？」です．方法としては，OA 装着下で唾液嚥下が可能であるかを VE で確認したうえで，問題なく唾液嚥下可能であったので，OA を導入しました（**図8**）．経過観察では，夜間の咳がないか？　起床後に痰が増えていないか？なども問診で確認しています．

2 症例目は，OA で経過観察中に，延髄梗塞を発症した患者さんです．46 歳の男性で，昼間の眠気といびきがあり，かかりつけ内科で簡易検査を受け，

REI＝18.6/h と中程度 OSA を認めたため，当院を紹介され受診しました．OA にて REI＝8.0/h まで改善し，経過観察を続けていました．48 歳のときに，左延髄梗塞を発症．嚥下障害も出現し，日常の食事でも水分摂取時のムセがあり，意識嚥下やトロミなどで対応している状態です．OA を装着して寝ると，夜間に咳が出現するようになったという経過です．本症例の場合には，OA の下顎前方位による咽頭気道の開大が，嚥下機能には不利に働き，夜間の唾液誤嚥を発症していると考えられました．幸い，もともとの OSA も中程度であり，簡易検査上でも側臥位で軽症化する傾向があったので，OA は中止として体位変換療法で経過をみることになりました．

嚥下障害の視点から OSA を考える

奥野●山口先生は普段，嚥下診療として在宅，老人施設，回復期・療養型病院などに行かれていると思います．OSA の合併を疑う経験はありますか．

山口●OSA の患者さんを診るようになってからは，嚥下診察の際にも咽頭を気道の一部としても意識するようになりました．嚥下評価のための VE で，上気道が狭いなと感じた患者さんがいれば，施設や家族の方に「夜にいびきをしていないですか？」と聞くと，ほとんどの方が「いびきがあります」とおっしゃられます．難しいのは，在宅・施設の場合には，睡眠検査が難しいこと，その後の要介護高齢者へ適応できるような OSA 治療法が少ないこと，そもそも患者さんや家族に無呼吸に対する主訴がないため，どこまで検査を勧める・治療を進めるかは判断に迷います．

奥野●たしかに．要介護高齢者への OSA 治療の意義に関するエビデンスは，確立されていないですね．

山口●研究では，回復期病院で嚥下障害をもつ脳卒中患者に対して，簡易検査による OSA 評価を行ったところ，REI＞5 は 85/91 人（93.4％）と，ほとんどの患者さんで認めました．中程度 REI＞15 で区切っても，66/91 人（72.5％）でした（**図9**）．

奥野●すごく貴重なデータですね．

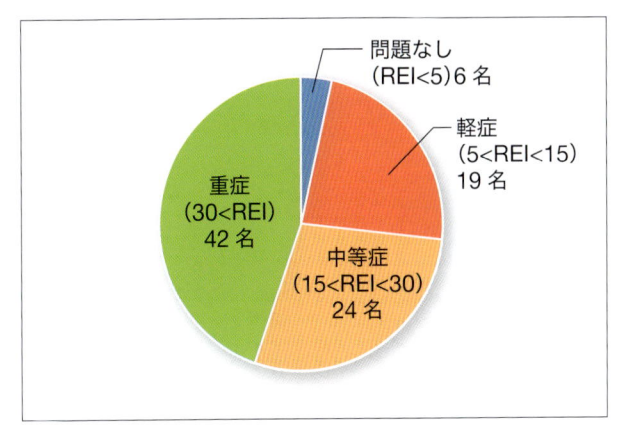

図9　回復期病院に入院中の脳卒中患者の簡易検査結果（Yanagida ほか，2024[2]）

山口●脳卒中の回復期ですので，全身のリハビリが進み生活の場に戻られる頃には，また変化している可能性も考えられます．今後，調査を続けていく予定です．

奥野●これまで，OSA の臨床研究は，外来通院が可能な成人・高齢者を対象にしており，そのような比較的身体機能が保たれている患者さんへの検査・治療は確立されています．しかしながら，要介護高齢者に関してはわかっていないことが多く，これらの患者層には，非接触型の検査や，治療デバイスや手術などのキュア的発想ではなく，体位変換療法などケア的発想が必要なのかもしれません．嚥下臨床から学ぶことは多いと感じました．

VE の応用について

奥野●お2人とも嚥下臨床で，日常的に，VE にて咽頭を診ていると思います．OSA が起こる現場も，同じ咽頭です．嚥下の知識が OSA 臨床に生かせること，また OSA の知識が嚥下臨床に生かせることがあるかと思います．まずは，VE について簡単にご説明いただけますか．

山口●嚥下診療では VE で咽頭を直接確認しながら食事をしてもらい，食塊形成ができているか，食塊の通過経路，嚥下の反射，嚥下運動，誤嚥や喉頭侵入の有無，誤嚥物の喀出力など，さまざまなことが評価できます．持ち運びが容易ですので，われわれ

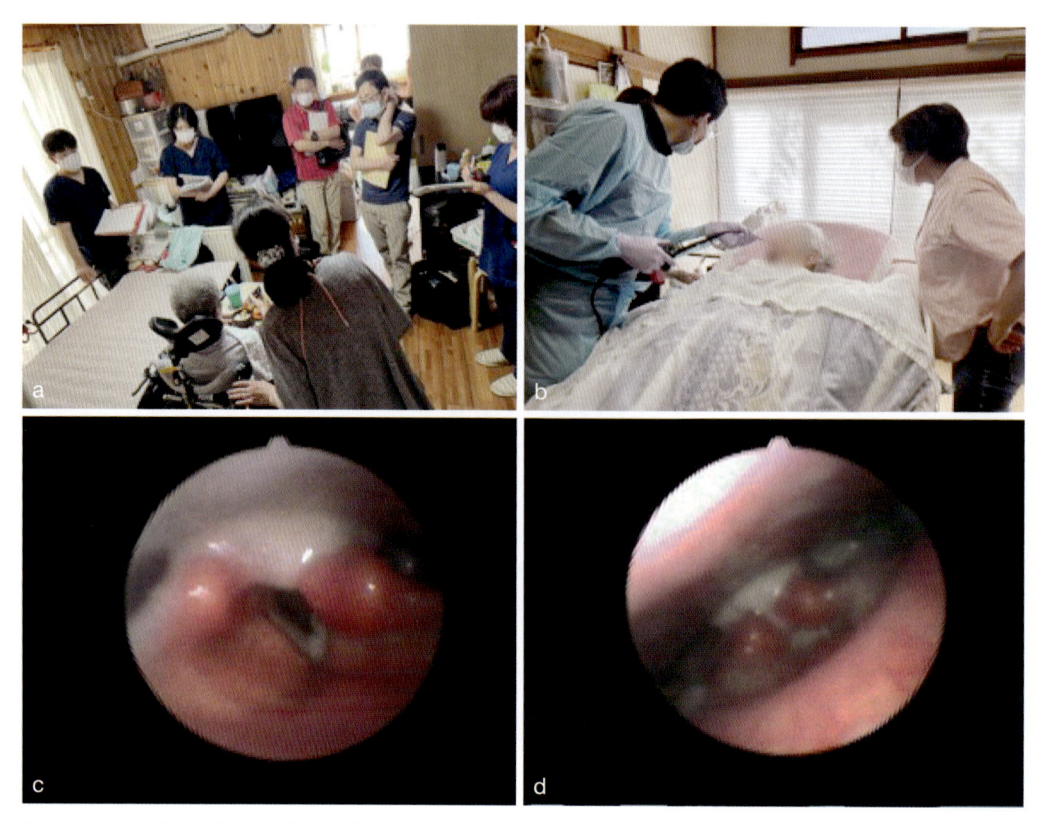

図 10 VE の検査風景と内視鏡画像

は訪問診療の際に，自宅や施設など，患者さんが生活している場で検査することが可能であり，非常に訪問診療に親和性が高い検査です（**図 10a，b**）．

奥野● VE の画像所見などありますか．

山口●**図 10c** は，喉頭侵入している際の画像です．食事が，喉頭内に侵入している様子が確認できます．この際に，咳が出現し，喀出できるかどうか，なども評価ポイントとなります．**図 10d** は，誤嚥している画像です．声帯より下方に食事が侵入すると誤嚥になります．VF のほうが誤嚥は診断しやすいですが，慣れると VE でも可能です．奥野先生は OSA 患者の咽頭気道評価に VE を用いていますよね．

奥野●大阪歯科大学では，OSA 患者全例に VE での咽頭気道の評価を行っています．覚醒時，仰臥位の状態で内視鏡を咽頭気道まで挿入し，いびき産生時に狭小化する部位の確認，下顎前方移動させた際の気道開大の有無，OA の下顎位の初期固定位置を設定するのに用いています（**図 11**）．梅本先生の摂食嚥下センターでは，VE に加えて VF もされています

よね．

梅本●当センターでは，嚥下障害精密検査として，VF と VE を行っています．これらの検査，そして知識から気づくことができた経験を紹介します．

　75 歳の認知症の患者さんで，いびきが大きく，PSG 検査を実施すると AHI＝37.5/h と重度 OSA の診断でした．嚥下障害もあったので，嚥下評価のため VF を行うと誤嚥を認め，かつ右側の咽頭通過障害を認めました．嚥下専門医からすると，このような誤嚥所見や左右差がある所見は，認知症では認められません．何かおかしいと思い，VE を行うと，何と右側の咽頭に腫瘍性病変があり，耳鼻咽喉科の診察の結果，悪性腫瘍でした．結果的に，咽頭の悪性腫瘍が咽頭気道を狭小化させ，OSA を起こしていたという結果でした（**図 12**）．

奥野●嚥下の知識がなく OSA の治療を進めていれば，悪性腫瘍の発見が遅れていたかもしれませんね．

梅本●認知症も進行していたので，悪性腫瘍の積極的な治療とはなりませんでしたが，認知症の方では

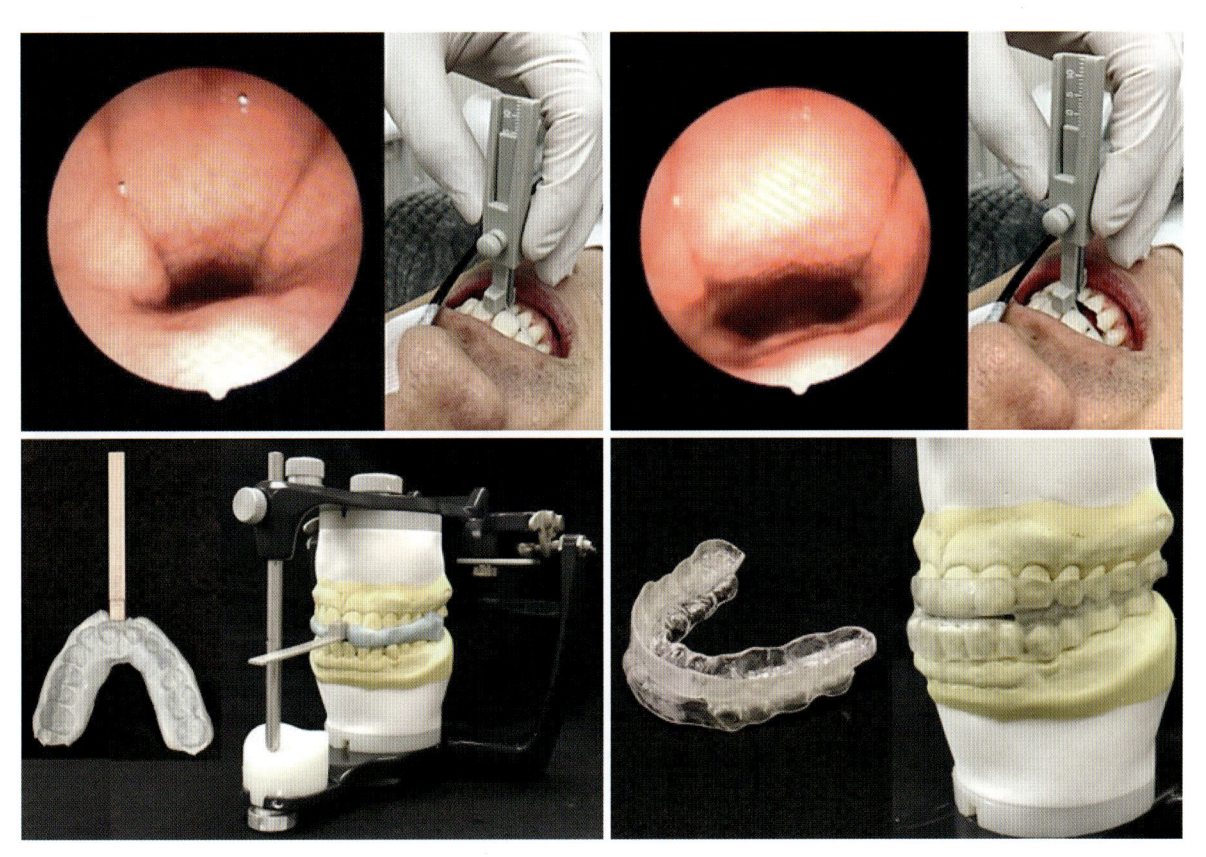

図 11 内視鏡を用いた OA の製作法
（Okuno K, et al. Titration technique using endoscopy for an oral appliance treatment of obstructive sleep apnea. J Prosthet Dent. 2018；119（3）：350-353）

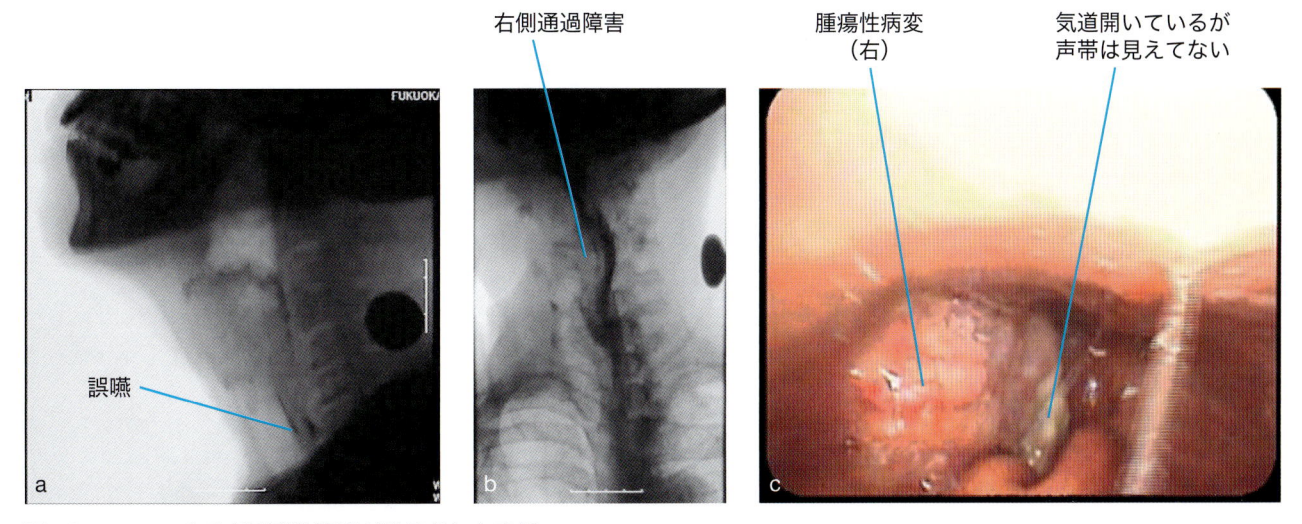

右側通過障害

腫瘍性病変
（右）

気道開いているが
声帯は見えてない

誤嚥

図 12 VF・VE から咽頭悪性腫瘍が発見された症例
a：VF（側面像），b：同（正面像），c：VE

自覚症状を表現することが難しいため，いろいろな疾患の発見が遅れることが多い現状があります．その際には，幅広い医学知識が必要で，医療者が気づいてあげられるか，が大事だと思っています．その際には，嚥下の知識も，睡眠の知識も，OSA の知識も重要です．

嚥下専門医や訪問診療をしている歯科医師に向けてのメッセージ

奥野●今回の座談会で，嚥下診療と OSA 診療の接点はあるものの，嚥下障害を合併する OSA 患者にも OA 治療をしたら良い！　というわけにはいかないことがよくわかりました．それよりも，患者さんの病態を把握することに，嚥下・睡眠の両方の知識が生かされると感じました．また，山口先生のデータからは，要介護高齢者で OSA が多いことは言えそうです．そのような方に，OA 治療といったキュアではなく，環境的アプローチなどのケア的アプローチを探ることも，歯科医療の目指す方向では？と個人的には思います．最後に，訪問診療や，嚥下診療をされている歯科医師の先生に向けてメッセージをお願いします．

梅本●嚥下臨床も睡眠臨床も，ムセや OSA といった表層的な症状のみに注目するのではなく，背景にある疾患や病態から考えることが重要です．その知識があってこそ発見できることもあると思いますので，患者さんの病態を捉え，きちんと診断するため

にも，ぜひ睡眠や OSA の知識を身に付けると良いと思います．

山口●食と睡眠は，生きるうえで根源的な事象です．歯科は両方に関わることができる職種だと自分は考えていて，その両方の知識がある歯科医師は，医療的にも社会的にも高いバリューを発揮できると思います．今後発展していく歯科医療において，睡眠の知識は必須だと思いますので，ぜひ嚥下や訪問をされている先生方以外も，すべての歯科医師にとって学ぶ価値があると自分は思います．

奥野●すばらしいメッセージを，ありがとうございます．まさに，本書のコアメッセージを代弁いただけたように思います．訪問診療，嚥下診療をされている先生方，ぜひ睡眠歯科をはじめましょう！

文 献

1) Okuno K, et al. Endoscopy evaluation to predict oral appliance outcomes in obstructive sleep apnoea. Eur Respir J. 2016；47（5）：1410-1419.
2) Yanagida R, Yamaguchi K, Nakagawa K, Yoshimi K, Hino T, Kisara A, Tohara H. Sleep apnea and dysphagia in patients after a stroke recovering in convalescence rehabilitation. J Prosthet Dent. 2024；Epub ahead of print.

第12章

睡眠×歯科衛生士

歯科衛生士が行う睡眠歯科の実践

木村　聖子
Seiko Kimura
山口県・ささお歯科ク
リニック 主任・歯科衛
生士・睡眠健康指導士

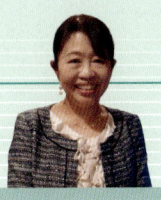

丸山　咲
Saki Maruyama
山口県・ささお歯科クリニック・
歯科衛生士・睡眠健康指導士

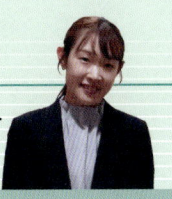

奥野健太郎
Kentaro Okuno
大阪歯科大学附属病院
睡眠歯科センター

はじめに

奥野●睡眠歯科の臨床実践では，多職種連携が重要です．連携というと医科歯科連携というクリニック外での連携をイメージされると思いますが，実際にクリニックで睡眠歯科を実践するとなると，クリニック内の連携が必須になります．クリニック内の連携，すなわち，歯科医師-歯科衛生士の多職種連携です．

　歯科衛生士の方は，口腔衛生指導や，口腔に関する諸症状の聞き取りを日常的に行っていることから，患者さんにとっても身近であり，いろいろな悩みを相談しやすい存在です．睡眠の問題は，生活の問題そのものであり，生活のことを聞いたり，指導したりするのは，歯科医師よりも歯科衛生士のほうが力を発揮する領域です．

　睡眠歯科の診療は，口腔内装置（OA）を製作するだけではありません．閉塞性睡眠時無呼吸（OSA）の診療の流れやOAの導入に際しての説明だけでなく，睡眠に関する問診や，正しい睡眠習慣の指導，自院の患者さんからOSA患者をスクリーニングするなど多岐にわたります．

　ここでは，ささお歯科クリニック口腔機能センターにて，睡眠歯科を実践している歯科衛生士のお二人からお話をうかがいたいと思います．

木村●私は歯科衛生士専門学校の学生実習で佐々生歯科医院にお世話になり，そのまま就職しました．当時，一般歯科で歯周病や矯正治療にとてもやりがいを感じていましたし，先代の院長である佐々生芳

久先生には，本当にお世話になりました．2011年に現院長である佐々生康宏先生が岩国に戻られ，一般歯科に加えて口腔機能障害の専門外来も開設，ささお歯科クリニックとしてリニューアルしました（第2章を参照）．院長の世代交代を機に，私の歯科衛生士としての人生も終わりだと思っていましたが，幸運なことに，私も新しく生まれ変わった「ささお歯科クリニック」のメンバーとして，新たな道を歩むことになりました．

　私自身，クリニックの変遷のなか，流れのなかで専門外来に携わることとなり，最初は驚きと戸惑いの連続でした．専門外来では，医科からの紹介や，ネットで検索するなど，多くの方が来院され，予約が取れないような状況です．専門外来のニーズの多さに驚き，そのニーズに歯科衛生士としても応えたい一心で，日々，スタッフとともに勉強しています．

丸山●私は，新生ささお歯科クリニックになってからの入職です．高校生のときに，ささお歯科クリニックにインターンシップでお世話になり，「歯科衛生士の仕事ってすばらしい！」と衝撃を受けたことがきっかけで歯科衛生士を目指し，資格を得た後に，ささお歯科クリニックに入職しました．歯科衛生士として得意な分野をもちたいと思っていたところ，院長先生から"睡眠歯科"を提案され，勉強して睡眠健康指導士の資格も得て，現在は睡眠歯科を武器に，日々楽しく歯科衛生士として診療しています．

奥野●お二人とも，ささお歯科クリニックに惚れ込んで入職されたのですね．これも院長先生親子の人徳のなせる技ですね．また，お二人とも睡眠健康指

導士の資格をもたれています．この資格については，後に詳しくおうかがいしたいと思います．まずは，ささお歯科クリニックの専門外来について簡単に教えていただけますか．

口腔機能障害の専門外来

木村●ささお歯科クリニックでは，本書のテーマでもある OSA を含む，口腔機能障害の専門外来をもつことが特徴です．専門外来として，睡眠歯科外来，摂食嚥下障害外来，ドライマウス外来，発音障害外来，障がい者歯科外来の 5 つに加えて，訪問歯科診療も行っています（第 2 章を参照）．

奥野●睡眠歯科外来については，後に詳しくおうかがいするとして，ほかの専門外来をご紹介いただけますか．

木村●摂食嚥下障害外来では，さまざまな背景をおもちの患者さんが来られますので，問診にて，背景疾患や全身状態，ADL，普段の食事の状況，摂取されている食形態などを聴取します．また，嚥下内視鏡検査（VE）のアシスト，舌圧検査，口唇力検査，歯科医師の指示のもと，嚥下訓練を実施しています．

ドライマウス外来では，問診に加えて，唾液分泌量検査として安静時唾液量検査，また刺激時唾液量検査として，サクソンテスト，ガムテスト，口腔内保湿度の検査としてムーカス検査を担当しています．検査後には，必要に応じて，リラックス体操や唾液腺マッサージ，適切な保湿剤の選択・使用法説明，口腔カンジダ陽性の場合には抗真菌薬の使用方法の説明なども行います．血液検査のための採血を行うこともあります．

奥野●問診だけではなく，いろいろな検査・治療を担当されているのですね．

丸山●はい．ほかにも不定期に「舌痛症患者の会」を開催して，患者さん同士のつながりや交流の場として活用していただいています．

奥野●患者会までサポートしているのは，本当にすごいですね！

丸山●ほかにも，発音障害外来，障がい者外来があ

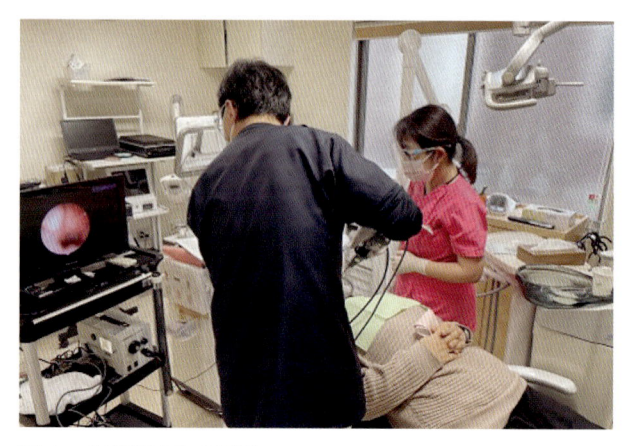

図 1　内視鏡検査の風景

ります．

睡眠歯科外来での歯科衛生士としての診療

奥野●睡眠歯科外来で，歯科衛生士としてどのような診療をされているのか，うかがいたいと思います．

木村●大まかには，歯科医師の診療アシスト，問診，通院患者のなかから OSA 患者のスクリーニング，睡眠衛生指導に分けられます．

奥野●歯科医師の診療アシストは，どのような内容でしょうか．

木村●まずは，内視鏡検査でのアシストワークです．当院では，OSA 患者の上気道評価を目的に内視鏡検査を行っています．内視鏡検査は挿入して診るだけではなく，気道の変化を評価する必要があります．そのため，内視鏡検査時には，さまざまなタスクを患者さんに行ってもらいます．具体的には，「いびき」「鼻をつまんで息を吸う」「下顎を前に出す」「いびきをしながら下顎を前に出す」「舌を出す」です．これらのタスクを，事前に説明したうえで，患者さんに練習をしてもらっています（**図 1**）．

奥野●なるほど．「いびき」「鼻をつまんで息を吸う」ことで，気道の狭小・閉塞を再現し，「下顎を前に出す」「いびきをしながら下顎を前に出す」「舌を出す」ことで，下顎を前方に移動した際の気道変化，つまり OA が効果を発揮するかを評価しているのですね．

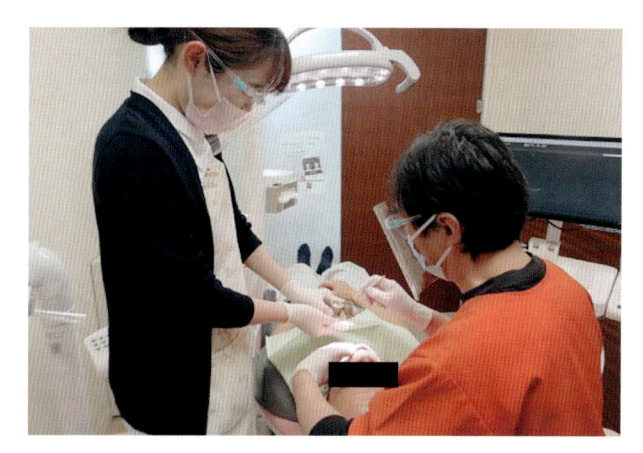

図2 OA 製作のアシスト

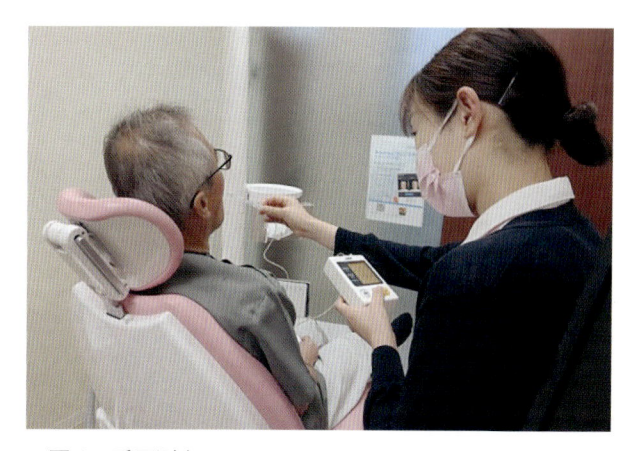

図3 舌圧測定

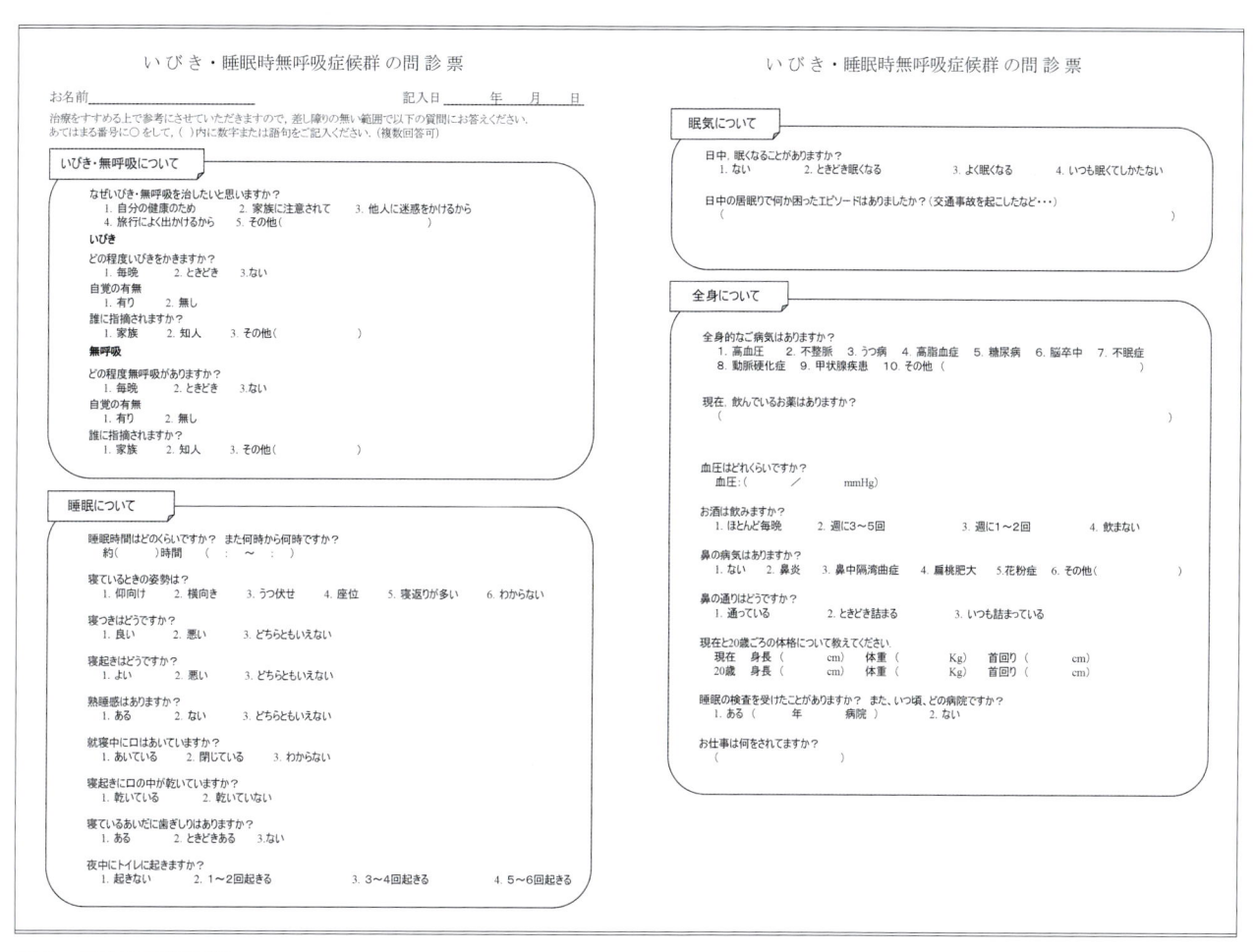

図4 初診時の問診票

木村●はい．患者さんにとっては内視鏡検査という
と緊張される方が多いです．事前に説明し，練習す
ることで，安心・リラックスしてもらえる効果もあ
ると思います．あとは，女性の患者さんでは，いび

きを恥ずかしがる方もおられます．その際には，歯
科衛生士が，いびきをデモンストレーションして，
一緒に練習してもらうよう工夫しています．当院の
歯科衛生士は，全員，いびきを練習して，デモがで

きるようになりました．

奥野●なるほど．患者さんにとってつらい検査である内視鏡検査を短時間にスムーズに行う工夫がここにあり！ですね．

木村●あとは，検査後の内視鏡洗浄ですね．消毒・洗浄作業はとても重要ですので，スタッフ全員が確実にできるように徹底しています．

奥野● OAの製作に関して，アシストワークはありますか．

丸山● OAの使用方法について，説明資料を使って説明します．次に，上下別々に製作されたマウスピースの試適を行い，痛みなどがないかチェックします．次に歯科医師が上下のマウスピースをレジンで固定します．その際にレジン筆積みのアシストも行います（**図2**）．

奥野●説明時のコツ・ポイントなどはありますか．

丸山●歯科医師も強調していることですが，朝起きてOAを外した後に，顎の体操をしていただくように，歯科衛生士からも説明しています．

奥野● OAの副作用防止ということでしょうか．

丸山●はい．顎のだるさや咬合変化の副作用に対する対策として，歯科衛生士からも強調して説明しています．

木村● OAの経過観察の際に，歯科医師が咬合変化のリスクがあると判断した症例では，デンタルプレスケールで咬合チェックを行います．また，無呼吸に加えて，口腔機能低下も合併しているような症例では，舌圧検査で評価することもあります．その際の，機材準備や舌圧測定も歯科衛生士の仕事です（**図3**）．

OSAの問診

奥野●続いて，OSAに関する問診について，うかがいたいと思います．この問診に関しては，普段から口腔に関する悩みや症状を聞き取っている歯科衛生士の本領を発揮するところだと思っています．

木村●当院は，医科からの紹介が多いのが特徴です．受診されたら，まずは受付で，初診時の問診票

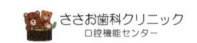

図5 眠気の自覚評価表（ESS）

（**図4**），眠気の自覚評価表（ESS；**図5**）を渡し，患者さんに記入してもらいます．次にチェアーサイドで，歯科衛生士が，その問診票や医科からの紹介状を見ながら，さらに追加問診をしながら，外来所見シール（**図6**）の項目を埋めていきます．

奥野●問診時のコツはありますか．

木村●患者さんの生活背景を聞くように心がけています．その際に，やはり職業は重要だと考えています．たとえば，眠気が事故につながりかねない職業運転士の方，眠気を感じやすいデスクワーク中心の仕事，などです．

丸山●あとは，背景疾患（高血圧，不整脈）や眠気に関わるような薬（抗ヒスタミン薬，抗てんかん薬など）の服薬があるかなども，気をつけて聞くようにします．

奥野● OAセット後の経過観察としての問診は，どのように行っていますか．

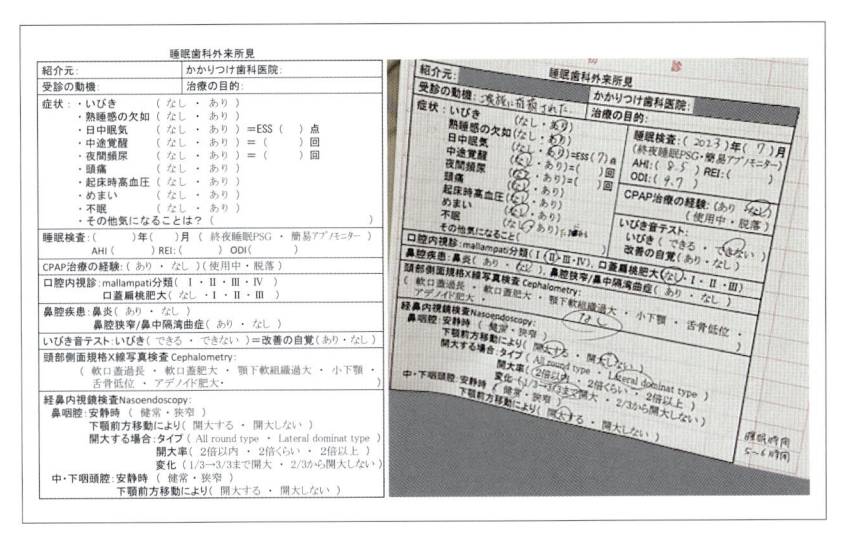

図6 外来所見シール

いびき	（なし・あり）	○Aを朝まで装着（できている・できていない）
熟睡感の欠如	（なし・あり）	週に何回装着する（7・6・5・4・3・2・1・0）
日中眠気	（なし・あり）＝ESS（　）点	顎の痛み　　　　　　（なし・あり）
中途覚醒	（なし・あり）＝（　）回	歯の痛み　　　　　　（なし・あり）
夜間頻尿	（なし・あり）＝（　）回	咬み合わせの違和感　（なし・あり）
頭痛	（なし・あり）	咬合を戻す運動を（行っている・行っていない）
起床時高血圧	（なし・あり）	睡眠障害12の対処（できている・できていない）
めまい	（なし・あり）	その他気になること（　　　　　　　　　　）
不眠	（なし・あり）	

図7 再診時の問診シール

丸山●再診時の問診シール（**図7**）があり，その項目にそって歯科衛生士がチェアーサイドで問診します．装着率が低い場合には理由も聞くようにして歯科医師につなげます．また，夜間のOA装着により，下顎前突の癖がついているのを，ちゃんと朝にOAを外したときに，元の咬合に戻すよう指導することは，強調して説明しています．

奥野●OA治療に携わって印象に残ったエピソードはありますか．

木村●たとえば，家族にいびきがうるさいと指摘され，しぶしぶOA治療をスタートしたような，治療に対するモチベーションが低くスタートした方でも，実際にOAを装着すると，良く寝られるように

なり，効果を実感されて，「この治療をはじめてよかった！」という患者さんもおられます．そのようなときには，私たちも嬉しいですね．

奥野●慢性的な睡眠不足の方ですと，その状況に慣れてしまい，眠気や睡眠が悪い自覚に乏しい方は，OSA患者のなかに一定数居られるというのが私の実感です．そのような隠れ睡眠不足の方を見つけ出して，検査・治療・改善につなげることも歯科医療の仕事の一つだと，個人的には思っています．

OSA患者のスクリーニング

奥野●OSA患者のスクリーニングについて，うかがいたいと思います．

木村●以前に，ささお歯科クリニックの患者さんのなかから，OSA患者のスクリーニングを行う「発見OSAS！」という取り組みを，強化月間として実施した時期がありました．

まず最初は院長の講義を受け，OSAの特徴や発見のポイントを教えていただきました．そして，クリニックに歯科治療などで通院中の患者さんに，OSAのスクリーニングができるアンケートを配ったり，いびきの有無を問診したり，ESアングルを見てスクリーニングしました．

奥野●私がささお歯科クリニックの睡眠歯科外来を

見学させていただいた際にも，この「発見 OSAS！」でOSAが見つかった患者さんがOAの新製希望で来られていましたね．

木村●はい．この方の場合は，「発見 OSAS！」がなければ，OSA は見過ごされていたのだと思います．ほかにも，肥満傾向のある患者さんのクリーニングを担当した際に，チェアーで仰臥位になった時に，いびきのような呼吸音が聞こえたので，OSA を疑うことをお伝えし，医科への睡眠検査につながった症例も経験しました．

丸山●私が担当した小児患者では，口蓋扁桃肥大があったので OSA の存在を疑い，その内容を歯科医師に伝えて，親御さんにいびきの有無を確認したところ，睡眠中にいびきがあるということで，小児科に紹介した経験があります．

奥野●このように，歯科医院ではじめて発見できる OSA の例もあるので，OSA のスクリーニングは今後の歯科医院の重要な役割の一つだと感じました．

睡眠衛生指導

奥野●木村さん，丸山さんは，睡眠健康指導士の資格をもち，「睡眠衛生指導」を行っていると思います．まずは，睡眠健康指導士とはどういった資格なのか，詳しく聞かせてください．

丸山●日本睡眠教育機構が提供・管理している資格です．ホームページから引用すると「自己の睡眠知識を深めるとともに正しい睡眠習慣を身につけ，健康的な生活を送ることを目的に，身近な人々に正しい睡眠知識の大切さを伝えていく人材」です．

奥野●医療職に限定した資格ではなく，どなたでも取得できる資格なのでしょうか．

木村●はい．医師，歯科医師，薬剤師，看護師，歯科衛生士など医療職だけではなく，教職員，市町村の保健課職員，寝具メーカー職員の方もおられます．

奥野●どのようにしたら資格が取得できるのでしょうか．

丸山●6時間の講義の受講，その後の試験を受けて合格すると取得できます．この資格取得に合わせた

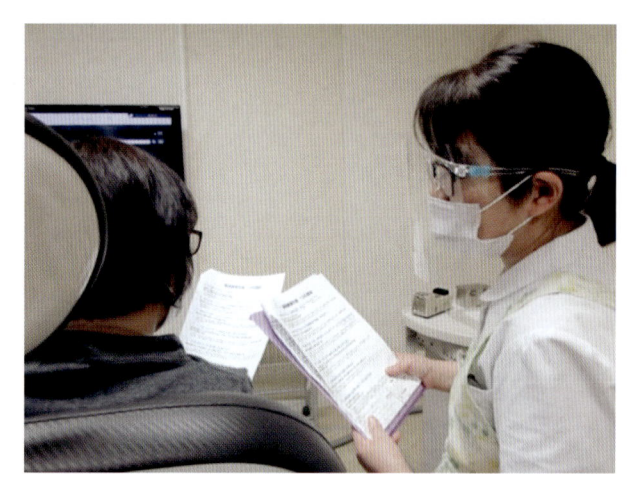

図8 睡眠衛生指導の風景

テキストもあり，私は，事前にテキストでしっかり勉強し，予習をしたうえで講義を受講しました．

奥野●なぜ，この資格を取ろうと考えたのでしょうか．

木村●当院では，厚生労働省が公表している「睡眠障害対処　12の指針」（第2章を参照）に基づいて（**図8**），チェアーサイドで睡眠衛生指導を行っています．非常によくできた指針なのですが，背景の知識がないと患者さんへの指導に説得力が伴わず，指導が患者さんに響いていない実感がありました．その際に，院長から「睡眠健康指導士」という資格があり，テキスト・講義もあることを教えてもらった経緯です．

奥野●睡眠衛生指導がうまくいった症例などがあれば，ご紹介ください．

木村●私は，睡眠健康指導士だけではなく，ダイエットアドバイザーの資格ももっており，睡眠衛生指導と栄養指導の両方のアプローチがうまく奏功した患者さんを紹介いたします（**図9**）．

40歳代の男性．AHI＝60/h と重度 OSA があり，CPAP 装着がうまくいかずに，当院を受診された方です．OA により AHI＝60→40/h に下がったものの，重度OSAが残存した状態でした．体重が109 kgでしたので，肥満が OSA の原因になっていることは明らかでした．そこで，ダイエットアドバイザーとして，体重減少の指導を行いました．具体的には，

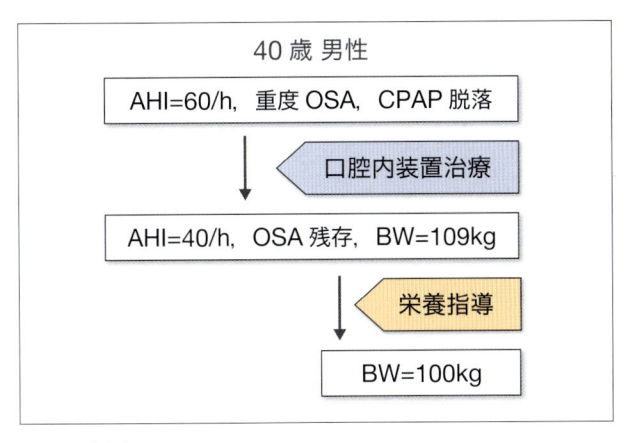

図9 症例1

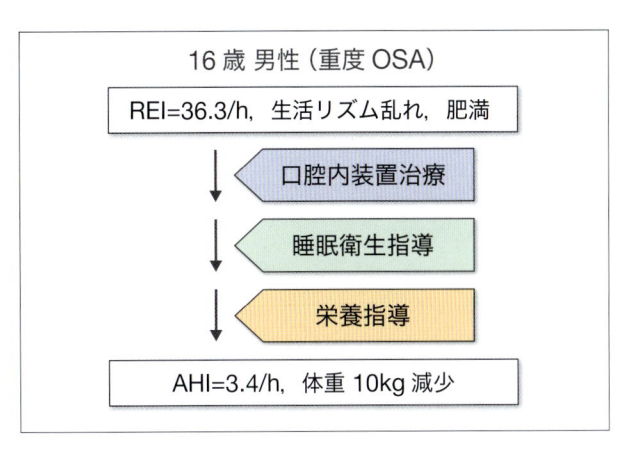

図10 症例2

体重計を購入してもらい，毎日体重計測をしてダイエット行動につなげてもらうこと，ほぼコンビニ食でしたので，食事内容を記載してもらい，栄養バランスの良い食べ物に徐々に変更するよう促しました．すると体重は109 kg→100 kg，首回りも45 cm→42.7 cmになりました．このように生活習慣が変わったのは，OA治療によって，これまで1時間おきに目が覚めていたのが，6時間まとめて睡眠が取れるようになったことが大きいと考えています．睡眠と栄養の両方指導が大切だと感じた症例でした．

奥野●睡眠改善が栄養改善につながり，生活習慣が改善したのですね．夜間の睡眠と昼間の栄養は密接につながっていることが実感できる症例ですね．改めて，睡眠と栄養の両方の指導が大切だと感じます．

丸山●私が担当した患者さんは，16歳の男性です（**図10**）．重度のOSAのためCPAP導入されるも違和感のため中断し，OA製作を希望して，当院を受診されました．来院時には，生活リズムも乱れており，学校も退学せざるをえないような状況でした．最初は，睡眠障害対処の12の指針に基づいて指導しましたが，なかなか生活スタイルは変わりませんでした．もっと深く関わる必要があると考え，睡眠日誌を記入してもらい，生活リズムを可視化しました．さらに，ダイエットの提案と具体的なアドバイス（間食やジャンクフードを控える，野菜の摂取，朝食の摂取，ウォーキング指導など）をしました．すると，一気に患者自身や家族が熱心になりまし

た．自身もスマートウォッチを購入して，睡眠リズムや運動を意識するようになり，お母さまからも今まで以上に食事内容の支援が得られるようになりました．その結果，6カ月で10 kgの減量に成功し，REI＝36.3→3.4/hと劇的な改善が得られました．内科の先生も驚いていました．

奥野●まさに，睡眠衛生指導と栄養指導の両方が必要だった症例ですね．しかも，16歳というマネージメントが難しい年齢の患者さんにも，家族を巻き込んで指導し，OSAだけではなく，生活リズム，食環境が改善した素晴らしい経過の症例ですね．

丸山●はい．睡眠だけ，栄養だけなど，単独での指導では限界を感じます．患者さんの生活習慣を改善するには，睡眠衛生面と栄養面の両方をセットで指導する必要があると考えています．

奥野●睡眠衛生指導の基本となる，睡眠障害対処の12の指針について，指導のコツなどはありますか．

丸山●患者さんの悩みや関心，症状に合わせて個別に指導するのが基本ですが，最初は睡眠障害対処の12の指針を一通り指導します．その際に，当院の歯科衛生士で共有しているコツが何点かあります．

カフェイン・ニコチンが睡眠を妨げることを強調すること，これは栄養指導にもつながります．早起き習慣を伝える際には，メラトニン分泌など体内で起こっている現象も含めて説明すると，説得力が増します．光のコントロールでは，日光を取り入れるには「カーテンを開ける」，明るすぎない照明にする

には「白色から暖色のライトにしましょう」など，具体的な行動を提案するようにしています．うまく患者さんに響いた表現があれば，スタッフ間で共有し，当院のオリジナル指導をどんどん更新しています．

また，説明後に，患者自身で思い当たること，改善したい反応があった項目は，カルテに項目番号を残しておき，次回受診時に経過を聞くなどして，次につなげる工夫をしています．

睡眠歯科のやりがい

奥野●歯科衛生士として睡眠歯科の楽しさ，やりがいなどがあれば，教えてください．

丸山●寝つきの悪さで悩んでいた患者さんに，睡眠衛生指導として「無理に眠ろうとしなくても大丈夫ですよ．寝ようとする意識が逆に頭を冴えさせてしまいますよ」とアドバイスすると，1カ月後に「アドバイスを受け，その後気持ちが楽になり，今は寝つきが良くなりました」と感謝された経験があります．薬を使わなくとも，何か治療をしなくとも，正しい睡眠の知識を伝えるだけで，改善することがあることを知り，とても嬉しかったです．

木村●歯科と睡眠はかけ離れている診療のように見えますが，患者さんの睡眠を知ることは，生活背景や生活リズムを知ることにつながります．それは，歯科衛生士が得意とする歯科保健指導とも深い関わりがあると思っています．また睡眠衛生指導のなかには，食事の指導も含まれ，栄養の知識が生かされます．これまで，齲蝕・歯周病といった歯を中心にした衛生指導を行ってきましたが，その背景には，睡眠・栄養・生活習慣・生活リズムが関わってきます．それらを包括的に指導でき，またその指導が効果を発揮して，患者さんの生活がよくなることを目の当たりにする経験が，睡眠歯科の診療にはあると思います．

メッセージ

奥野●最後に，これから歯科医院で睡眠歯科を始める歯科衛生士の方に向けて，メッセージをお願いします．

丸山●最初は院長からの勧めで始めた睡眠歯科でしたが，学んでいくととても面白い分野で，気づけば睡眠"沼"にどっぷりです．口腔衛生指導など，患者さんとお話しすることが好きな方には，特におすすめな分野だと思います．日常的に口腔内を診て，患者さんとの物理的にも心理的にも距離が近い歯科衛生士だからこそ見えてくる視点があると思います．OSAを治療することは，全身疾患を予防することにもつながります．歯科だけではなく睡眠の分野からも患者さんを健康へと導くことができるので，やりがいを感じます．睡眠の知識は，患者さんだけではなく，自分や身近な家族にも生かすことができます．ぜひ睡眠に興味をもってほしいです．私たちと一緒に楽しく勉強しましょう！

木村●歯周病や齲蝕と同様に，OSAを発見できる歯科衛生士が増えればうれしいです．昔は，歯科衛生士のお仕事は齲蝕・歯周病の抑制でした．今では，誤嚥性肺炎の口腔ケアや，睡眠衛生指導など，ここ数年で歯科衛生士が求められる仕事は大きく変わったと思っています．私は歯科衛生士となって36年ですが，今なお院長先生や同僚の歯科衛生士との出会いで，睡眠歯科や栄養指導など，新しい分野を知ることができる環境に感謝しています．

歯科衛生士の皆さま，特に若い方には，出会いによって活躍の場が広がることを願っています．これまでの歯科が対象としてきた「食」を支えることに，睡眠は密接な関わりがあります．食と睡眠をつなげて指導できる歯科衛生士が増えれば嬉しいです．

奥野●歯科衛生士の方のお仕事は，「口腔」の衛生指導にとどまらず，今後は「食」と「睡眠」も含めた健康増進のための包括的な指導が重要であると感じました．歯科衛生士の皆さま，ぜひ睡眠歯科をはじめましょう！

第13章 | 睡眠×歯科技工士

口腔内装置製作の実際について
～チェアーサイドとラボサイドの多職種連携～

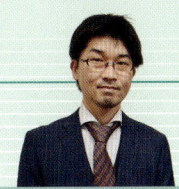
鴨居　浩平
Kohei Kamoi
徳島大学病院 医療技術部歯科医療技術部門
技工室

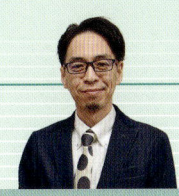
奥野健太郎
Kentaro Okuno
大阪歯科大学附属病院 睡眠歯科センター

はじめに

奥野●これまでは，さまざまな歯科専門領域での睡眠歯科臨床をご紹介してきました．実際に，睡眠歯科の臨床を実践するとなると，閉塞性睡眠時無呼吸（OSA）の口腔内装置（OA）治療から始める先生が多く，すでに実践されている先生もいらっしゃると思われます．その際，やはり気になるのが，このOAの製作だと思います．装置のクオリティーは，治療効果，装着率，装着継続率にも関わる重要な因子です．まさに，OSA診療の成功の可否は，"OAの製作"にかかっています．今回は，徳島大学病院にて，歯科医師と相互に情報共有と対話（interaction）をしながら，OAの製作を実践されている歯科技工士の鴨居浩平先生からお話をうかがいたいと思います．

鴨居●私は広島大学の口腔保健学科（現 口腔健康科学科）を卒業し，現在は徳島大学病院の技工室で仕事をしています．大学病院の歯科技工士として，クラウン・ブリッジ・義歯・インプラントなど一般的な歯科技工物の製作はもちろん，特に力を入れているのが，医科歯科連携です．

奥野●歯科技工士として医科歯科連携をされているということでしょうか．

鴨居●はい．徳島大学病院は医科歯科の総合病院です．数は多くはないですが，医師と歯科医師と歯科技工士が連携して担当する症例（挿管時のマウスプロテクター，ピエール・ロバン症候群乳児へのPre-epiglottic baton plate，放射線治療補助装置，金属アレルギー患者への部分床義歯など）もあります．もちろん，今回お話しするOSAのOAも含まれます．大学病院の歯科技工士しかできない仕事だと感じており，力と情熱を注いでいます．

奥野●非常に幅広いお仕事をされていますね．後ほど，具体的な症例をご紹介いただきたいと思います．

鴨居●さらに，私個人としてDMATに登録しております．

奥野●DMATは災害派遣医療チームですね．

鴨居●はい．DMATのチームは，医師，看護師，業務調整員（医師・看護師以外の医療職および事務職員）で構成されており，私は業務調整員として登録し活動しています．災害歯科という分野があり，災害関連死（口腔衛生不良による誤嚥性肺炎）が課題となっています．歯科技工士としては，不潔になっている義歯の洗浄・研磨，義歯を紛失して咀嚼不全の方に即時義歯を製作するなどができればと考えております．

それ以外にも，徳島県歯科技工士会の常務理事や日本歯科技工士会の委員として，歯科技工士の価値を高めるための活動をしています．また，教育としては，母校の広島大学と香川県歯科医師会立の歯科技工士学校にて，学生への講義も担当しており，学生さんに，「歯科技工士は，こんなに楽しい職業だよ！」と魅力を発信する活動も行っています．

奥野●睡眠歯科の分野では，歯科技工士の方の活躍がとても期待されていると思います．本章の対談がプラスになれば嬉しいです．

OSA 診療における
歯科技工士としての面白さ

奥野●睡眠歯科に関わるようになった経緯について，うかがってよろしいでしょうか．

鴨居●西川啓介先生（現在 徳島文理大学教授）がUCLA 留学から OSA の OA（ハーブストアプライアンス）を徳島大学に持って帰られ，当時の技師長の清水裕次歯科技工士とともに徳島大学病院に導入したのが始まりです．現在は，西川先生から後進の先生方に，清水歯科技工士から各歯科技工士に引き継がれた流れです．特に，私は，鈴木善貴先生（第9章に登場）と OSA に限らず，さまざまな臨床でコラボレーションをさせてもらっています．最近では「徹底解説！ナイトガード エビデンスに基づいた睡眠時ブラキシズムの診断・治療」も共同で執筆させていただきました．

奥野● OSA も睡眠時ブラキシズムも治療として装置を用いるので，この分野の発展には歯科技工士の方と二人三脚が必須であると感じます．

鴨居●その通りだと思います．歯科技工士にとって，装置を製作することは，実はそれほど難しいことではないのですが，きちんとエビデンスに基づいた装置を考えて製作することが重要だと思っています．そのためにも，歯科医師の先生と歯科技工士との相互の意見交換（interaction）を大切にしています．

奥野●歯科技工士として，OSA の装置の仕事ならではの，面白さ，魅力，などがあれば教えてください．

鴨居● OSA の OA 治療は，歯科界では珍しく，命に関与する治療であると認識しています．2003年の新幹線のオーバーランの事故がきっかけで，OSA という病気の存在が一気に広まったと思います．この事故では幸い死傷者がゼロでしたが，やはり一歩間違うと命の危機に関わる病気だと考えています．睡眠歯科は製作する OA によって，患者さんの命に関わらせていただいている実感があり，そこに非常にやりがいを感じます．歯科技工士としては，これまで

は咬合・咀嚼・嚥下に関与する仕事がメインでしたが，人生の 1/3 の時間を占める「寝る」ことに関与できることにも，面白さを感じています．

奥野●歯科医師の仕事も同様で，咬合・咀嚼・嚥下の治療は「栄養」を支えることだと思っています．そこに，夜の「睡眠」も支えることができるのが睡眠歯科の面白さであり，歯科の新たな価値であると思っています．

鴨居●同感です．さらに，歯科技工士としての面白さとして，OSA の OA としてのオリジナリティーの追求があります．

奥野●オリジナリティーの追求とは，どういうことでしょうか．

鴨居● OSA の OA は，日本だけではなく，国際的にもさまざまな種類があり，画一的に一つに統一されていません．それは，まだまだ開発の予知があると感じていて，歯科技工士としてオリジナリティーを追求できる面白さがあります．つまり，患者さんに合わせてオリジナリティーを発揮して製作する面白さですね．

奥野●なるほど，歯科医師サイドでも，まだまだ臨床・研究・開発が期待される，これからの分野である魅力が睡眠歯科にはあると思います．睡眠歯科は，まだまだ確立されていない分野であるからこそ伸びしろがあり，オリジナリティーが追求できる面白さがありますよね．

鴨居●それがチーム医療や多職種連携が求められる理由だと，個人的に思っています．徳島大学病院でも連携のコミュニケーションを重視しています．

奥野●まだまだ技工指示書だけでは伝達できない，歯科医師-歯科技工士，チェアーサイド-ラボサイドのコミュニケーションが必要な分野ですね．

OSA の OA の種類について

奥野● OA にはさまざまな種類がありますが，今回は，一体型の装置として，プレス型と加熱重合レジン型，分離型としてハーブストアプライアンスについて解説していきたいと思います（**図1**）．

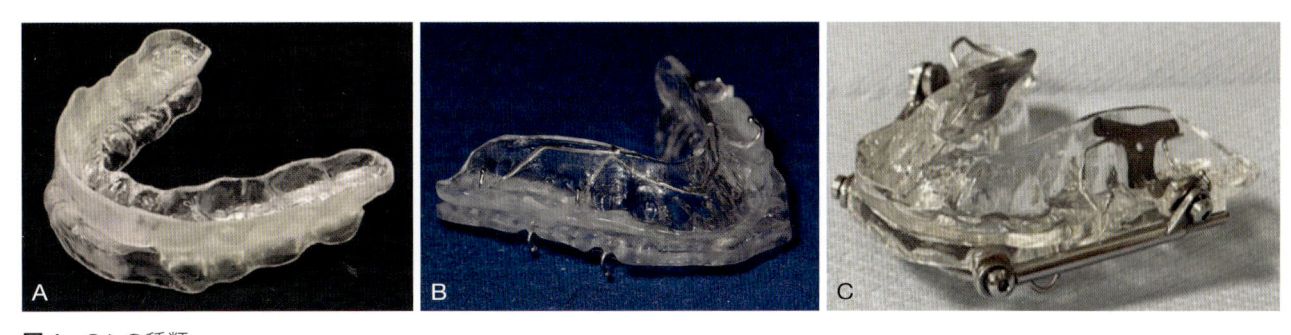

図1 OA の種類
A：一体型，プレス型．B：一体型，加熱重合レジン型．C：分離型，ハーブストアプライアンス

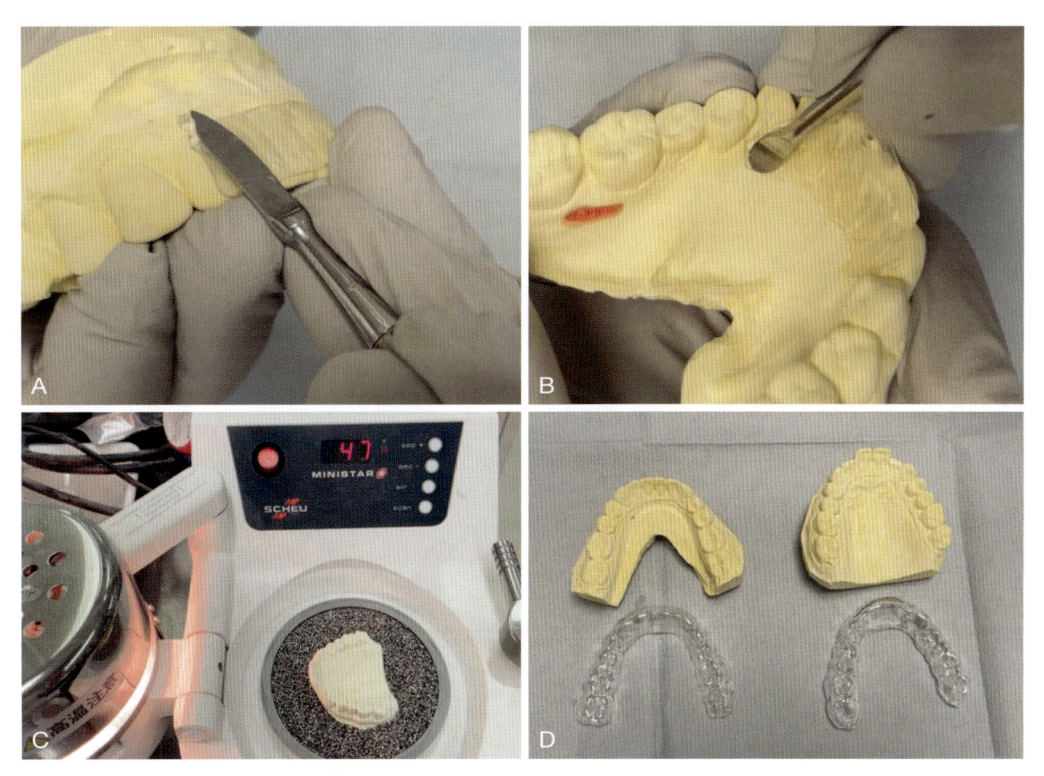

図2 プレス型：ラボサイドの技工

　まずは，一体型のプレス型については私が，一体型の加熱重合レジン型，分離型としてハーブストアプライアンスについては鴨居先生に解説していただこうと思います．

　一体型のプレス型は，一般的なマウスピースのプレス成型器があれば製作可能ですので，一番よく使われている OA になると思います．開業されている先生にとっては，院内技工士さんにお願いすることもできますし，歯科技工士に発注せずに歯科医師自身で製作しているクリニックもあるかと思います．

大阪歯科大学の睡眠歯科センターでも，この一体型のプレス型を一番よく用いています．

　チェアーサイドで上下の印象採得を行った後，ラボサイドにて上下の作業用模型に前処置として，上顎は前歯の唇側に（**図2A**），下顎は前歯の舌側に（**図2B**），圧のリリーフのためワックスを付与します．

鴨居●前処置の工程は，加熱重合レジン型とハーブストアプライアンスも同様ですので，共通する作業ですね．

奥野●前処置が完了したら，プレス成型器で上下マ

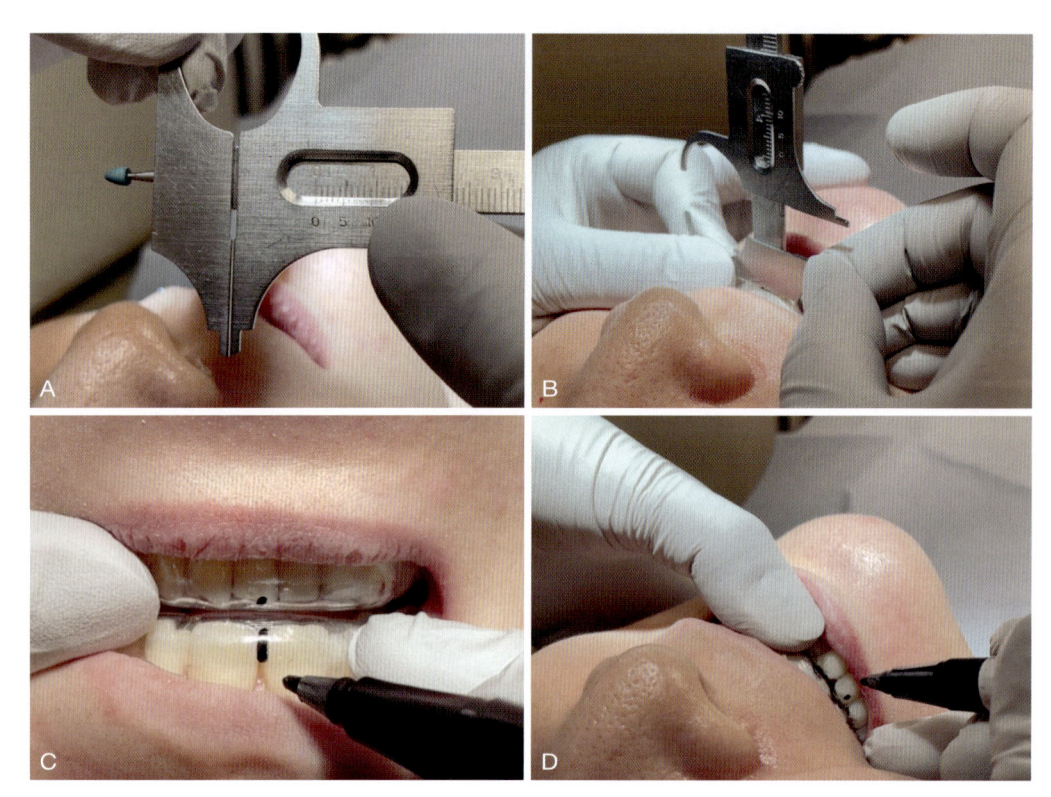

図 3 プレス型：チェアーサイドの下顎位設定

ウスピースを製作します（**図 2C**）．素材としてはハード 2 mm を使用しています．適正な維持力になるまでマウスピースの鼓形空隙相当部を削合します．夜間使用中に不意に開口した際には，下顎から外れたほうがはめ直しが楽ですので，上顎に比べて下顎をやや緩めに設定することがコツです（**図 2D**）．できあがった上下のマウスピースをチェアーサイドで患者さんの口腔内に装着し，その状態でノギスなど（**図 3A**）を使用して，下顎前方移動量の最後方位置と最大前方位置を計測し，70% 前方位の位置を設定します（**図 3B**）．設定した位置で，正中（**図 3C**）と前後位置（**図 3D**）を上下マウスピースに印を付け，クリアの即時重合レジンで固定をします（**図 4A〜C**）．口腔外で追加の補強作業を行い，仮完成（**図 4D**）とし，患者さんに使用してもらいます．

鴨居●加熱重合レジン型に比べると，プレス型は耐久性に劣るのでは？　と感じるのですが，実際にプレス型の耐久年数は何年くらいでしょうか．

奥野●個人差がありますが，皆さん 3 年以上は使用

できている印象です．10 年以上使用している方もおられます．睡眠中のクレンチングやブラキシズムがあるような方ですと，早い使用年数で装置が破損したり，緩んでくることがありますが，これは大きな問題ではないと思っています．睡眠中のクレンチングやブラキシズムにより，かかる力は非常に大きいので，もし OA を頑丈にしてしまうと，その力は歯や顎関節に直接かかることになります．OA が壊れることは，むしろ歯を守るために身代わりになってくれたと考えており，患者さんにも最初にそのように説明しています．OA は消耗品であると捉えて，作り替えの時期であると考えています．実際には，補綴治療などで歯の形態が変わる，つまり OA の問題ではなく，歯の形態変化が理由で作り替えることのほうが多いですね．

続いて，一体型の加熱重合レジン型について解説をお願いします．

鴨居●まずは，チェアーサイドで上下の印象と咬頭嵌合位でのバイトを採得してもらいます．同時に歯科医師から，前方 4 mm など下顎前方移動量の指示

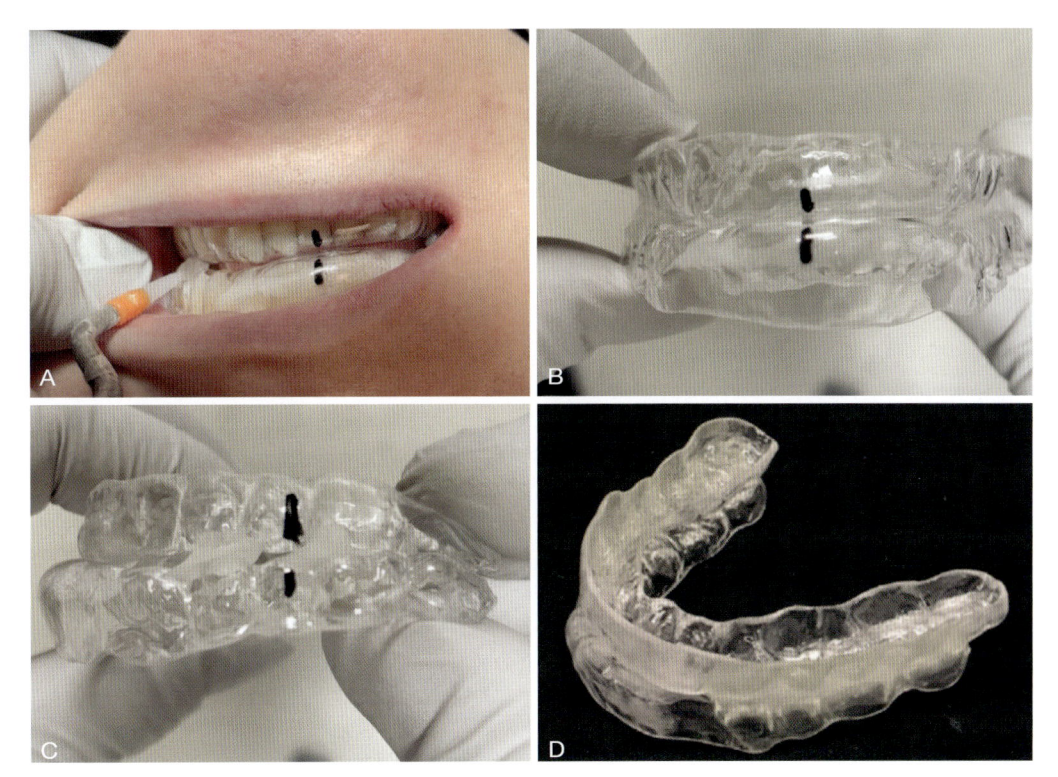

図4 プレス型：チェアーサイドの上下の仮固定

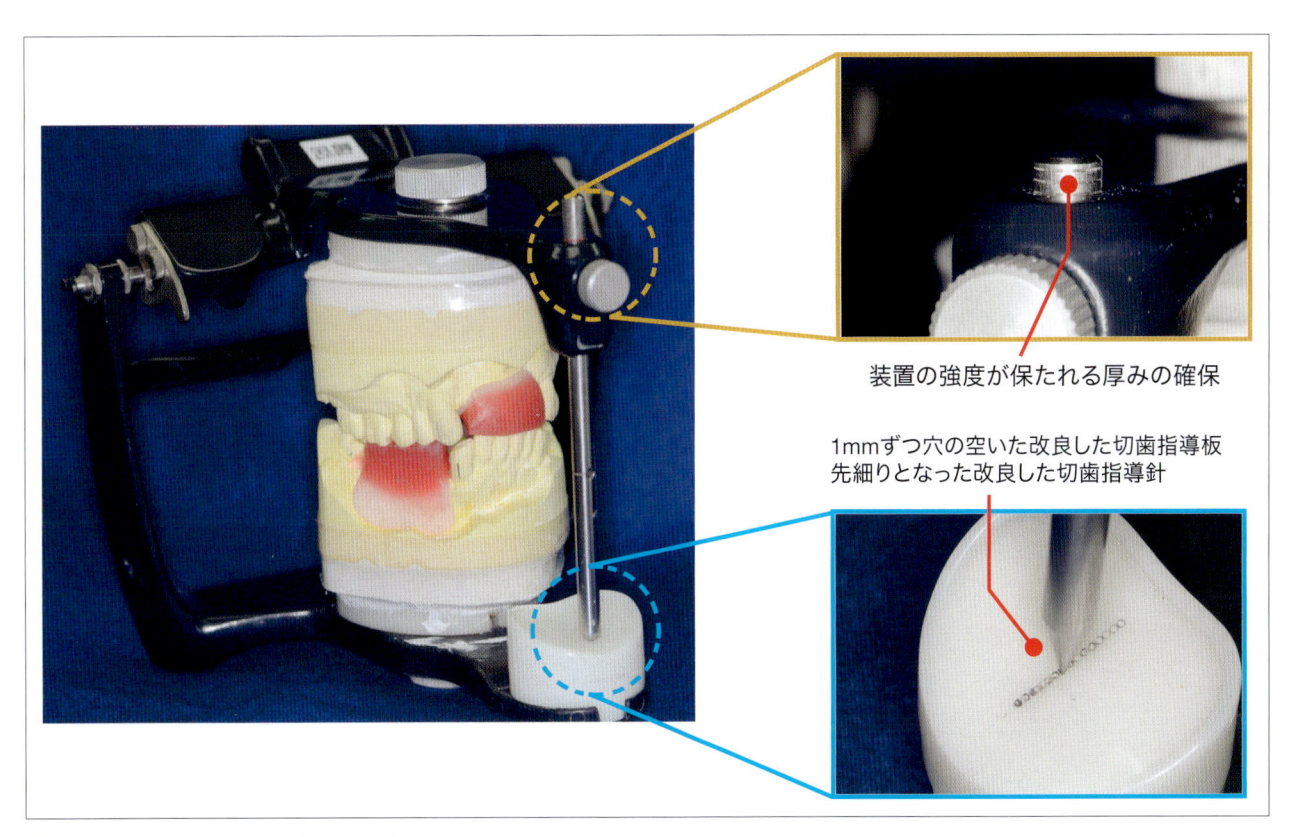

装置の強度が保たれる厚みの確保

1mmずつ穴の空いた改良した切歯指導板
先細りとなった改良した切歯指導針

図5 加熱重合レジン型：咬合器装着

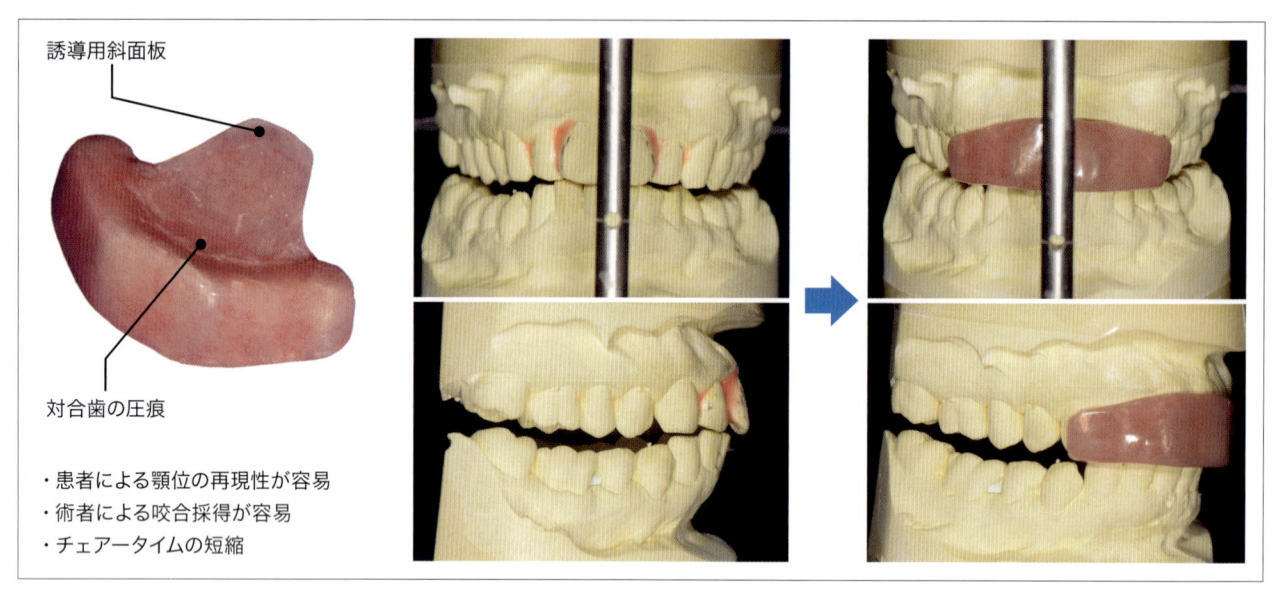

誘導用斜面板

対合歯の圧痕

・患者による顎位の再現性が容易
・術者による咬合採得が容易
・チェアータイムの短縮

図 6 　下顎誘導装置（咬合採得用ジグ）の製作

をもらいます．それらの情報をもとに，咬合器にマウントします（**図5**）．レジンの強度を考慮して，OA 製作に必要な厚みを確保するための量を咬合器上で挙上し，さらに指示をもらっている下顎の前方移動量（4 mm など）を咬合器上で再現します．

奥野●前方への移動は，咬合器上でどのように行うのでしょうか．

鴨居●当院では，咬合器に写真のように，切歯指導板に前方 1 mm ずつ穴を開けており，先の尖らせた切歯指導針を 1 mm 単位で下顎前方誘導できるように工夫をしています（**図5**）．その位置で，下顎誘導装置（咬合採得用ジグ）を製作します（**図6**）．

奥野●前後位置は，チェアーサイドでの歯科医師視点から設定し，上下位置はラボサイドでの歯科技工士視点で設定するのですね．

鴨居●チェアーサイドでは，この下顎誘導装置（咬合採得用ジグ）を用いて，歯科医師が下顎位の咬合採得を行います．最初の 4 mm はあくまで平均値咬合器上で設定した仮位置であり，歯科医師は，いびき音テストや，患者さんの顎の違和感などを参考にしながら，製作する OA の下顎位置を設定し，ジグとは異なる色のパターンレジンで前歯部対合歯の圧痕を付け，臼歯部をワックスで咬合採得します（**図7**）．ラボサイドでは，それらを元に咬合器へのリマ

ウントを行います．

奥野●なるほど，かなり厳密に下顎位を設定されているのですね．

鴨居●次に実際の OA 製作です．ラボサイドでは，模型に前処置を行います．加熱重合レジンは素材が硬質で，プレス型より弾性率が大きいため，アンダーカットを埋める前処置はより厳格に行う必要があります．サベイヤーを用いてアンダーカット部を明示し，後の流蝋の工程があるので，ワックスではなく石膏を用いてブロックアウトします（**図8**）．圧のリリーフに関しては，素材の剛性もある程度保たれることから，切縁より 1〜2 mm 覆う程度の設計が可能です．そのため，装着時の上顎前歯の唇側・下顎前歯の舌側への圧は，それほど（プレス型よりも）負荷がかかりませんので，同部の圧のリリーフは，ほとんど行わず製作しています．

奥野●なるほど．素材の特性を生かした設計になっているのですね．たしかに，プレス型だと弾性率が小さいぶん，下顎が後方に戻る力で生じるマウスピースの歪みを考慮して圧リリーフが必要ですが，加熱重合レジン型ではマウスピースの歪みが生じにくいので，リリーフは考慮せず，逆にブロックアウトを厳格に行う必要があるのですね．

鴨居●次に，維持装置です．当院では維持にクラス

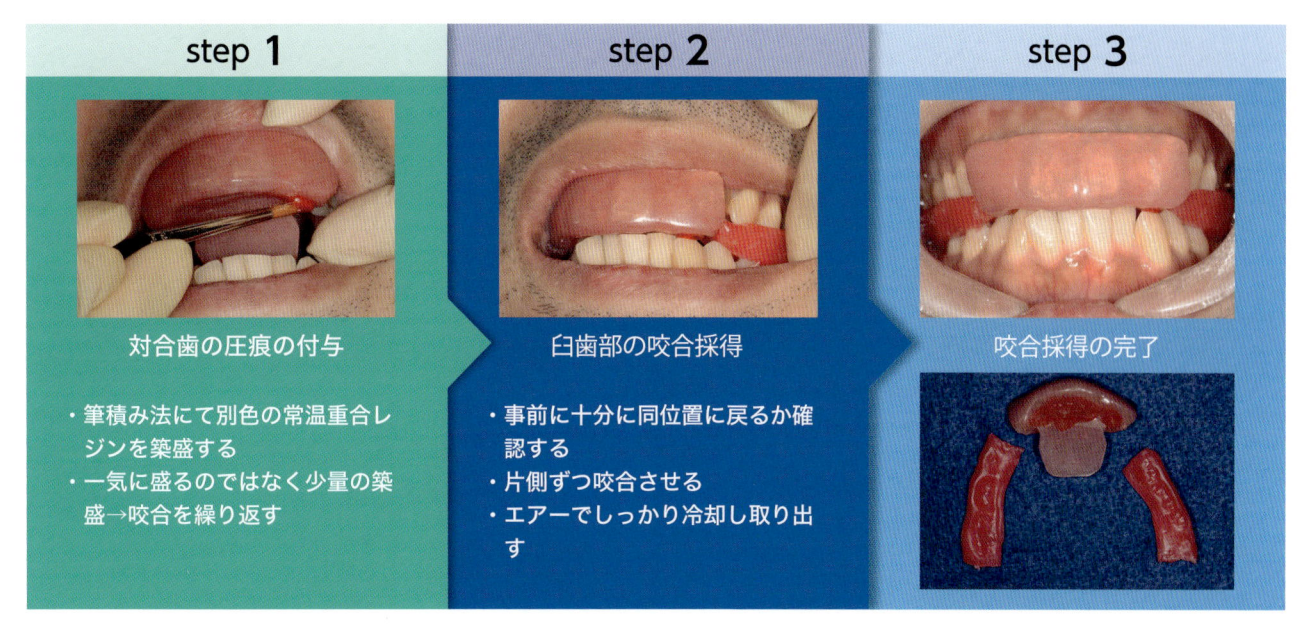

step 1 対合歯の圧痕の付与

- 筆積み法にて別色の常温重合レジンを築盛する
- 一気に盛るのではなく少量の築盛→咬合を繰り返す

step 2 臼歯部の咬合採得

- 事前に十分に同位置に戻るか確認する
- 片側ずつ咬合させる
- エアーでしっかり冷却し取り出す

step 3 咬合採得の完了

図7 下顎誘導装置（咬合採得用ジグ）を用いた咬合採得

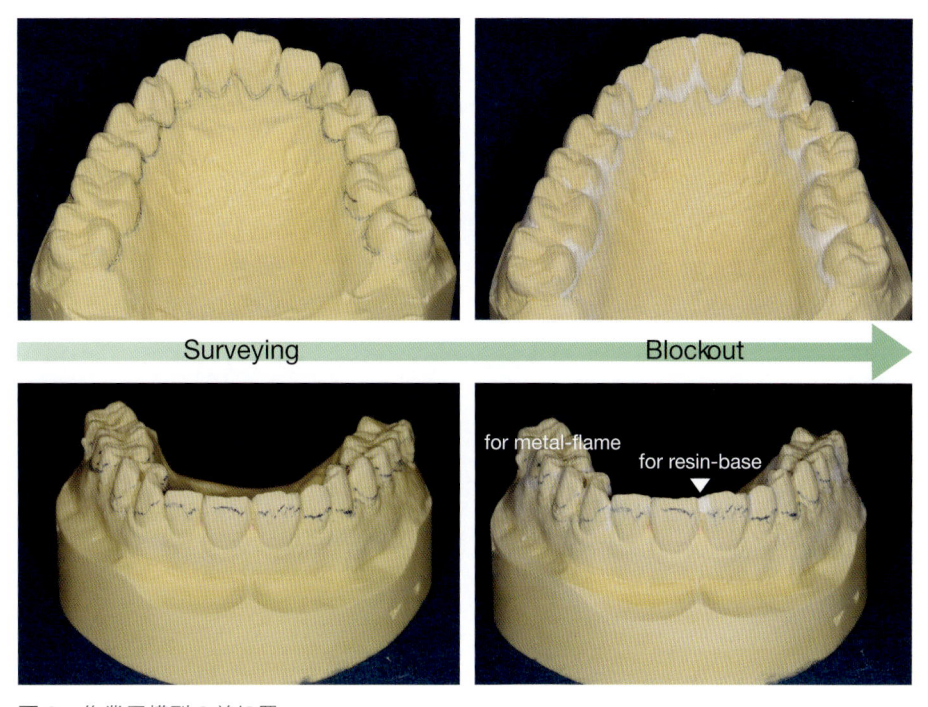

Surveying → Blockout

for metal-flame　for resin-base

図8 作業用模型の前処置

プを使用しており，維持装置の屈曲を行います．基本的にはボールクラスプを使用しますが，欠損歯数によっては単純鉤を用いるケースもあります．その後，上下顎のワックスアップ（蝋型採得）をします（**図9**）．

奥野●ワックスアップの設計の注意点などはありますか．

鴨居●基本的には，挺出防止の観点からも，全歯被覆します．頬側・唇側面は，歯の移動防止を目的に，切縁より1〜2mm被覆します．舌側面に関しては，装着感の点から，少し短めに設定しています．上下別のワックスアップが終われば，加熱重合レジンに

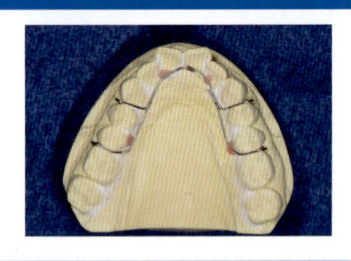
step 1 維持装置の屈曲

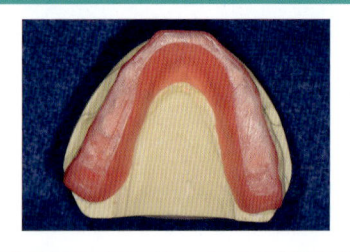
step 2 蝋型採得

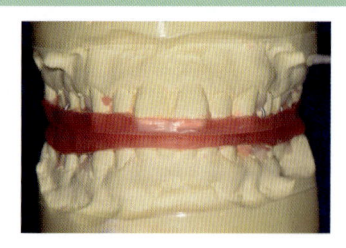
step 3 蝋型採得の完了

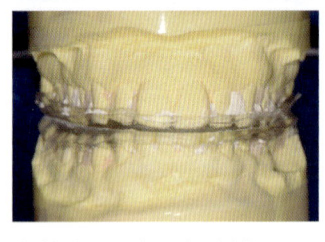
step 4 レジン材への置換

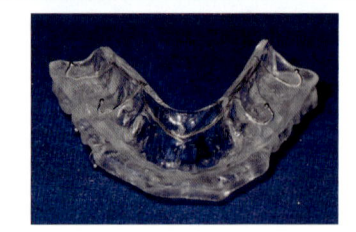
step 5 研磨・仮着

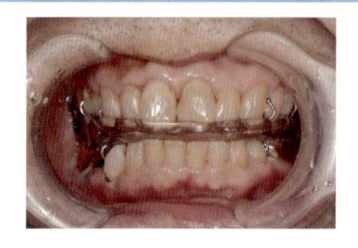
step 6 口腔内で装着

図9 加熱重合レジン型の製作工程

置換をします．できあがった上下の装置を咬合器に戻して，上下を左右前の3点で仮固定し，空気孔を穿孔します．

奥野●なるほど．使用後に，下顎の位置を調整再設定する（タイトレーション）こともあるので，仮固定なのですね．

鴨居●その通りです．この時点では，下顎位はあくまで仮の位置という考えです．あとは，チェアーサイドで歯科医師が患者さんに装着し，必要ならば適合試験などを行い調整し，使用していただきます．

分離型 ハーブストアプライアンス

奥野●次に，分離型のハーブストアプライアンスについて，ご解説いただけますか．

鴨居●ジャンピングアプライアンスという矯正装置に使用する上下顎の固定器具（ハーブスト）を用いた UCLA タイプの分離型の OA です．

奥野●睡眠歯科の業界では，これをハーブストアプライアンスと呼んでいますね．

鴨居●構造としては，ハーブスト（器具）で上下のマウスピースを連結しています．ハーブストは，ロッド（内筒）とスリーブ（外筒）で構成してお

り，スリーブの長さを調整することで下顎の前後位置の調整が可能となっています．実際のマウスピースとの連結には，ベースという部品をマウスピース側に組み込み，そこにロッドとスリーブをスクリューで固定する構造になっています（**図10**）．

奥野●実際の製作工程について，ご解説いただけますか．

鴨居●下顎誘導装置（咬合採得用ジグ）を用いて咬合器上にリマウントするまでは，一体型の加熱重合レジン型と同じです．咬合器上でマウントされた上下顎の位置関係で，ロッドをスリーブに挿入し，それぞれにベースとスクリューを装着した状態で，ロッド＆スリーブの固定位置を設定します（**図10右上**）．

　マウスピースに組み込まれるベースは，単独では接着面積が少ないので，メタルフレームと鋳接します．続いて，一体型の加熱重合レジン型と同様に，維持装置としてボールクラスプを片顎につき4本屈曲し，メタルフレームにレーザー溶接します．この時点で，咬合器上で開口を制限しないかどうか確認しています．レジン床部をワックスアップして，加熱重合レジンにて置換し，完成です（**図11**）．

奥野●かなり複雑な装置になりますね．製作時のコ

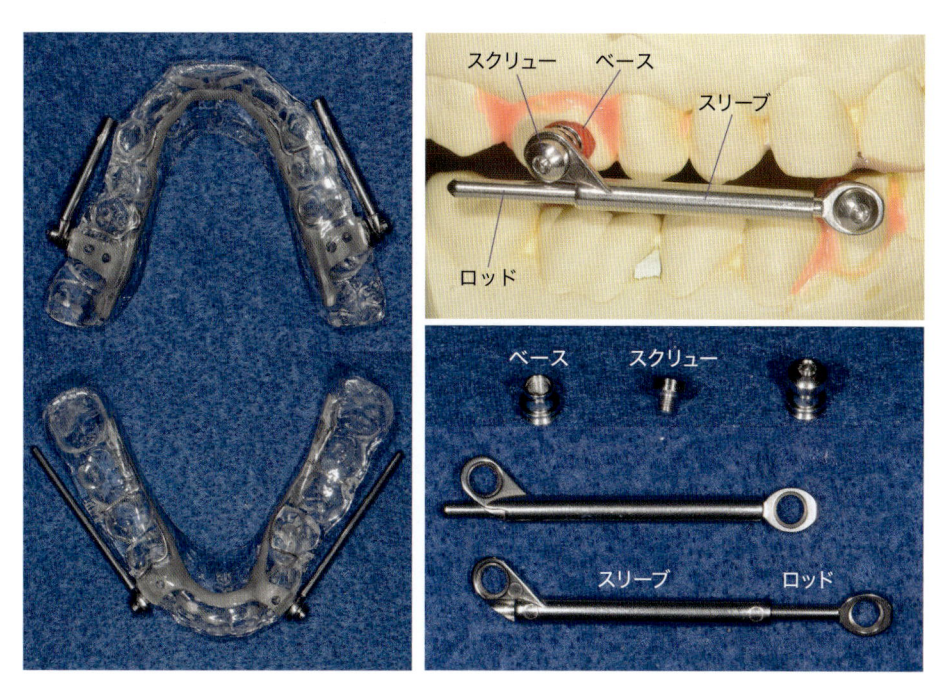

図10 分離型のハーブストアプライアンス

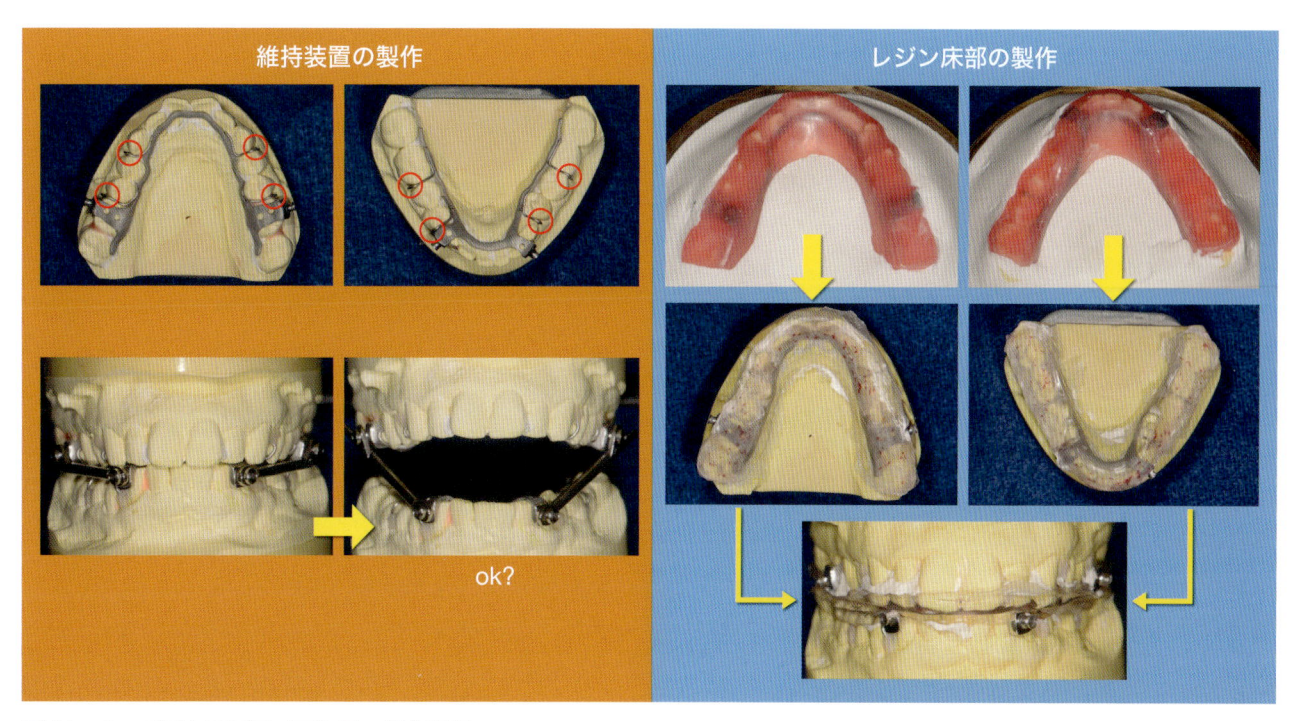

図11 ハーブストアプライアンス：製作工程

ツなどがあれば教えてください.

鴨居●ロッド＆スリーブの位置はかなり重要です.間違った設定をすると，開口を制限することになります.ロッド＆スリーブの角度を左右並行に設置す

ることがコツです.また，ロッド＆スリーブはベースを介してスクリュー固定するのですが，使用によって緩んでいきます.最終的には，この部分をレーザー溶接で，力を入れない限りは緩まない程度

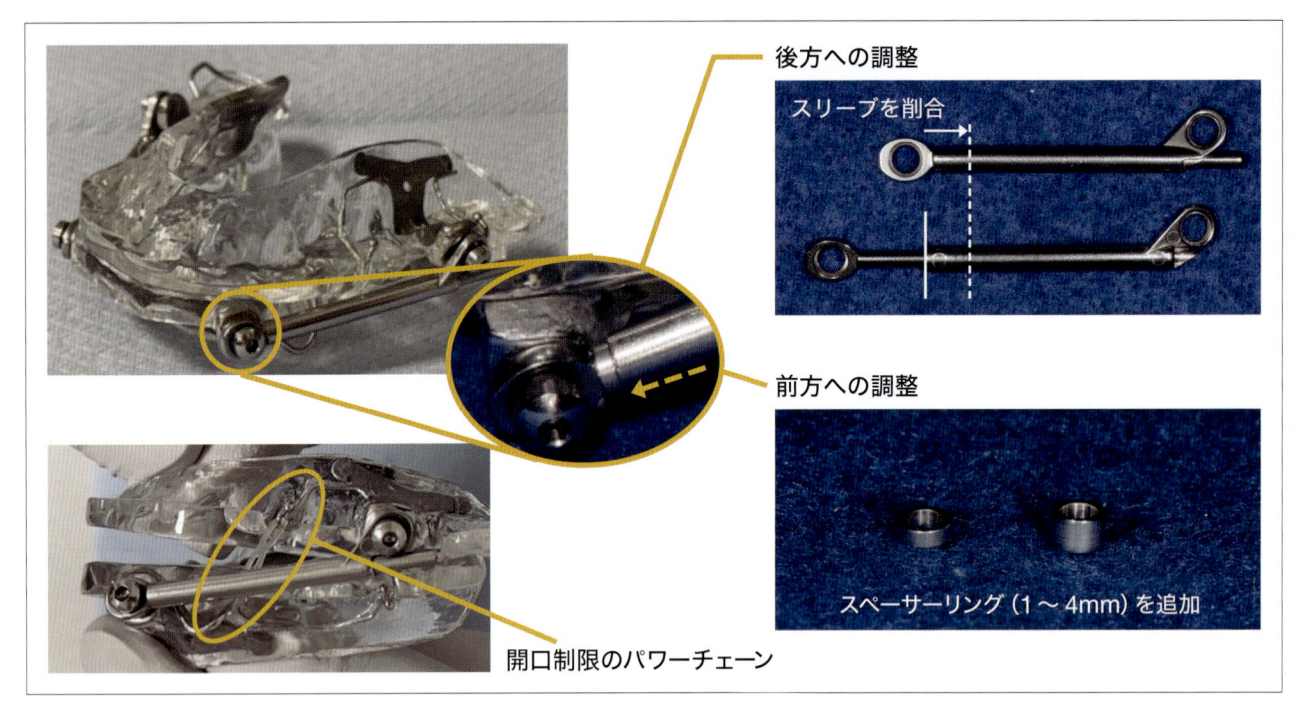

後方への調整

スリーブを削合

前方への調整

スペーサーリング（1〜4mm）を追加

開口制限のパワーチェーン

図12 ハーブストアプライアンス：開口制限とタイトレーション方法

に固定します.

奥野●開口を許容することで装着感を高めているのがハーブストアプライアンスの特徴だと思いますが, 逆に過度な開口は気道狭小につながるので心配です. そのあたりはいかがでしょうか.

鴨居●開口は許容するが範囲を狭くするコツとして, 開口防止のゴムをかけるように工夫しています. ちょうど上下ボールクラスプに, 矯正用のパワーチェーンを掛けられるようにしています（**図12**）.

奥野●なるほど. 下顎の前後位置の調整（タイトレーション）は, どのように行うのでしょうか.

鴨居●一体型ですと, 上下固定を切断し, 即時重合レジンで再固定するなど, 調整に苦労するかと思いますが, ロッド＆スリーブを調整することで下顎の前後位置を比較的簡単に調整できるのも, ハーブストアプライアンスの特徴です. ロッドの根元にスペーサーリング（1〜4mm）を追加・固定することで, 下顎をより前方に出すことができ, またスリーブを削合することで下顎を後方に下げる調整が可能です（**図12**）.

歯科医師−歯科技工士の連携について

奥野●歯科医師−歯科技工士の連携について, 睡眠歯科において歯科技工士さんから歯科医師に聞きたいことはありますか.

鴨居●歯科技工士がチェアーサイドに行くべきタイミングを教えていただけないでしょうか.

奥野●なるほど. 私自身の考えとしては, OAを作る前の口腔内情報を知ってもらい（これからの技工作業に役立ててほしい）, 製作したOAの装着状態を見てもらう（今後の症例につなげる）タイミングですね. 歯科技工士として, OA製作において, 知りたい情報はありませんか.

鴨居●動揺歯の情報は知っておきたいですね. あとは, 歯科技工士目線では, OAの強度を考えて厚みを確保する, つまり咬合を挙上させることになるのですが, 一方で, 過度な咬合挙上は気道確保に不利に働くという歯科医師の視点もあります. そのあたりをチェアーサイドで実際の患者さんの状態を見ながら, 相談したいですね.

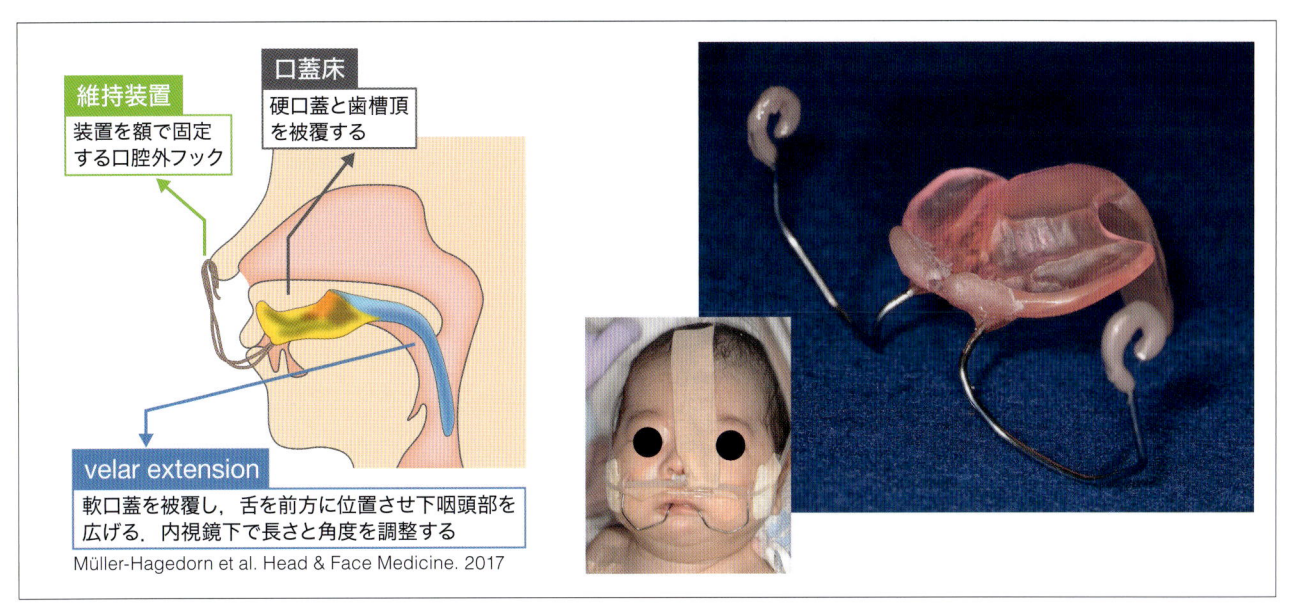

維持装置
装置を額で固定する口腔外フック

口蓋床
硬口蓋と歯槽頂を被覆する

velar extension
軟口蓋を被覆し，舌を前方に位置させ下咽頭部を広げる．内視鏡下で長さと角度を調整する

Müller-Hagedorn et al. Head & Face Medicine. 2017

図 13 Pre-epiglottic baton plate（PEBP）を適応したピエール・ロバン症候群の口蓋裂合併の症例

奥野●なるほど．たしかに，たとえば過蓋咬合の患者さんでは，前歯部の装置厚みを確保すると，臼歯部ではかなり咬合が挙上されますね．そのあたりは，歯科技工士の方のラボ目線が，チェアーサイドでも必要ですね．咬合採得時にチェアーサイドで相談できると，OA 治療の質を上げるために非常に良いと感じました．

Pre-epiglottic baton plate（PEBP）

奥野●歯科医師-歯科技工士連携の具体的な症例があれば，ご紹介いただけますか．

鴨居●徳島大学病院は総合病院ですので，歯科だけではなく医科との連携もあります．ここでは，医師-歯科医師-歯科技工士が連携した症例を紹介させていただきます．

　日齢 47 日のピエール・ロバン症候群の口蓋裂合併の男児です．この症候群では，出生時から小下顎症に伴い上気道狭小から呼吸障害が生じ，気管切開や下顎仮骨延長術など手術的な介入が必要になることもあります．本患児も，出生児より呼吸障害を認めたため，小児科医としては外科的介入も検討されたのですが，矯正歯科の先生から上気道を維持する

装置である Pre-epiglottic baton plate（PEBP）が製作できないか，と私のほうに相談がありました．本装置は，舌を前方に移動させる velar extension を備えた口蓋床で，装着することで下咽頭腔を広げ，上気道閉塞を解放する機序をもつ装置です．1967 年の古い文献しかなかったので，矯正歯科の先生と試行錯誤をしながら製作しました（**図 13**）．

奥野●まさに睡眠呼吸障害に対する医科歯科連携の症例ですね．Pre-epiglottic baton plate（PEBP）について，もう少しご解説いただけますか．

鴨居● PEBP 装置は，維持装置・口蓋床・velar extension から構成されるのですが，それぞれ**図 13**に示すような工夫をして，何とか装着が可能となり，内視鏡を用いて velar extension の長さと位置を調整しながら呼吸路が確保され，呼吸管理ができるようになり，手術を回避することができました．装着から 69 日経過し，成長に伴い，顎発育や呼吸調整機能が向上し，無事に装置を外しても自発呼吸が可能になりました．

奥野●医師・歯科医師・歯科技工士，それぞれの専門性が生かされた結果，侵襲的な手術を回避でき，正常な発育誘導ができたすばらしい連携ですね．出生後，命にも関わる状況のなか，このような治療計

画を立てることができたことは，まさに，先生が大切にしている「歯科技工士としての医科歯科連携」の医療ですね．

メッセージ

奥野●これから睡眠歯科の技工を担当する，始める歯科技工士の方に向けてメッセージをお願いします．

鴨居●歯科技工士という職業は，技術職といわれています．たしかに，補綴装置を天然歯に近づけ，審美性を高める仕事は，歯科技工士にしかできない技術職としての仕事で誇りを持っています．私自身は，歯科技工士の技術を，もっともっと患者さんの機能や QoL の向上に貢献できるような医療にしたい気持ちがあります．そういった意味で，睡眠を良くすることができる，命にも関わる呼吸機能を改善できる，睡眠歯科の OA に，すばらしい価値があると感じています．徳島大学病院で医師・歯科医師の先生と連携をとり，チェアー・ベッドサイドに出向き，患者さんを一緒に診ることを通じて，歯科技工士としての「技術」が「医療」になる実感があります．

この分野に少しでも興味が湧いたら，ぜひチャレンジしてほしいです．その際には，この睡眠歯科の分野は，医師・歯科医師・歯科衛生士が関わるチーム医療ですので，チームの一員として連携するためのベースの睡眠医療に関する知識や，歯科技工士として提供できる知識・技術を磨くことが重要かと思います．患者さんを中心に捉え，職種の垣根を超え，医療チームの一員として，歯科技工士の技術・知識を提供する医療を目指しています．

奥野●本書で必ず出てくるのが「連携」の重要性です．医科・歯科の専門分野の境界をなくし，歯科衛生士・歯科技工士・臨床検査技師など職種の垣根も超えたチーム医療を展開するのが，まさに睡眠医療です．歯科技工士の皆様，ぜひ睡眠歯科をはじめましょう！　一緒にチーム医療を展開しましょう！

第14章

睡眠×臨床検査技師

睡眠検査技師からみた PSG 検査・CPAP 管理

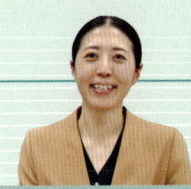

眞下　緑
Midori Mashita
大阪大学医学部附属病院睡眠医療センター
臨床検査技師

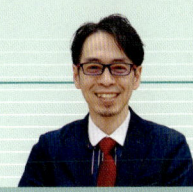

奥野健太郎
Kentaro Okuno
大阪歯科大学附属病院 睡眠歯科センター

はじめに

奥野●睡眠臨床では，多職種連携が重要です．本書ではこれまでも，閉塞性睡眠時無呼吸（OSA）の診断のため終夜睡眠ポリグラフ（PSG）検査の重要性が強調されてきました．この PSG 検査の実施，診断のためには，PSG 波形から睡眠段階や呼吸イベント，また無呼吸以外の睡眠関連疾患を疑う所見などを正しく評価することが非常に重要です．この PSG 検査の解析を担うのが，臨床検査技師の方であり，入院下での PSG 検査では，一晩中検査に立ち会い，まさに睡眠の現場をみているといえます．それ以外にも，CPAP のマスクフィッティングや CPAP 機器の正しい使い方の指導など，CPAP の管理にも関わられています．

　そこで，大阪大学医学部附属病院の精神科に所属されており，同院の睡眠医療センターで日々，医師-技師間の interaction（相互の情報共有と対話）を実践されている眞下　緑先生をお迎えし，お話をうかがいたいと思います．

眞下●私は睡眠検査が専門の臨床検査技師で，今は大学病院の神経科精神科の睡眠検査技師として，睡眠専門外来（睡眠医療センター）や精神科病棟で，睡眠に関わる検査全般と CPAP 療法の管理をしています．着任した頃は私一人で外来や検査を行うことも多かったのですが，今は私を含めて臨床検査技師 12 名で業務を分担しています．

奥野●どのような患者さんが多いですか．

眞下●心不全や認知症などの併存疾患が理由で，ほかの睡眠専門施設での検査が難しい症例がとても多いです．睡眠検査のなかでも，特に過眠症の検査として行う PSG や睡眠潜時反復測定検査（MSLT）では，正しく診断するために，向精神薬の多くは服用を中断する必要があります．そのため，特に精神疾患が併存している症例では，管理が難しいため，当院のような精神科病棟がある睡眠専門施設に紹介されるのだと思います．

奥野●なるほど．検査を実施するまでの準備が重要ということですね．

眞下●そのため，検査ストラテジーを考えることが，今の私の臨床でのメインの仕事になりつつあります．安全で臨床的価値の高い検査にするために，臨床症状，確定/除外診断と治療方針についての主治医の見立て，患者さんのご希望，技師個人の技術レベルなどを総合して，検査時間帯，検査機器やセンサーの選択，検査室環境の調整，解析方法，人的配置の最適解を検査ごとに探します．組織全体として質の高い検査体制を維持するために，医師-技師間のスムーズな情報共有，技術レベルの高い技師のスカウトや育成，労務環境の改善など，医師も技師ものびのびと実力を発揮できるサステナブルな環境づくりにも取り組んでいます．

奥野●大阪大学医学部附属病院のような大きい病院でしたら，臨床検査技師の方の人数も多くなるので，診療の実業務以外にマネージメント業務も増えますね．

眞下●ただ，職人としての仕事に憧れてこの睡眠の分野を選んでいるので，実際にセンサーを装着したり，夜間の PSG にアテンドしてリアルタイムで波形

> 【睡眠検査】
> ・PSG 検査の患者説明，記録・監視（アテンド）・解析
> ・CPAP の至適圧の決定（CPAP タイトレーション PSG）
> ・MSLT・MWT 検査の記録・解析
> ・簡易モニター（PM・OCST・HSAT）の患者説明・解析
> ・睡眠関連疾患に関するその他の検査（鼻腔通気度検査・アクチグラフなど）の実施
>
> 【CPAP 管理】
> ・CPAP の使用方法・メンテナンスの説明，マスクの選択・フィッティング
> ・CPAP 治療中の患者の外来でのフォロー
> 　（CPAP 内蔵データ抽出・医師へフィードバック・副作用対応・機器トラブル対応）
> ・CPAP 契約に関する事務手続き
> ・未受診患者への受診勧奨

図 1　睡眠専門の臨床検査技師の仕事

を読みながら介入したり，CPAP アドヒアランスの悪い患者さんのお話を聞きとりながら設定の調整をしたり，一技師として実際に手足を動かして仕事しているときが，今でも一番楽しいです．

睡眠検査技師の仕事

奥野●睡眠検査技師としてのお仕事の概要について，簡単に解説をお願いします．

眞下●睡眠を専門とする臨床検査技師として，PSG 検査をはじめとする睡眠に関わる検査や，CPAP 療法の管理をしています．資格としては，国内では日本睡眠学会の専門検査技師，米国の RPSGT（Registered Polysomnographic Technologist）をもっています．

奥野● RPSGT について，詳しく教えていただけますか．

眞下●米国の BRPT（RPSGT 認定委員会）が認定する睡眠技士認定です．米国は，日本とは異なった制度であり，基本的に PSG 検査や CPAP 療法に関して日本の臨床検査技師よりも裁量があります．日本でも，睡眠医療を専門とする医師や臨床検査技師などが取得しています．

奥野●なるほど．日本では臨床検査技師の方が，多くの検査技師業務の一つとして，睡眠業務をされていますが，米国では睡眠技士という独立した資格が

あるのですね．日本での睡眠検査技師の実際の仕事内容を教えてください．

眞下●睡眠専門の臨床検査技師の仕事は，施設により多少違いはあると思いますが，睡眠検査と CPAP 管理について**図 1**のような仕事をしている施設が多いです．

奥野●仕事内容が多岐にわたることがよくわかりました．PSG 検査・簡易モニター・CPAP に関しては，後に詳しくうかがうとして，ほかの仕事内容について簡単にご解説いただけますか．

眞下● CPAP の至適圧の決定についてお話しします．CPAP は上気道に陽圧をかけ，気道閉塞を防止する仕組みですが，気道確保に適した圧力を決定することを，CPAP 至適圧の決定，CPAP タイトレーションといいます．通常は，PSG 検査をしながら，CPAP の圧をいろいろと変動させて，無呼吸・低呼吸が回避でき，かつ覚醒を生じさせない圧力を探ります．

奥野● MSLT，覚醒維持検査（MWT）についても，解説をお願いできますか．

眞下● MSLT および MWT は，それぞれ眠気と覚醒度の客観的な測定手法です．MSLT は，日中完全遮光状況での閉眼安静臥床下で，4〜5 回，2 時間間隔で眠るように指示した状況で，睡眠潜時とレム睡眠出現潜時を計測する検査で，ナルコレプシーを含めた過眠症の確定/鑑別診断のために実施します．

MWTは，眠気を誘う状況下（暗室内）において，設定された検査スケジュール（2時間間隔で4回）の中で眠気をこらえる（覚醒を維持する）能力を評価する検査です．いずれも検査環境を厳格に管理する必要があり，リアルタイムに脳波を判読する技術が求められる検査です．

奥野●MSLTは，CPAPやOA治療後の残遺眠気があるOSA患者において実施されることがあるので，われわれ歯科医師も知っておくべき検査ですね．

眞下●ほかに，睡眠関連疾患に関する検査として，鼻腔通気度検査やアクチグラフを実施することがあります．鼻腔通気はOSA病態やCPAP治療の継続可否に大きく関わる要因ですので，鼻腔通気度検査で評価を行います．アクチグラフは腕時計型の加速度センサーで，1日の活動量の経時変化を評価できる検査で，睡眠覚醒リズムをみるために実施します．

奥野●睡眠日誌の客観的なデジタル版ですね．

眞下●睡眠関連疾患は，ナルコレプシーや特発性過眠症，概日リズム睡眠・覚醒障害，レム睡眠行動異常症（RBD），周期性四肢運動異常症（PLMD）など，非常に種類が多く，鑑別することが重要です．もちろん，OSAが頻度としては多いのですが，常に他の睡眠関連疾患との鑑別が必要で，そのためにこのような検査も行います．

　私は精神科所属ですので，それらに加えて，うつや認知症で精神科病棟に入院中の患者さんで，精神症状の重さからPSGやCPAPタイトレーションが難しい場合に，まずは簡易モニターからCPAPを導入して毎日少しずつ圧設定を調整することもあります．入院中であれば毎日CPAPの内蔵データで評価しながら，練習や細かな設定調整が可能です．アドヒアランスを上げた状態で退院して自宅で使っていただくことを目的に実施しています．

奥野●糖尿病の方の管理入院のようなイメージですね．

眞下●OSAは圧倒的に罹患率が多い疾患です．精神科疾患の合併としてOSAがある方も多く，精神科の先生としては，精神科疾患の治療はとても難しいけれども，合併するOSAは介入可能であり，OSA改善により睡眠が良くなると精神科疾患も安定することがあるので，非常にOSA治療に積極的な印象です．

睡眠検査の種類

奥野●睡眠の検査には，PSG検査や簡易モニターなど，さまざまな種類があります．その違いについて，教えていただけますか．

眞下●国際的な用語と，日本の保険診療での用語とが混乱しており，さらに次々と新しい検査機器が出現するので，説明が難しいところです．

　まずは，国際的な用語の定義について，**図2**を見てください．センサーの数と監視の有無によってType 1〜4に分かれています．学術的な論文では，この分類が使用されることが多いです．厳格にコントロールされた環境である監視下で実施されたType 1のみがPSG検査となり，Type 2〜4は簡易モニターとなります．

奥野●日本での保険制度上では，精密検査としてのPSG検査，簡易検査として簡易モニターに別れますが，日本の保険制度上は国際的な分類でのType 1,2がPSG検査，Type 3,4が簡易モニターに相当するという理解で合っていますか？

眞下●はい．国際的な分類と，日本の保険制度に合わせた分類での違いが混乱を招いていると思います．違いを知っておくことが大切かと思います．

奥野●ときどき，医科からの紹介状で簡易モニターでの検査を「PSG検査」と書かれていたり，「簡易PSG検査」という用語が書かれているのですが，これは正しくは簡易モニターですね．

眞下●そのとおりです．簡易モニターは呼吸しか評価できておらず，睡眠は評価できていませんので，簡易PS（Somno：睡眠）G検査は間違った使い方になります．簡易モニターは装着が簡単なので自宅環境下で実施でき，複数回測定しやすいというメリットがあり，重症OSAの評価には有用ですが，限界を知って使用することが大事だと思います．

	Type		仕様	監視
PSG 🔵🟢🟠🔴	1		最低 7ch の連続記録 脳波・眼電図・オトガイ筋筋電図・心電図・気流・呼吸努力・酸素飽和度など	あり
PM 🔵🟢🟠	2			なし
PM 🔵🟢	3		最低 4ch の連続記録 換気量 / 気流・呼吸努力・心電図 / 心拍数・酸素飽和度を含む	なし
PM 🔵	4	AASM (2007)	1 〜 2ch の連続記録 酸素飽和度あるいは気流を含む	なし
		CMS (2008)	最低 3ch の連続記録 気流（必須）・酸素飽和度・アクチグラム・末梢動脈血圧など	

Portable Monitor: PM, Out of Center Sleep Testing: OCST, Home Sleep Apnea Testing: HSAT
American Academy of Sleep Medicine: AASM, Center for Medicare & Medicaid Services: CMS
🔵🟢🟠🔴：図3・図5のセンサーの種類の色と対応

図2 睡眠検査の分類

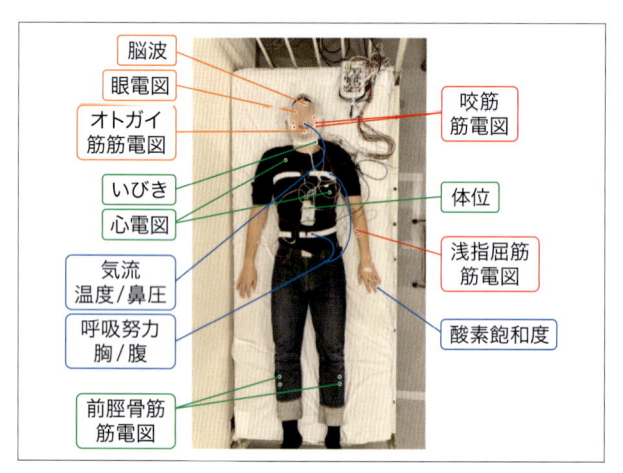

図3 PSG 検査の各種センサー

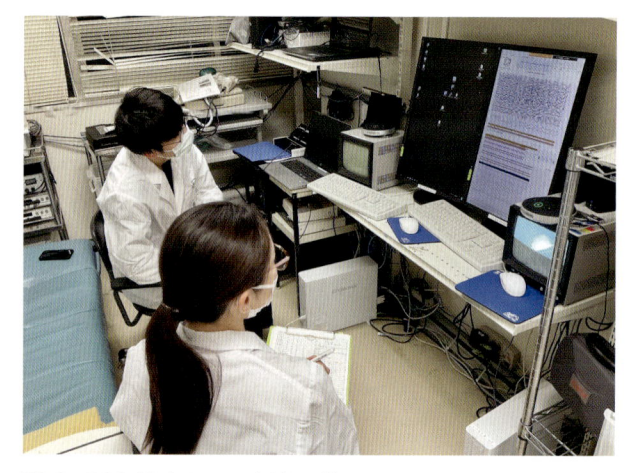

図4 PSG 検査のモニタリング

PSG 検査の実際

奥野● PSG アテンド検査について，時系列で検査日の検査技師の方の仕事内容を解説していただけますか．

眞下●睡眠検査日が決定した外来受診日から始まります．まずは，普段の睡眠時間帯や就寝環境を聞き取ります．なるべく普段の睡眠環境に近づけて検査を実施したいので，普段服用している薬や，飲酒習慣の有無を聞きます．患者さんによっては，枕やぬいぐるみを持ち込まれる方もおられます．

　検査当日です．施設にもよりますが，大体は夕方頃の入院になる施設が多いです．病室で，PSG 検査に使用するセンサーを装着します（**図3**）．その後，別室のモニタリングルーム（**図4**）で，生体キャリブレーション（センサーの動作確認）を行い，必要ならセンサーの微調整を行います．その後は，検査室ではなく，別室のモニタリングルームで一晩中 PSG 検査の波形（**図5**）を監視します．検査中には，

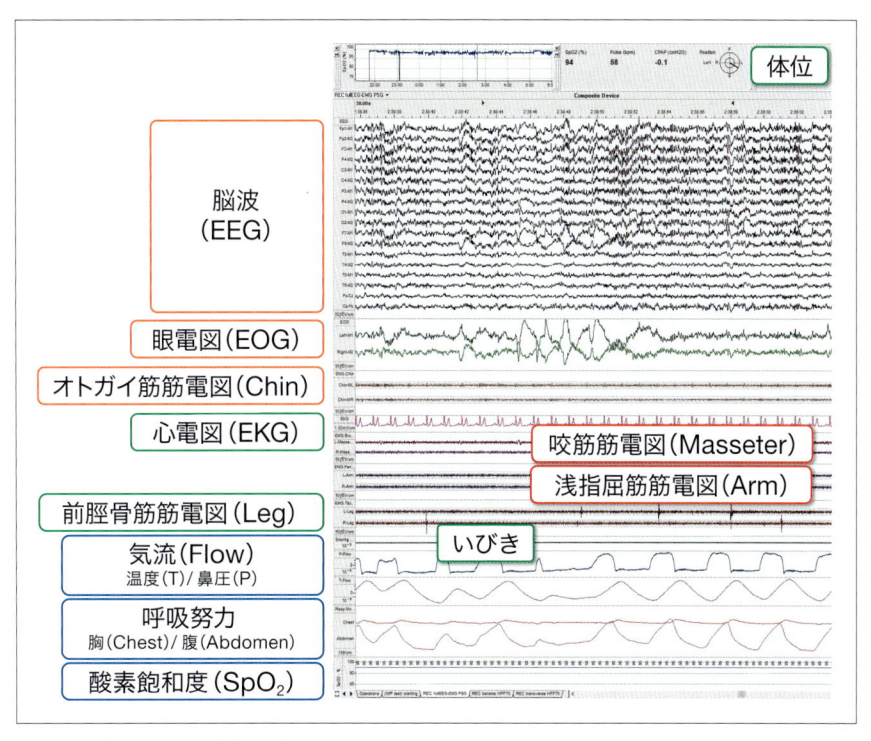

図5 実際のPSG検査の波形

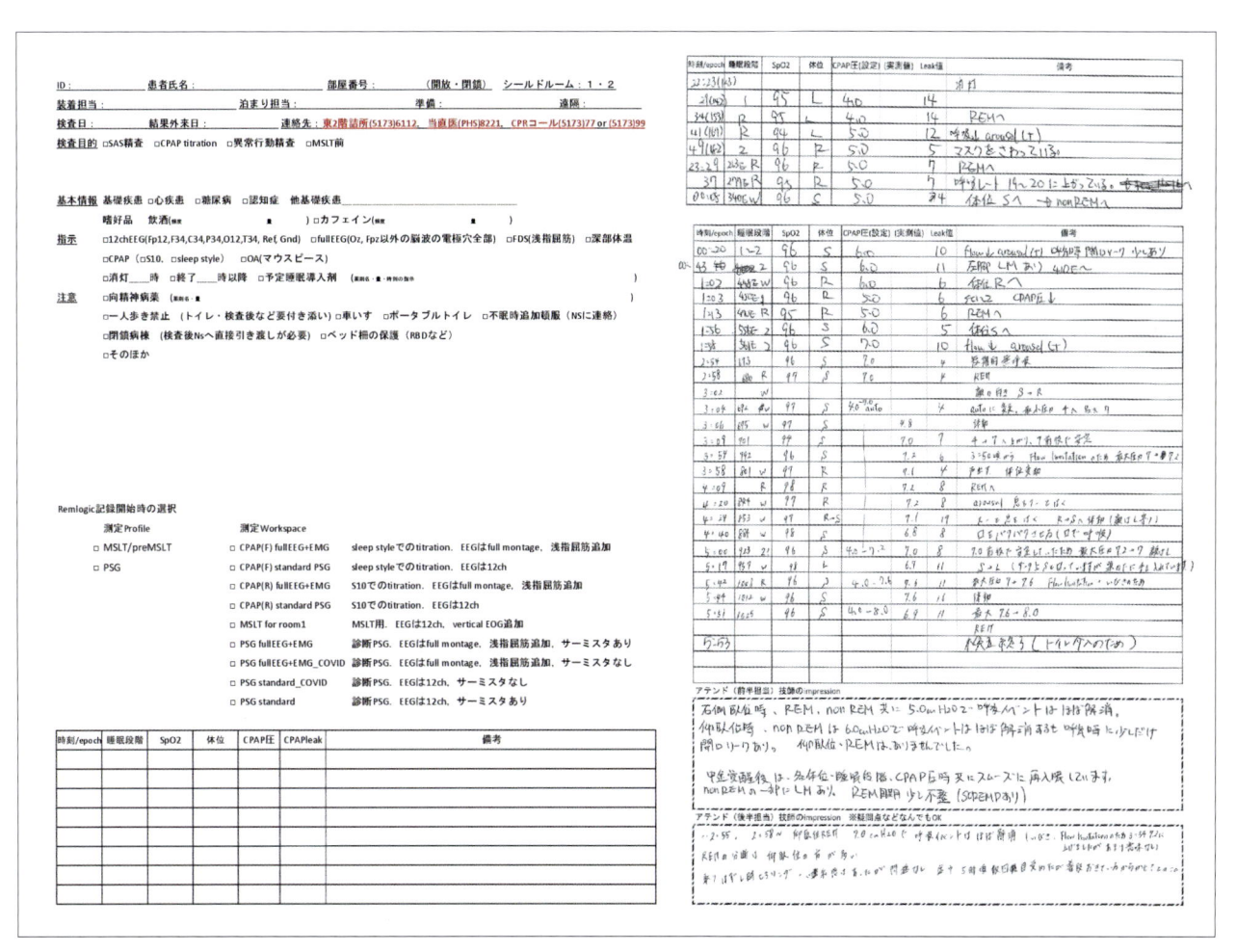

図6 PSG検査のアテンドメモ

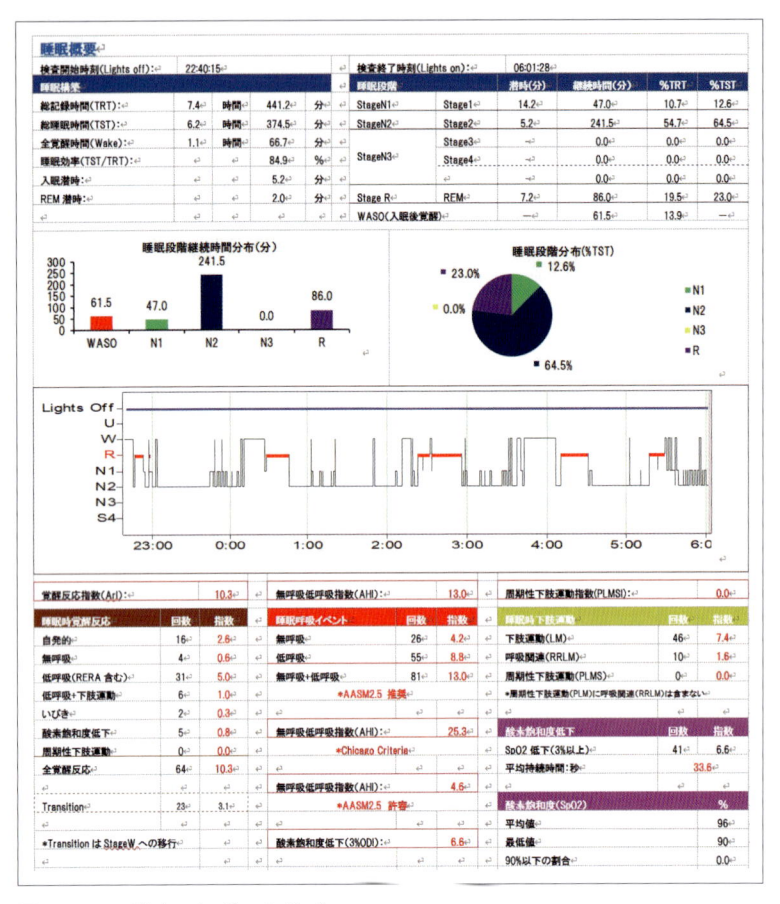

図7 PSG検査のレポート作成

特記事項があればアテンドメモ（**図6**）に残すようにします．センサーの状態や，足を動かした，起き上がったなどの行動情報，検査中の患者さんの訴え，CPAPタイトレーション時には睡眠段階や体位によって必要圧が変わることが多く，常に判断が必要なため圧を変更した理由など，波形としては記録されない情報を残します．また，検査中にはセンサー不良のための再装着することや，トイレに行く際のセンサーを一時的に外すなどのサポートもあります．

奥野●睡眠段階や呼吸イベントのスコアリング（評価）は，リアルタイムで行うのでしょうか．

眞下●一晩の睡眠の流れを見てからでないと評価ができないポイントもあるので，睡眠検査が終了してから，改めて一晩の波形，ビデオ，音声データとアテンドメモを見直しながらスコアリングを行います．それをレポート（**図7**）としてまとめて，医師や歯科医師の先生に渡します．

奥野●大変なお仕事です．まさに睡眠の現場を診て

いるのは睡眠検査技師の方であると再認識しました．

歯科医院で目にするレポートは，圧倒的に簡易モニター（PM）が多いです．もちろん，PSG検査には情報量が劣るのですが，見るポイントがあれば教えてください．

眞下●使用されている機種によって異なるのですが，まずは体位別のREI（呼吸イベント指数）をチェックされると良いと思います．呼吸イベントが，仰臥位に集中し，側臥位ではあまり生じていない病態を体位依存性OSAと言いますが，OAが効果しやすいと報告されています．OAの適応をみるのに良い指標になるのではと思います．

簡易モニターでは睡眠脳波を見ることができないので，検査時間中に実は起きていてもわからないという弱点があります．ですので，あまり眠れていない患者さんでは非常に精度が落ちます．具体的には，検査時間に覚醒している時間も含まれますので，過小評価になる傾向があります．

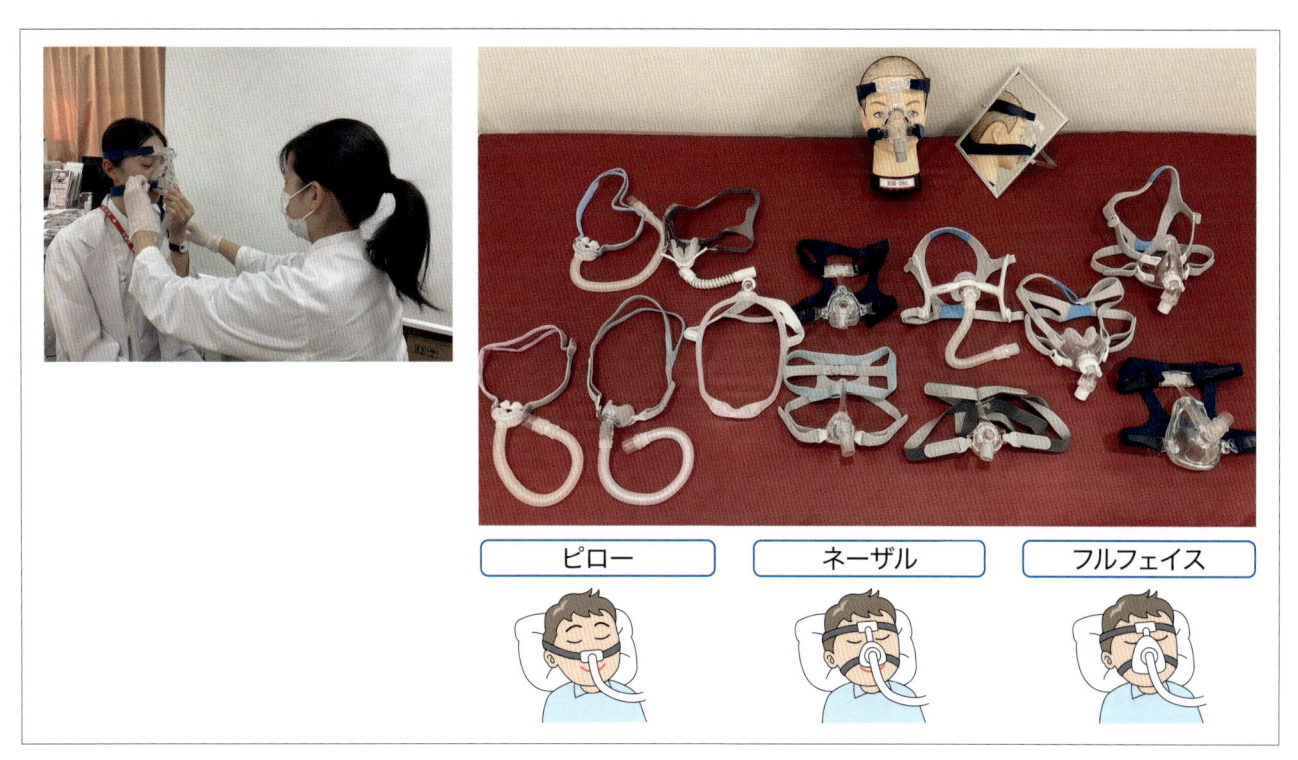

図8 CPAP マスクの種類とマスクフィッティング

CPAP マスクフィッティング

奥野●次に，CPAP についても教えてください．われわれ歯科医師は直接 CPAP 治療を処方することがないのですが，CPAP と OA，どちらが良いですか？と患者さんに相談される機会は非常に多いです．歯科医師も CPAP 療法についても，ある程度説明できるのが良いと思っています．具体的に CPAP 処方となると，睡眠検査技師の方が患者さんに CPAP の使用法について説明することが多いと思われます．

眞下●睡眠検査技師としては，CPAP 導入時の使用方法の説明とマスクフィッティングを担当することが多いです．マスクの種類は各メーカー非常に多くの種類を出しています．大きく分類すると，鼻の穴に当てるピロータイプ，鼻全体を覆うネーザルタイプ，鼻と口を覆うフルフェイスタイプに分かれます（**図8**）．

奥野●実際は，どのような基準でセレクトするのでしょうか．

眞下●ファーストチョイスはネーザルタイプにすることが多いのですが，患者さんにより異なります．実際に，診療室で試着してもらってセレクトしています．寝る前に読書習慣がある方，女性の方ではマスクやバンドで肌に装着跡が付くのを好まない方，RBD など睡眠時異常行動のある方，認知症などで装着の難しいマスクを避けたほうが良いと思われる方など，睡眠環境や生活習慣，病態などから，患者さんにマッチしたマスクをセレクトしています．それが結果的には，CPAP 継続率に繋がり，治療効果につながりますので，マスクフィッティングは重要です．

OA 効果判定 PSG 検査

奥野● OA は CPAP とは異なり，治療効果に幅がある治療法です．そのため，OA 適応の判断や，OA 治療後の効果判定の検査が重要です．睡眠検査技師からの視点で，OA と PSG 検査についてお話しいただけますか．

眞下●まず，OA 適応という視点での診断時 PSG 検査についてです．私の施設では単に CPAP アドヒアランスが不良であることを理由に OA を選択するこ

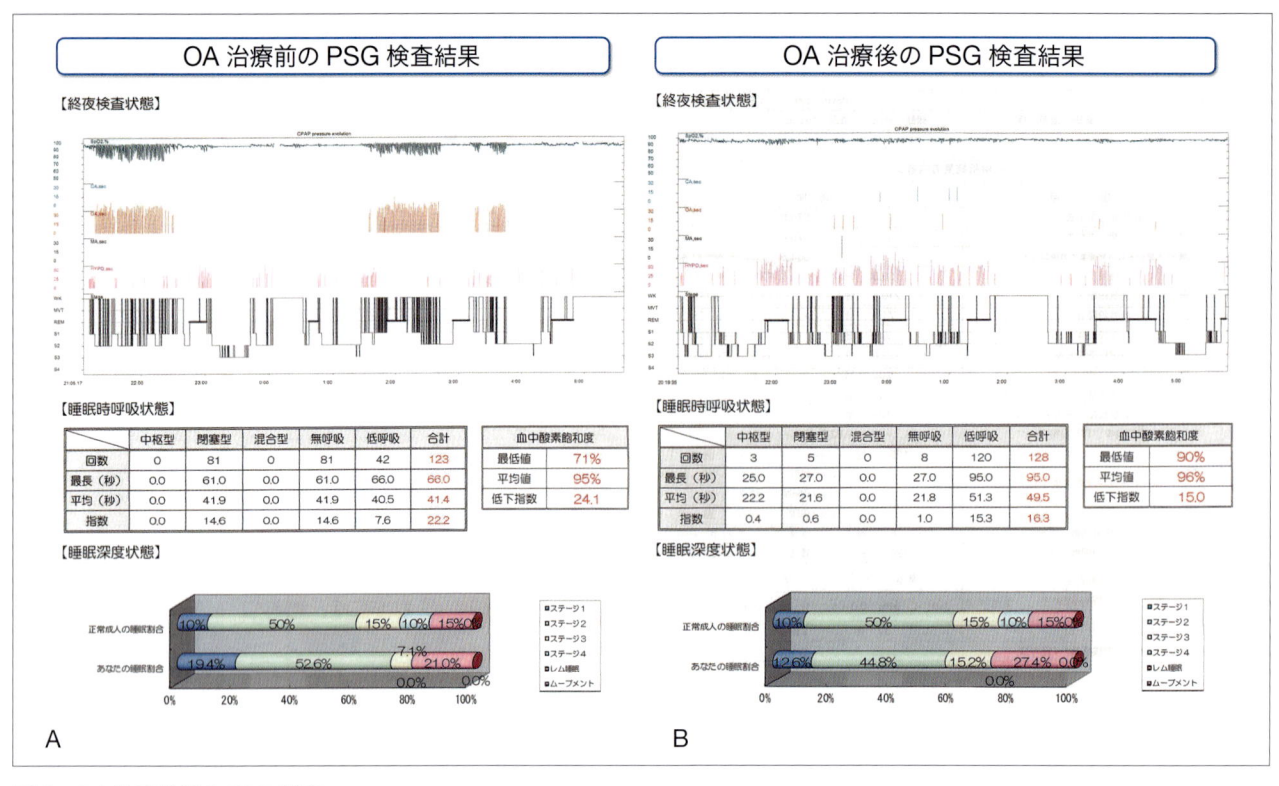

図9 OA 治療前後の PSG 検査
A：治療前，B：治療後

とはほとんどなく，はじめから OA の臨床的適応が あるか考えて OA を勧めることが多いので，私の経 験にはかなりバイアスがあると思います．やせてい て，若く，体位依存があることすべてを満たす人に OA を勧めていることが多いです．

奥野●なるほど．OSA の診断時に，医科サイドから OA 適応を見てくれているのですね．とても良好な 連携関係が構築されていて，理想的です．続いて， OA 評価の PSG 検査において，OA ならではの特徴 があれば教えてください．

眞下●無呼吸が低呼吸になり無呼吸低呼吸指数 （AHI）はあまり変わらないという例や，REM 時の イベントは残るというような，一般的に言われてい る現象はたしかにみかけますが，酸素化（lowest SpO_2 やベースの SpO_2 値）は治療前後で改善してい ることが多い印象です．AHI 60 を超える重症例で もバシッと正常範囲になったケースも経験しますの で，AHI 的に重症だから OA が効かないということ は一概に言えないのだなと感じています．

奥野●このようなケースは，私も非常によく経験し

ます．OA 治療前後の PSG 検査の一例をもってきま した（**図9**）．本症例でも，OA 治療により AHI＝ 22.2→16.3/h とそれほど改善していないように見え ますが，Lowest SpO_2＝71→90％，睡眠の分断化も 改善されていることがわかります．

眞下●あとは，OSA と RBD が合併している患者さ んの OA 効果判定中に REM 睡眠中の大きな寝言の 後，急に呼吸イベントが増えて，口の中を見に行っ たら OA が外れていた経験があります．CPAP は寝 言ではあまり外れないので，これは OA ならではか もしれません．

奥野●たしかにそうですね．私の患者さんでも， OSA と RBD の合併 10 例のうち，3 名ほどは寝言時 に OA が外れる症例を経験しました．これは，睡眠歯 科の今後の課題ですね．われわれ歯科医師が，OA 効 果判定のレポートを読む際のポイントはありますか．

眞下● OA 治療前後の検査条件として，飲酒や睡眠 導入剤・向精神薬の有無や，体位と睡眠段階を揃え て比較すると良いと思います．具体的には，レム仰 臥位の AHI，ノンレム仰臥位の AHI，レム側臥位の

AHI，ノンレム側臥位の AHI，それぞれ分けて比較をすると，日ごとの変動の影響はかなり少なくなると思います．デフォルトのレポートでは分けて数値が出ていないことも多いのですが，計算上必ず出せますので，検査依頼時に，欲しいパラメーターをご依頼してもらえれば対応可能です．

奥野●なるほど．治療前は，無呼吸になるため意識的に仰臥位を避けていた患者さんが，OA 装着で仰臥位の姿勢で寝られるようになり，その結果，仰臥位割合が増えて，一晩の平均的な AHI では大きな改善がないような症例も存在します．そのような症例では，仰臥位 AHI では著明に改善していることが確認できることもあります．体位別の AHI を治療前後で比較することは重要ですね．

睡眠検査技師と歯科との接点

奥野●われわれ歯科医師，特に開業医の先生にとっては，なかなか睡眠検査技師との接点はないのが現状です．もっと，睡眠検査技師と歯科の連携が進むと良いと思っています．何か，睡眠検査技師として歯科側に求めることなどはありますか．

眞下●PSG 検査を行っていると，「歯ぎしり」が検出されることがあります．睡眠検査技師としては，歯ぎしり回数や頻度などを数値化することもできますが，ルーチンでは行っていない施設も多いので，もし「歯ぎしり」の評価もしてほしい場合には，検査時にリクエストしていただけるとありがたいです．

奥野●なるほど．たしかに，OSA に合併して睡眠時ブラキシズムを認める患者さんは実際多いので，OSA 検査や OA 評価をお願いする際に，睡眠時ブラキシズムの評価もリクエストするのは，良い連携になりそうです．

眞下●あとは，CPAP 装着時に総入れ歯を装着しても良いのか？ と OSA 患者に聞かれることがあります．CPAP 管理という点では，上顎に総義歯を装着した状態のほうが，CPAP マスクがフィットしますので，夜間睡眠時に義歯を装着してほしいのですが，歯科医師の先生からは，夜間は外すように指導

されていることが多いので，いつも迷います．

奥野●一概には言えませんが，夜間に義歯を外すのは，義歯と口腔内の衛生状態不良と粘膜を休めることを懸念しての指示ですので，しっかりと義歯と口腔内を清掃し，睡眠時間以外に，義歯非装着の時間つまり粘膜を休める時間を確保していただければ，夜間睡眠中の義歯装着は問題ないと考えます．この点も，今後，歯科医師-睡眠検査技師のコミュニケーションで解決していくべき課題ですね．

メッセージ

奥野●最後に，これから睡眠歯科を始める歯科医師の先生へメッセージがあればお願いします．

眞下●臨床検査技師はもともと専門科をもたないので，睡眠検査も依頼のある科の影響を受けて育っていきます．歯科の先生には私たちとどんどん関わりをもって，睡眠検査技師を育てていただきたいと思います．

　自施設に検査部がなく，簡易モニターなど外注されている場合であっても，外注の会社には基本的に解析を担う臨床検査技師がいます．自動解析を使用している施設もあると思いますが，技師が解析しているレポートは技師のコメントがあると思います．気になることがあったら，検査部や外注先に問い合わせをしていただきたいと思います．技師は臨床側とコミュニケーションを取りたがっていること，情報共有が検査精度を上げることは知っていただきたいです．

奥野●ありがとうございます．なかなか接点の機会が少ない職種である睡眠検査技師ですが，われわれが診る OSA 患者は必ず睡眠検査を受けている以上，そこに患者さんを介してですが，必ず睡眠検査技師の方との接点があります．睡眠関連の学会では，必ず睡眠検査技師のセッションがあり，ローカルの研究会にも睡眠検査技師の方は必ず参加されています．

　ぜひとも，睡眠歯科をはじめましょう！ のネクストステップとして，睡眠検査技師の方とコミュニケーションをとりましょう！

第15章

睡眠×医科歯科連携

大学病院で行う院内医科歯科連携の実際

志水　秀郎
Hideo Shimizu
大阪歯科大学 内科学

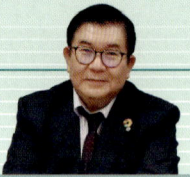

姫嶋　皓大
Akio Himejima
大阪歯科大学附属病院
口腔外科第 1 科

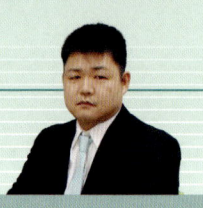

奥野健太郎
Kentaro Okuno
大阪歯科大学附属病院
睡眠歯科センター

はじめに

奥野●閉塞性睡眠時無呼吸（OSA）の診療は，医科歯科連携によって初めて成立する医療です．これまでも，開業歯科，病院歯科，口腔外科，小児歯科の対談時に医科歯科連携の重要性が語られてきました．医科歯科の密な連携により，可能となる睡眠歯科の臨床も存在します．

　ここでは，大阪歯科大学附属病院の内科医，口腔外科医の先生から，実際の院内連携の実際や，医科と歯科の連携症例についてお話をうかがいたいと思います．

志水●私は歯科医師と医師のダブルライセンスをとっていて，現在は大阪歯科大学附属病院で内科の主任教授をしております．経歴としては，大阪歯科大学を卒業後に口腔外科に入局し，大学院中にハーバード大での研究留学を経て，大阪大学医学部を再受験して卒業，第4内科に入局した後，縁があり母校の大阪歯科大学に内科医として戻って来まして，現職に至ります．

奥野●ダブルライセンスをおもちの志水先生は，歯科医療や歯科の立場などにも非常にご理解いただけているので，とても連携がしやすく，いつも助けていただいております．大阪歯科大学に戻られたきっかけはあったのでしょうか．

志水●母校への恩返しもありますし，また医師でありかつ歯科医師でもある自分にできることは何か，と考えたときに，「歯科と連携した臨床・研究」をやりたいという思いがあり，大阪歯科大学に戻りまし

た．

奥野●まさに，現在の大阪歯科大学でのOSAの医科歯科連携は，先生のおっしゃる歯科と連携した臨床ですね．睡眠とはどういった接点があったのでしょうか．

志水●私が赴任する少し前に，大阪歯科大学医療保健学部（歯科衛生士，歯科技工士の養成の学部）の教授として，睡眠時無呼吸を専門とされていた元根正晴先生が赴任されました．私自身，OSAがあり，刀根山病院におられたときの元根先生の最初の患者でもあります．既に歯科部門では，奥野先生が睡眠歯科外来を立ち上げられていたので，内科としても睡眠時無呼吸に取り組む専門外来を私と元根先生で立ち上げたのがキッカケです．

奥野●当時，毎週のように歯科・内科ミーティングを重ねて，医科歯科連携体制を構築していったことが思い出されます．姫嶋先生の睡眠歯科と関わるまでの経緯は，いかがでしょうか．

姫嶋●私は卒後に研修医を経て，大学院に進学と同時に口腔外科に入局しました．大学病院ですので，さまざまな症例が集まります．一般的な口腔外科手術を学びながら，顎変形症チームに入りました．大学院4年目の時に担当した顎変形症に対して下顎を後方に下げる手術を予定した患者さんから「下顎が後ろにいったら舌はどこにいくのでしょうか？」と質問され，うまく答えることができませんでした．それまでは，顎の位置にばかり注目して，術後の舌の位置など考えたこともなかった自分に気がつきました．その後に，日本大学の外木守雄先生の講演を聞く機会があり，舌の位置や気道，睡眠に着目した

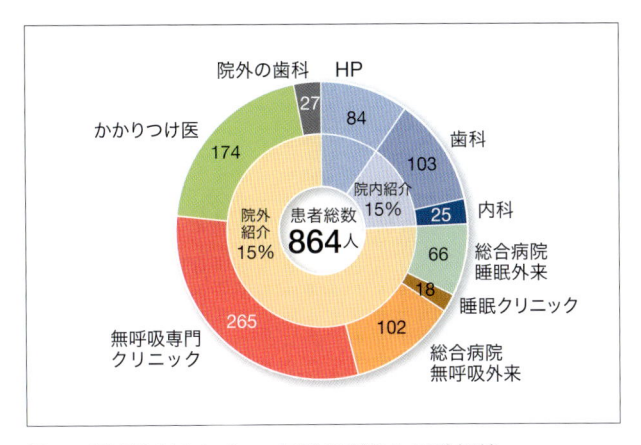

図1 睡眠歯科センター 初診患者数と受診経緯

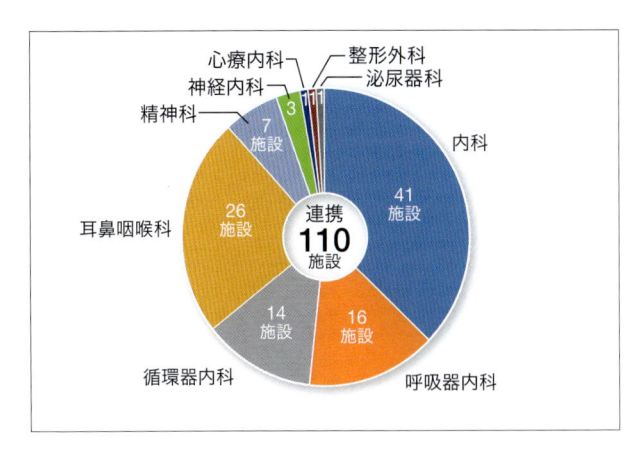

図2 連携施設

顎変形症手術の話を聞き，まさに目から鱗でした．

奥野●外木先生は，本書の第1章にて対談させていただきました．日本における睡眠外科のパイオニアの先生ですね．

姫嶋●外木先生は，常々「顎変形症患者の術後の安定には呼吸機能が大事」「呼吸機能の不調和の表現系として顎変形症が生じる」とおっしゃっています．顎変形症を担当する口腔外科医には，気道の視点が重要で，また歯科医師という立場としては，顎発育期の呼吸機能に着目し，顎変形症を予防する視点も大事であることを気づかされました．顎変形症の手術について，外木先生の教室への国内留学を希望し，3年間外木先生のもとで，顎変形症手術について学びました．

その後，2018年に大阪歯科大学の口腔外科に戻りました．大阪歯科大学で，外木先生から学んだ気道や睡眠も考慮した顎変形症手術を行うためにも，OSAについて学びたいと思っていたところ，ちょうど，奥野先生が睡眠歯科外来を立ち上げられていたので，2019年から睡眠歯科外来にて週に1回，診療をしています．

奥野●お二人の先生から，睡眠歯科外来のお話が出ましたので，簡単に設立の経緯をお話しさせていただきます．私が大阪歯科大学に赴任した2017年に，当時の病院長からOSAの専門外来の設立を指示され，睡眠歯科外来を立ち上げました．その後，周辺の睡眠医療機関（医科）へ睡眠歯科外来設立のお知らせ，連携ツールとしてのリーフレット配布など，地道な活動を行いました．初年度2017年度の初診患者数75名からスタートし，姫嶋先生の参加，院内内科との連携体制構築などもあり，年々初診患者数は増加し，2023年度には200名を超えました．現在は睡眠歯科センターと名称を変えて診療を行っています．

大阪歯科大学附属病院における専門外来

奥野●大阪歯科大学附属病院での睡眠時無呼吸の診療体制について，解説させていただきます．歯科のほうでは，睡眠歯科センターという名称で，主にOSAに対する口腔内装置（OA）治療を行っています．2022年3月31日までの6年間の初診患者数は864名でした（**図1**）．受診経緯の内訳は，HPから84名（10％），院内紹介128名（15％），院外からの紹介が652名（75％）であり，そのほとんどが外部の医科病院からの紹介でした．連携病院は110施設であり，内科，耳鼻咽喉科，呼吸器内科，循環器内科など，紹介元の専門科は多岐にわたります（**図2**）[1]．

志水●内科では，睡眠時無呼吸外来という名称で，簡易検査，PSG検査，CPAP治療を行っています．2019年4月から2020年12月の診療実績データは，簡易検査135件であり，そのうち110件が睡眠歯科

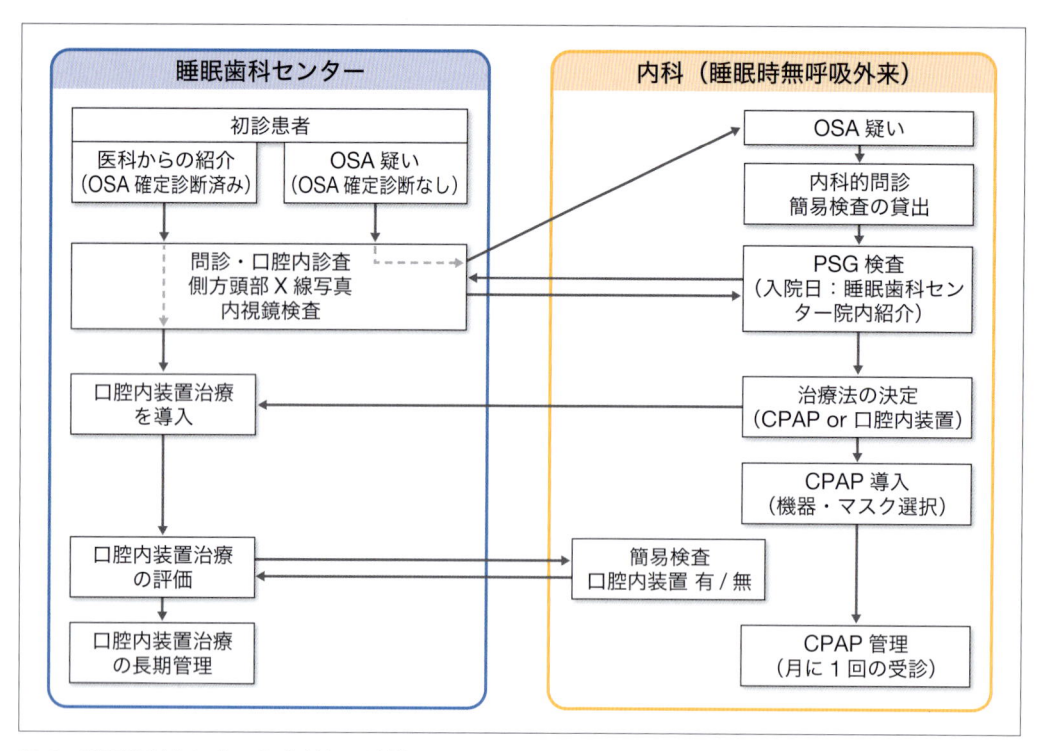

図3 睡眠歯科センターと内科との連携フロー

図中テキスト:

睡眠歯科センター
- 初診患者
  - 医科からの紹介（OSA 確定診断済み）
  - OSA 疑い（OSA 確定診断なし）
- 問診・口腔内診査 側方頭部 X 線写真 内視鏡検査
- 口腔内装置治療を導入
- 口腔内装置治療の評価
- 口腔内装置治療の長期管理

内科（睡眠時無呼吸外来）
- OSA 疑い
- 内科的問診 簡易検査の貸出
- PSG 検査（入院日：睡眠歯科センター院内紹介）
- 治療法の決定（CPAP or 口腔内装置）
- CPAP 導入（機器・マスク選択）
- 簡易検査 口腔内装置 有/無
- CPAP 管理（月に 1 回の受診）

センターからの院内紹介でした．これには初診診断時の検査と OA の治療評価時の検査の両方が含まれています．PSG 検査は 33 件で，軽度・中程度が 19 例，重度が 14 例という結果でした[2]．

奥野●睡眠歯科センター（歯科），睡眠時無呼吸外来（内科）との連携フローをご提示いただけますか．

志水●内科の睡眠時無呼吸外来の流れについて示します（**図 3**）．OSA 疑いの患者さんに対して，内科的問診を行った後に，まずは簡易検査器を貸し出します．その結果が REI＞5/h であれば，精密検査として PSG 検査を行います．内科の睡眠時無呼吸外来を受診した患者さんは必ず睡眠歯科センターを受診してもらい，OA の適応の有無も診察してもらっていることが当院の医科歯科連携の特徴です．具体的には，PSG 検査の入院日に睡眠歯科センターを受診していただき，側方頭部 X 線検査や内視鏡検査にて，上気道評価や OA の適応を判断してもらっています．

奥野●PSG 検査の入院日は，検査が始まる夜まで時間がありますので，睡眠歯科センターで診察させて

いただいています．その際には，X 線や内視鏡の検査所見だけではなく，OA はどのような治療かについて，詳しい説明も行っています．内視鏡検査にて，下顎前方移動時に上気道が開大の有無を，OA の治療反応性の指標になると考えており，その所見を患者さんと内科の先生へ伝えるようにしています．OA に関するイメージがもてること，効果と副作用についての情報があることは，患者さんが治療法を選択する際に重要だと考えています．

志水●PSG 検査後には，外来診察時に患者さんと相談しながら治療方針を決定します．PSG 検査による無呼吸低呼吸指数（AHI）の数値も参考にしますが，睡眠歯科センターでの検査所見やコメントを参考にしながら CPAP 治療や OA を適応します．

　CPAP 治療が適応となった際には，患者さんに合わせた CPAP 機器とマスクを選択し，月に 1 回の管理を継続していく流れです．現在は，37 名の患者さんの CPAP 管理を行っており，その内 21 名が睡眠歯科センターからの紹介患者でした．

奥野●次に睡眠歯科センターでのフローを解説しま

す．医科での睡眠検査を受けておらず，OSA 疑いとして受診されたパターンですと，問診・口腔内診査・側方頭部 X 線検査・内視鏡検査を行い，上気道評価と内視鏡検査の所見を含めて，院内の内科：睡眠時無呼吸外来へ PSG 検査を依頼します．後は志水先生にご解説いただいたフローと同様です．

　先ほどのデータの通り，医科にて OSA の確定診断がつき，OA 治療依頼の紹介状を持参される患者さんがほとんどです．その場合には，問診・口腔内診査・側方頭部 X 線検査・内視鏡検査を行った後，OA を導入する流れです．OA の治療評価においては，通常，紹介元の医科病院へ，睡眠検査の依頼のため再紹介するのですが，さまざまな事情により難しい場合があります．その際には，院内の内科：睡眠時無呼吸外来へ評価をお願いしています．

志水● OA の治療評価は簡易検査で行っています．もともとの評価では他院で別の検査機器を使用しているケースも多く，単純に数値だけで比較することは難しいので，1 度の貸し出しで，OA の装着 1 晩，非装着 1 晩など，2〜3 回（失敗時含む）の検査を実施するようにしています．

奥野●非常に助かっています．また，飲酒あり/なし，などの状況を確かめたい症例もあるため，このような細かな特別オーダーができるのが，院内連携の強みであると思っています．

志水●図にはお示しできていませんが，CPAP 導入後に，さまざまな理由で CPAP 使用継続が難しい症例もあります．その際には OA を提案し，睡眠歯科センターを院内紹介しています．

奥野●睡眠歯科センターでも同様に，OA の効果が低いため，CPAP 治療をお願いする症例もあります．また，CPAP 治療と OA 治療，両方を受けている患者さんも多く，これも当院の医科歯科連携の特徴かと思います．後ほど，具体的な症例を提示させていただきます．

顎変形症患者における睡眠医科歯科連携

奥野●当院の口腔外科は顎変形症手術の件数が多いことも特徴です．姫嶋先生が中心となって，顎変形症患者における OSA スクリーニングの医科歯科連携に取り組んでいます．

姫嶋●顎変形症の手術は，顎の位置を変えると同時に，術式によっては，上気道を大きくすることも小さくすることもできます．そのため，術者（口腔外科医）の視点では，顎変形症の術式を考える際に，術前の OSA の有無や，術後のリスクは，とても知りたい情報です．

奥野●顎変形症の手術の際には，咬合や審美面に加えて，気道や無呼吸リスクも考慮するということでしょうか．

姫嶋● 1 つは術前の OSA スクリーニングの視点です．顎変形症では，たとえば骨格性 2 級の症例などでは，骨格的な要因で既に OSA になっている患者さんが存在します．多くは無自覚ですが，OSA を疑って問診すると，いびきや眠気の存在が明らかになることがあります．また，骨格性 3 級の症例で，下顎を後方移動させる術式の場合には，術後の OSA 発症・悪化防止という視点が重要です．

奥野●本連携の目的は，「術前の OSA スクリーニング」「術後の OSA 発症・悪化防止」ということですね．

姫嶋●具体的には，**図 4** に示すような連携フローです．口腔外科－睡眠歯科センター－内科の睡眠時無呼吸外来の 3 つの部門の連携です．

　まず，口腔外科にて顎変形症手術の方針となった際に，いびき，眠気の有無で簡単にスクリーニングします．その後，睡眠歯科センターで，詳細な問診と内視鏡検査を行います．次に，内科の睡眠時無呼吸外来にて，簡易検査・PSG 検査にて評価を行い，その結果を睡眠歯科センターから口腔外科にフィードバックします．PSG 検査結果によっては，顎変形症手術の術式の提案をすることもあります．

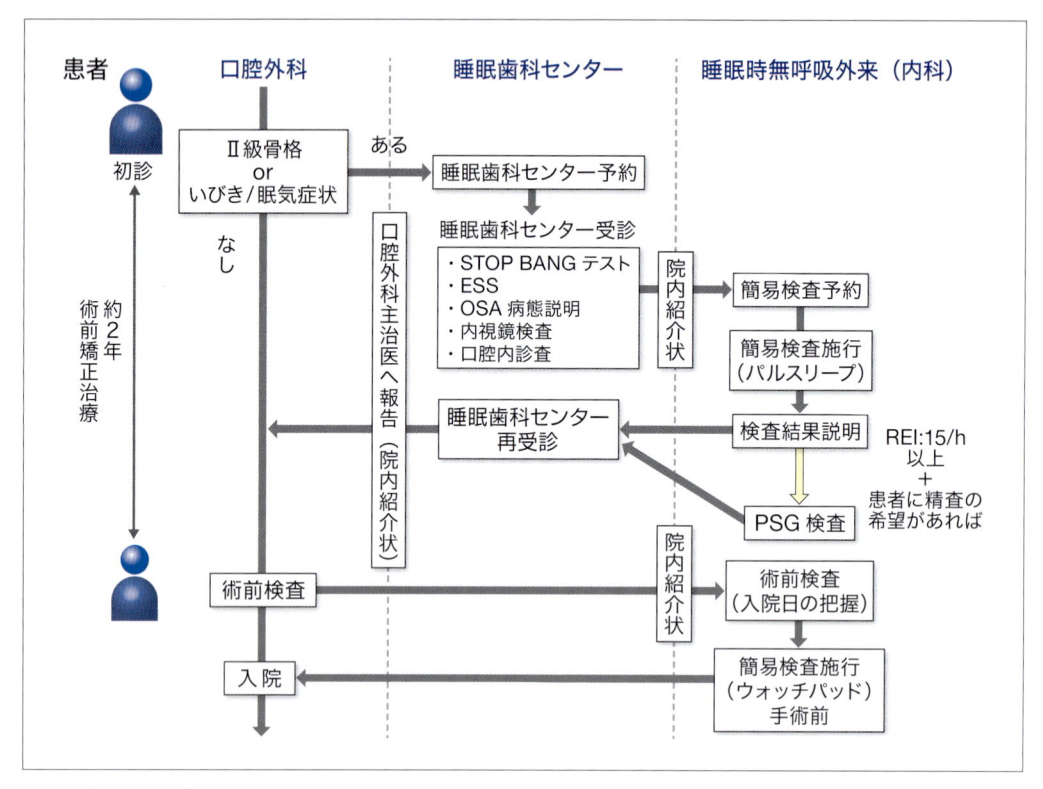

図4 顎変形症患者の連携フロー

奥野●この連携は，OSA の治療も，顎変形症の手術も行っている姫嶋先生の専門性が活かされるところですね．もし，PSG 検査の結果 OSA となり，治療が必要（患者も希望）となった場合は，どうするのでしょうか．

姫嶋●顎変形症の患者さんは，術前矯正を行うので，基本的に OA は導入できません．治療が必要となれば，CPAP 治療の導入を内科で検討してもらいます．

奥野●なるほど．この連携も，当院での歯科・口腔外科・内科の密な連携が取れている強みですね．具体的な症例があればご提示いただけますか．

姫嶋●49歳の男性，骨格性2級の症例です．もともと患者自身が，いびきや無呼吸を自覚されていました．内科で簡易検査を実施すると REI＝40.1/h と重度 OSA と診断されました．本症例では，手術まで期間があったので，術前矯正と同時に CPAP 療法開始となりました．OSA 管理をしながら術前矯正を進めることができており，経過は順調です．内視鏡検査にて，下顎前方移動により上気道が開大する所見

と，随意的ないびきが消失したため，今後予定している上下顎の手術により，OSA も軽症化すると見込んでいます．

奥野●骨格性2級で OSA が発見され，CPAP による OSA 管理をしながら術前矯正できている症例ですね．

姫嶋●2症例目は22歳の男性，骨格性2級の症例です．OSA のスクリーニングで，いびき・眠気があり，口腔外科から睡眠歯科センターに紹介されました．X 線と内視鏡検査にて上気道の狭小あり，OSA の存在を疑ったため，内科にて簡易検査を経て PSG 検査で評価した結果，AHI＝24.6/h と中程度 OSA の診断でした．手術が間近に迫っていたので，CPAP 管理は行わずに，顎変形症の術式を再考しました．内視鏡検査にて，下顎前方移動での気道開大効果が弱かったので，術後の気道開大の観点から，上顎骨も前方に移動する術式に変更しました．今後，手術が予定されています．

奥野●術前の PSG 検査や内視鏡検査にて，手術術式を再考し，術後の OSA 治療予測ができた症例です

ね．具体的な症例をうかがい，改めて顎変形症患者における睡眠歯科の連携の重要性を感じました．

CPAP 療法と OA 治療の併用療法

奥野● CPAP と OA の併用療法を適応している患者さんが多いことも，当院の医科歯科連携の特徴です．併用療法には，自宅では CPAP 療法，出張や外泊時には OA 治療を使用している例と，CPAP と OA を同時に装着している例があります．今回は，CPAP と OA の同時装着により管理している症例を提示します．

43 歳，男性です．いびきと眠気を主訴に，睡眠歯科センターを受診されました．父親が OSA に対して CPAP 治療をしていたこともあり，最初から CPAP 治療を希望されていましたので，睡眠検査と CPAP 治療を目的に，内科へ紹介させていただきました．

志水●まずは簡易検査を実施したところ，REI＝44.0/h と重度 OSA であったため PSG 検査は実施せず，患者さんの希望通り CPAP 治療を開始しました．CPAP の使用率は 80％とアドヒアランスは良好でしたが，CPAP 機器から算出される estimateAHI（eAHI）が 14.7/h と高く，呼吸イベントの残存が疑われました．患者さんの自覚症状として眠気が残存しており，改善実感はあるものの症状は残存している印象でした．患者さんとしては一度 OA を試したいという希望もあったので，睡眠歯科センターへ再度紹介させていただきました．

奥野●睡眠歯科センターにて，OA を製作しました．REI＞40/h と重度 OSA であったので，OA の単独使用では効果が低いことが想定されました．CPAP データから，eAHI＝14.7/h と残存しており，CPAP 治療圧が 8 cmH$_2$O と，常にオート設定の上限値（4〜8 cmH$_2$O）に達していたため，CPAP 単独では気道閉塞が十分改善できていないと推察されました．OA により，ある程度，気道を開大させると，閉塞を改善するのに必要な CPAP 治療圧も下がり，eAHI も改善するのではと考え，患者さんに CPAP と OA の同時装着を提案しました．

志水●図 5 は CPAP と OA 同時装着でのデータです．eAHI＝14.7/h→5.3/h と大きく減少し，CPAP 治療圧も 8 cmH$_2$O→5.5 cmH$_2$O と低下しました．患者自身も同時装着によりさらに眠気が改善し，効果も十分に感じられるようになりました．

奥野●現在も，CPAP と OA 同時装着で管理を続けています．患者さんはアメリカ人で，日本とアメリカを行き来する生活です．アメリカに数週間滞在する際には，OA のみで過ごされています．日本では CPAP と OA 同時装着，出張時には OA 単独使用で経過も良好です．

CPAP 管理をしながら上下顎骨前方同時移動術（MMA）を施行した症例

奥野●続いて，姫嶋先生から CPAP 治療により OSA を管理しながら，上下顎骨前方同時移動術を行った症例についてご提示いただきます．

姫嶋●患者さんは 30 歳の男性です．当院に来られる前から，すでに OSA の治療として口腔内装置を装着されていました．口腔内装置の長期使用により咬合が悪化しているものの，眠気が著明に改善する効果を実感していることから，OA 治療を優先されていました．咬合不全と OSA 治療の両方を希望され，睡眠歯科センターを紹介受診されました．

奥野● OA の副作用として，咬合が悪化する症例は一定数存在します．私の経験では，患者自身に咬合悪化の自覚はなく，歯科医師に指摘されて初めて気づく方が多い印象ですが，本患者はどうでしたか．

姫嶋●おっしゃる通り，本症例でも患者自身では全く自覚がなく，OA を管理していた前医：歯科医師に指摘され，それから自分でも気になるようになったようです．

奥野●咬合悪化の自覚がないがゆえに，咬合変化に気づかずに，咬合不全が進行するのかもしれませんね．改めて，OA を開始する際には，十分に副作用について説明し，咬合悪化の予防に努める必要性を感じました．

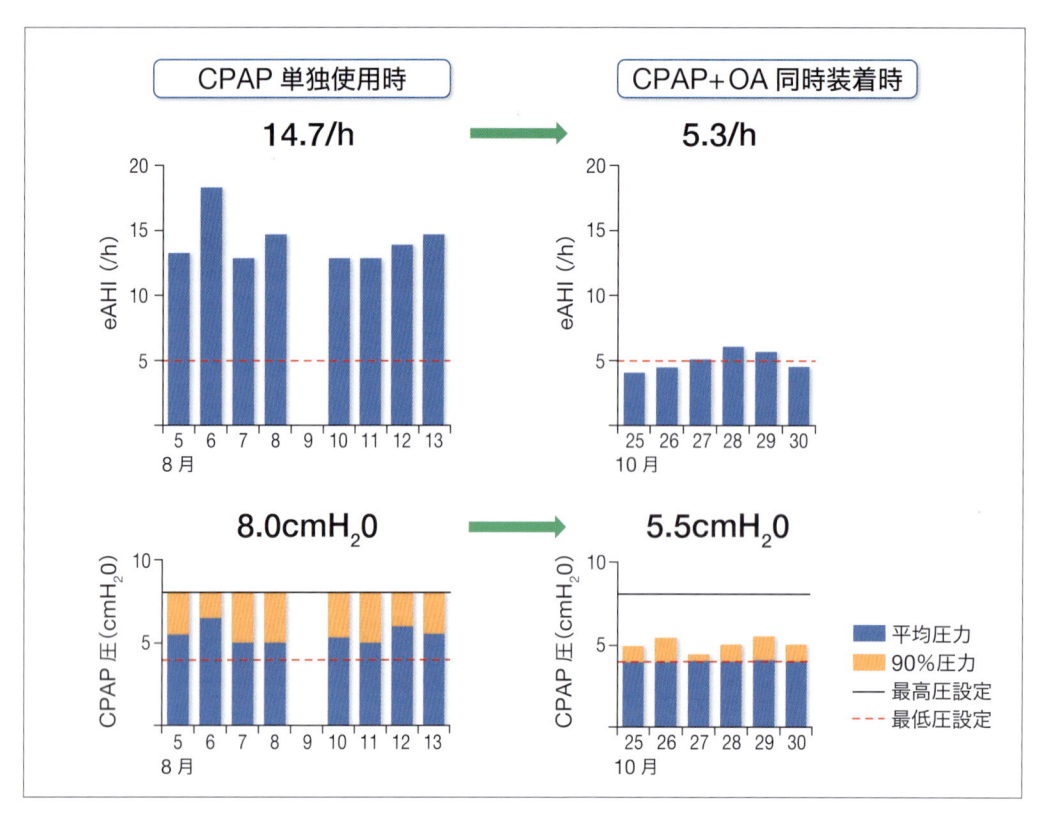

図5 CPAP と OA 同時装着の症例

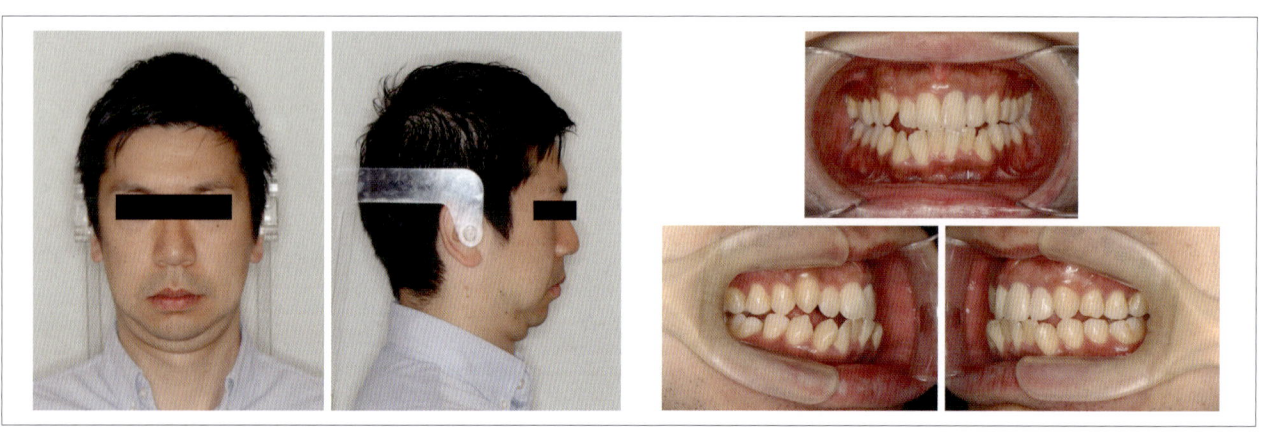

図6 初診時の顔貌と口腔内写真
顔貌は Long-face で，OA の長期使用による咬合変化を認める

姫嶋●睡眠歯科センター受診時の所見です．咬合不全と，顔貌として Long-face を認めました（**図6**）．治療計画立案のために，改めて PSG 検査を行ったところ，AHI＝12.7/h，仰臥位 AHI＝36.3/h と軽度 OSA ながらも体位依存を認めました（**図7**）．セファロ解析の結果，SNA＝79.1°，SNB＝71.0°と下顎の劣成長を認めました（**図8**）．

治療方針について，患者さんは咬合不全の治療と，OSA の治療の両方を希望されていました．咬合治療には，補綴治療や矯正治療により改善が期待できますが，OSA に関して効果は期待できません．下顎の劣成長があり，骨格的な要素が OSA の原因に

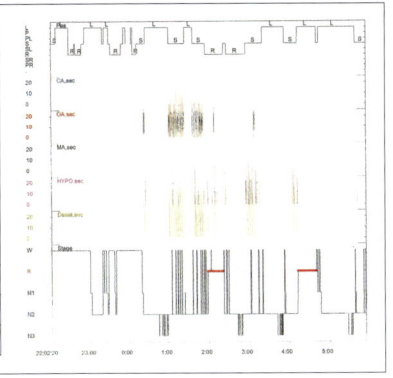

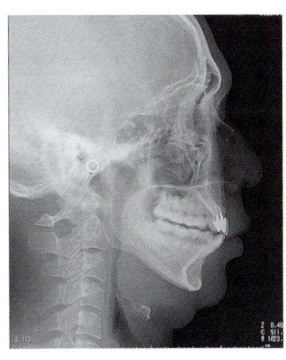

TST, min	344
WASO, min	69.5
Stage1, min (%)	14 (4.1)
Stage2, min (%)	257 (74.7)
Stage3, min (%)	23 (6.7)
Stage REM, min (%)	50 (14.5)
AHI, /h	12.7
AI, /h	6.3
HI, /h	6.5
Spine AHI, /h	36.3
LowestSpO₂, %	88

図7 初診時の PSG 検査所見
仰臥位睡眠の際に閉塞性のイベントを認める（AHI：12.7/h，Spine-AHI：36.3/h）．低酸素はほとんどない（lowest SpO₂：88%，mean SpO₂：93%，CT90：0.1%）

SNA (°)	79.1
SNB (°)	71.0
Fx (°)	76.4
U1-SN (°)	91.0
L1-MP (°)	98.5
PNS-P (°)	30.7
MPT (mm)	10.1
MP-H (mm)	22.7
SPAS (mm)	11.9
MAS (mm)	8.7
IAS (mm)	7.9

図8 初診時のセファログラム所見
OA 治療によって上顎前歯は舌側傾斜し，下顎前歯は唇側傾斜している．下顎の劣成長（SNB：75°以下）も認めている

なっていると考えられたため，咬合治療と OSA 治療を兼ねた治療法として，上下顎同時前方移動術（MMA）を提案しました．患者さんはもともと二重顎を気にしていたこともあり，手術を希望されました．

奥野●口腔内装置で眠気の改善を体験できているからこそ，手術に踏み切ることができたのかもしれませんね．30歳代と若いこと，骨格要因があることから MMA の適応ですね．

姫嶋●咬合不全もあるので，術前矯正は必須です．そこで一つ問題があり，術前矯正中には口腔内装置が装着できません．そこで，内科：志水先生に相談し，術前矯正治療中には CPAP 管理をしていただきました．

志水●仰臥位での AHI＝36.3/h は重度ですので CPAP 適応だと感じました．CPAP の導入も非常にスムーズであり，眠気改善の効果実感があるため CPAP アドヒアランスも良好でした．

姫嶋●術前矯正終了後に，MMA とオトガイ舌筋・舌骨筋前方牽引術（GA）を行いました．術後には，上気道は開大し，術後の PSG 検査では，AHI＝15.4/h と一見改善はありませんが，仰臥位 AHI＝36.3→13.9/h と大幅に改善し，SpO₂の最低値も 90% と改善を認めました．CPAP を離脱しても，眠気などの症状は認めず，現在は，CPAP も OA も装着せずに良好に経過しています（**図9**）．

奥野● CPAP も OA も対症療法ですので，適応した直後は経過が良くとも，副作用やアドヒアランスの問題から，長期管理が難しくなる症例は存在します．若い方では，根本治療の適応を探ることが重要だと常々感じています．その際に難しいのが，それぞれの治療法を担当する科が異なる（内科，歯科，口腔外科，矯正科，耳鼻咽喉科など）ため，密な連携が必要となります．本症例は，まさに院内連携によって OA→CPAP→MMA と複数の治療法を適応，管理することができた症例といえます．

おわりに

奥野●これから歯科大学病院で睡眠歯科の医科歯科連携を始める先生に，メッセージをいただけますか．

志水●医師の立場から内科医の先生方に向けたメッセージになります．院内で，CPAP 治療と OA 治療の双方に携わることにより，気づいたことがあります．それは，PSG 検査での AHI の数値だけでは，治療法の適応は難しいということです．AHI の数値ももちろん参考にしますが，AHI が高くとも CPAP ではうまくいかず，OA 治療のほうが満足度の高い患者さんも多く診てきました．内科医として CPAP だけではなく OA 治療のオプションをもっておくことは，OSA 治療の質を高めることにつながると考えます．私のように，歯科大学の附属病院で内科医師と

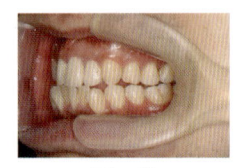
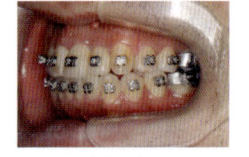

術前矯正治療の間（2年間）は CPAP 治療を開始（OA 使用できないため）

矯正前　　　矯正後

Auto CPAP: 4 ～ 8 cmH$_2$O, AHI : 0.9 ～ 1.5 /h,
使用日数: 97 %, 4 時間以上の使用日数：63%

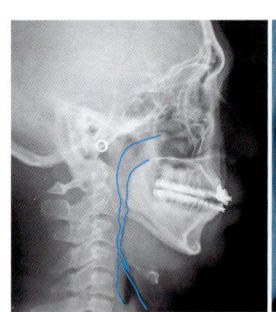
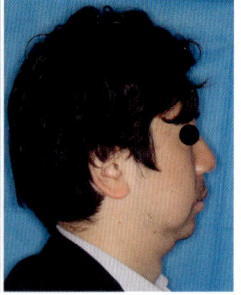
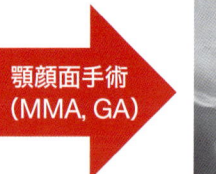
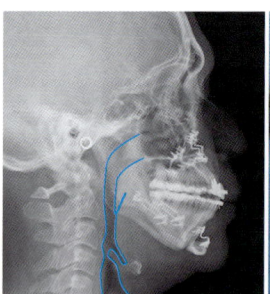
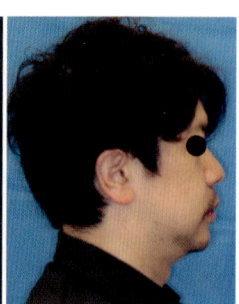

顎顔面手術
（MMA, GA）

術 前　　　　　　　　　　　　　　　　術 後

図9 術前後のセファログラムと顔貌所見の比較

して診療されている先生には，ぜひとも歯科医師と連携体制を組んで，ご自身の OSA 診療の選択肢を広げていただければ幸いです．

奥野●院内に志水先生のような内科医師がいてくれるおかげで，最近では，患者さんに「CPAP と OA どちらを最初に試しますか？」と治療法を提案できるようになりました．CPAP も OA も実際に装着を開始してみないとわからない点が多い(特に装着感)ため，密な連携により，両方とも気軽に試すことができる体制を組むことも重要かと感じました．

姫嶋●口腔外科医の立場として，睡眠歯科センターで OSA 診療に携わるようになってつくづく思うことは，「睡眠はとても奥が深い！」です．これまでも，顎変形症患者の手術の視点からの睡眠はこれまでも追求してきましたが，睡眠歯科センターで OA，内科での睡眠時無呼吸外来での PSG 検査や CPAP のことも学ぶようになり，より自分の専門である口腔外科・顎変形症の治療の考え方にも大きく影響を及ぼしています．睡眠に対して，単独の治療法（自

分にとっては顎変形症手術）だけではなく，他の治療法や検査などを知ることがとても重要だと思い，院内連携をすることで学ぶことができたと感じています．

奥野●ありがとうございます．歯科大学病院で睡眠歯科を始めたい，もしくは興味がある先生がいらっしゃいましたら，医科も含めて色々な診療科を巻き込んで睡眠歯科センターを立ち上げていただきたいです．その際に，本書がお役に立つようでしたら嬉しいです．さあ，睡眠歯科をはじめましょう！

文 献

1) 奥野健太郎，眞砂彩子，王麗欽，和田圭史，油谷征彦，姫嶋皓大，河野真帆，元根正晴，楠 博，志水秀郎，髙橋一也，中嶋正博．大阪歯科大学附属病院睡眠歯科センターにおける医科歯科連携の臨床統計的検討．歯科医学．2024；87（2）：116-120.
2) 元根正晴，志水秀郎，楠 博，奥野健太郎，髙橋一也，中嶋正博．睡眠時無呼吸症候群の診断と治療における医科歯科連携．歯科医学．2022；85（2）：117-122.

【編者略歴】

奥 野 健太郎（おく の けんたろう）

2003 年　大阪大学歯学部 卒業
2007 年　大阪大学博士（歯学）取得
2007 年　大阪大学歯学部附属病院 顎口腔機能治療部 医員
2014 年　ブリティッシュコロンビア大学歯学部 招聘講師
2017 年　大阪歯科大学 高齢者歯科学講座 助教
2019 年〜大阪歯科大学 高齢者歯科学講座 講師
2021 年〜大阪歯科大学附属病院 睡眠歯科センター 講師

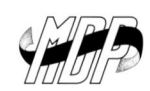

睡眠歯科の羅針盤
28 人の専門家による臨床実践　　　　　ISBN978-4-263-46185-3

2025 年 3 月 25 日　第 1 版第 1 刷発行

編　者　奥　野　健太郎

発行者　白　石　泰　夫

発行所　**医歯薬出版株式会社**

〒 113-8612 東京都文京区本駒込 1-7-10
TEL.（03）5395-7634（編集）・7630（販売）
FAX.（03）5395-7639（編集）・7633（販売）
https://www.ishiyaku.co.jp/
郵便振替番号　00190-5-13816

乱丁，落丁の際はお取り替えいたします　　印刷・三報社印刷／製本・明光社